【目次】

PART III　オセアニア

＊文中、〔　〕は訳者の注記です

はじめに　道を見つける

GPSも地図もない世界で

デンバーの東の高原で車を借りたわたしたちは、州間高速道路25号線を南へ、コロラド・スプリングスとプエブロの街に向かってまっすぐ矢のように走っていた。風景が時速110キロで駆け抜けていくのを眺めるわたしの頭上では、もくもくとしたいくつもの積雲がその影を広大な大地に落としていた。ニューメキシコとの州境を過ぎてすぐ、わたしたちは南西へハンドルを切り、近くに見えはじめたサンタフェ国有林を横目にシマロンを抜け、西のイーグル・ネストとエンジェル・ファイアーに向かって車を走らせた。その夜はタオスのモーテルに泊まった。朝、目を覚ましたわたしは、リオ・グランデ川の岸辺にある地元の温泉へ行こうと思い立った。温泉の名前をスマートフォンのナビゲーション・アプリに入力し、わたしたちは車で町を出た。アプリの指示にしたがって未舗装の道を進み、ヤマヨモギの生える低湿地帯にわけ入った。それからしばらく、標識のない未舗装道路を走っては、また別の同じような道へ入るのを繰り返した。わたしはスマートフォンの指示に注意を集中させていたが、やがて道が途切れ、その先はどこへも行けないことに気づいた。車を降りたわたしたちを出迎えたのは、土ぼこりとぐちゃぐちゃにもつれたセージだ。50メートルほど歩いて進むと、断崖に行きあたった。身を乗り出すと、30メートル下を轟々と流れるリオ・グランデ川が見えた。

どこか近くに温泉があるにちがいない。わたしはそう推測した。ロープとザイル固定具か、でなければパラシュートを持ってきてさえいれば、命の危険をあまり冒さずにそこへたどり着けるはず。この窮地はわたしたちを笑わせたが、心のなかでは疑問が膨らみはじめていた。いったいどんな数学的計算システムが、未知の、おそらくは時代遅れの地図をもとに、この殺人的なルートをはじき出したのだろうか？　そして、いったいなぜ、とわたしは思った。わたしたちはいったいなぜ、肉体を持たないアルゴリズムと衛星に断崖絶壁へ導かれようとしているのに、その指示を無邪気に信用したのだろうか？　わたしはすっかり忘れていた。スマートフォンは、人間が空を飛べないことやリオ・グランデ川の季節による流れの変化など、まったく知らないのだ。スマートフォンは生きていないのだから、実際に何かを経験することはない。ニューメキシコに足を踏み入れたこともないかもしれない誰かにプログラミングされただけだ。

小説家のオードリー・ニッフェネガーは、道に迷ったときの反応はいくつかあると書いている。ひとつはパニック。そしてもうひとつは、状況に身を委ねて、「自身の置き場所をまちがえたという事実を受け入れ、世界を体験する方法を変えること」だ。わたしたちは車に戻り、温かいボンネットに座った。GPSのへその緒から切り離されたわたしたちは、新たな目であたりを眺めた。目前の迷路のような低木の茂みは何キロも先まで遠く広がり、やがて山脈のふもとに行きあたる。その山脈はいま、集まりつつある雷雨の紫の影をまとっている。この場所はなんという名前なのか？　それはわからないし、地図もなかった。わたしたちは予想外の小休止に甘んじ、北と南に見えるまぎれもないふたつの嵐の前線を眺めていた。絡みあうエネルギーと稲光のかたまりが速度を増し、平原を渡るタンブルウィード〔風に吹かれて転がる球状の枯れ草〕のようにわたしたちに迫ってきた。雨の最初の滴が砂を打ち、わたしたちは大急ぎで高台の砂漠の迷宮を脱出し、もう少しまともな地図がある安全な場所に連れて行ってくれるはずの舗装道路へ向かった。

わたしは長いあいだ、ニューメキシコで抱いた、方向を見失ったあの感覚を反芻してきた。ひとつの装置《デバイス》の威力が、わたしの移動の仕方に影響を与え、わたしの注意を引き寄せ、知覚を左右し、言いなりのような状態に誘い込んだのだ。その事実は衝撃だった。手のなかにあるテクノロジーに対する見方が変わり、わたしは疑いを抱きはじめた。ナビゲーション技術を搭載した最初のスマートフォンが発売されたのは、わたしが26歳のときだ。その年齢であれば、思春期やおとなになりたてのころにはまだ、経験や習慣、探索、紙の地図、標識、口伝え、そして試行錯誤に頼って道を見つけていたはずだ。わたしは新聞記者としてネタを探しては速報を競いあっていた大学院時代に、ニューヨークのアウターボロー〔マンハッタン以外の行政区〕の道を歩きまわるためにスマートフォンを買った。そのほんの数十年前まで、ジオロケーション技術は軍事機密としてアメリカ政府に守られていた。それがいまや、自分のいる緯度と経度を30メートル以内の誤差で把握し、速度と方向を秒速1センチ単位で、時間を100万分の1秒単位で知ることができるのだ。それはわたしに、周囲の世界を掌握しているという尊大な感覚を与えた。すぐに――あとから振り返ると危険なほどすぐに――スマートフォンはわたしが道を見つける唯一無二の手段になった。そして、その新たな依存に陥ったのは、わたしだけではない。わたしがスマートフォンを手に入れた２００８年には、ナビゲーション・アプリで地図にアクセスして道を見つけている人は、アメリカの携帯電話所有者の８パーセントにすぎなかった。２０１４年までに、その割合は81パーセントに達した。２０１０年から２０１４年までに、ＧＰＳ装置の数は5億台から11億台に倍増した。一部の市場予測によれば、その数は２０２２年までに70億台に増加するという。そのほとんどは、欧州と北米以外の地域でのＧＰＳ使用の拡大によるものだ。そう遠くないうちに、地球上のほぼ全員につき1台のＧＰＳ装置が存在するようになるかもしれない。

個人向けの衛星ナビゲーション装置は、目もくらむほどの移動の時代、移動過多時代《ハイパーモビリティ》の権化だ。ほとんどの人が行きたいときに行きたい場所へ行く能力を手に入れ、祖先たちには想像もつかないほどの距離を、ほんの１００年前には時間旅行《タイムトラベル》の証のように見えたであろうスピードで移動している。かつて探検だったものは、いまやバケーションになった。大航海もいまとなっては小旅行だ。ベネツィアのマルコ・ポーロが東方に向けて船出した１２７１年には、現在の中国にあたる桃源郷にたどり着いて皇帝クビライ・カーンに謁見するまでに4年の月日を要した。彼はその後20年近く、故郷をふたたび目にすることはなかった。中世の偉大な探検家のひとりに数えられるイブン・バットゥータは、１３２５年にメッカに向けて旅立ち、最終的に西はマリ、東は中国までの地域を旅することになった。その旅に要した時間は29年だ。技術は旅の概念そのものを変えた。「ジャーニー（旅）」という言葉は、「日中の」を意味する英語「ダイアーナル（diurnal）」の語源となったラテン語に由来している。ローマ時代には、1日の旅で踏破できる最長距離は、馬で行く50キロか60キロほどだった。1950年代のジェット時代の幕開け以来、パスポートを持ち、航空券の代金を払える人なら誰でも、かつては生涯にいちどきりの旅と見なされていたもの——災難や飢えや死の危険を冒すことを意味していたもの——を1日でこなせるようになった。その自由には喜びがある。わたしたちは奇跡のようなところにまで手を届かせ、前人未到の場所に足を踏み入れられるようになった。だが、空間と時間が縮まったことで失われたもの——仮に何かが失われたとするなら——を考えてみる価値はある。1925年に女性地理学会を創設した探検家ガートルード・エマーソン・センは、その50年後にこんな疑問を抱いた。「北極や南極のような僻地を目指す（仲間の探検家たちの）旅は、飛行機で数時間も飛べばそこへ行けるいま、速度の遅い貨物船に乗って、ラクダや馬に揺られて、あるいは徒歩で移動していた昔のわたしたちの旅と同様に魅力的なものになりうるのだろうか」

たしかに、わたしたちの空間と時間との関わり方は、痛烈なほどのスピードで変化してきた。わたしたちは道を超高速道路に、飛行を航空機による集団旅行に、機関車を超特急列車に変えた。自動車はじきに自動運転車になるかもしれない。マーシャル・マクルーハンは、こんなふうに考えていた。「西欧世界は、3000年にわたり、機械化し細分化する科学技術を用いて『外爆発』を続けてきたが、それを終えたいま、『内爆発』を起こしている。機械の時代に、われわれはその身体を空間に拡張していた。現在、1世紀以上にわたる電気技術を経たあと、われわれはその中枢神経組織自体を地球規模で拡張してしまっていて、わが地球にかんするかぎり、空間も時間もなくなってしまった」（マーシャル・マクルーハン『メディア論』（栗原裕・河本仲聖訳、みすず書房））。

人類の移動のあり方に大変動が起きた時代は以前にもあった。狩猟採集で暮らす移動集団から定住する共同体へ、そして最終的には国家へと移行した1万年ほど前の変化は、新石器革命として知られている。イェール大学の政治学者ジェームズ・C・スコットは、この変化をスキル低下のプロセスと表現している。スコットは『反穀物の人類史』（みすず書房）のなかで、変化が一歩進むたびに、生存に必要なスキルは「範囲が大幅に狭くなり、タスクが簡略化された」と書いている。それは寒々しすぎる人類文明観に思えるかもしれないが、スコットの主張によれば、少なくとも定住生活への移行がもろもろの大幅な縮小につながったことはたしかだという。自然への注意力とそれに関する実践的知識の縮小、食物の多様性の縮小、儀式的な暮らしの縮小、そして空間そのものの縮小だ（スコットによれば、古代中国では、国家に登録された非定住民は「地図に加わった」と表現されていたという）。この時期に、狩猟や資源のために危険を冒す必要性が小さくなったと考えられる。人の通った跡や踏みならされてできた小道は恒久的な定住地を結ぶ道路に変わり、記憶や環境のなかにある目印に頼って移動しなければならないことは大幅に少なくなった。学者のアルフレッド・アーディラはこう書いている。「何千年にもわたり、人類の生存は空間信号の正確な解釈、場所の記憶、距離の計算に依存してきた。したがって、人間の脳は、そうした空間情報を精密に処理できるように適応したにちがいない」。最近になるまで、大多数の人は有形の地図を使わずに移動していた。

安価で正確なGPS装置が携帯電話と一体になって到来したのは、ほんの10年前のことだ。それなのに、紙の地図の時代、空間のなかで自分の位置を知るという挑戦の時代は、すでに遠い昔に思える。GPSはなくてはならないものになり、道に迷ったり時間を無駄にしたりする苦痛に効く精神的な鎮静剤と化している。わたしたちの多くは、ごくごく短い小旅行でさえ、効率的な最速ルートを確保するために、GPS装置を後生大事に持ち歩く。『ボストン・グローブ』紙の記事のなかで、あるジャーナリストがGPSを持たずに家族で行った最近の自動動車旅行のことを綴っていた。その冒険は、電信柱の影を利用して西と東を見わけたり、北極星を見つけたりすることで成り立っていた。いわば「昔のやり方」に触れる休日だ。GPS以前の時代を覚えているわたしたちからすれば、この新たな生活様式への傾倒はあまりにも突然で、その言外の含みはいらだちの種だ。「昔」って……つい昨日のことでは?

それほどのペースで起きる技術の変化は、ときとして問うべき疑問を気づきにくくしてしまう。けれど、わたしはあのときニューメキシコで、おぼろげながらひとつの疑問に勘づいた。人類がナビゲーションを装置に丸投げしたら、何が起きるのだろうか? 旧世代のナビゲーションツール――コンパス、クロノメーター、六分儀、無線、レーダー――でさえ、使うときには周囲に注意を向ける必要があったのに。

その疑問の答えを追い求めたわたしは、思わぬ領域へ導かれることになった。道を探しているとき、ヒトはいったい何をしているのだろうか? 鳥やミツバチやクジラとはどのように、そしてなぜ違うのか? 技術のスピードと利便性は、わたしたちが世界を移動し、そのなかで自分の場所を見つける方法をどう変えたのか? 移動生態学から心理学、考古学、言語学、人工知能、そして人類学にいたるまで、さまざまな分野の研究と知見を足がかりに、わたしは人類のナビゲーションの起源と、それがヒトという種の進化に与えた影響をめぐる驚くべき物語を見いだした。そして、三つの場所——北極圏、オーストラリア、オセアニア——に暮らす人々を訪ねた。ときに「伝統的ナビゲーション」もしくは「自然《ナチュラル》のナビゲーション」とも呼ばれる技を実践し、地図や道具や装置をほとんど使わずに、環境にある手がかりを駆使して長距離を移動する人たちだ。地図に囲まれて育ったわたしのような人間にとって、そうした種類のナビゲーションはひとつの啓示だった。それは別の方法で世界を眺め、別の方法で空間、時間、記憶、移動を考えることにほかならない。

進化への影響

わたしたち人類は、現在位置と行くべき場所を動物に教える生物学的ハードウェアと遺伝的プログラミングに頼るのをやめた霊長類の一種だ。そのかわりに人類は知覚と注意力をもとに認知能力を発達させ、どこへでも行ける自由を手に入れた。わたしたち人類にとって、ナビゲーションは純然たる直覚ではなく、ひとつのプロセスだ。空間を移動するとき、わたしたちは環境を知覚し、その特徴に注意を向け、情報を集める。別の言い方をすれば、空間の内的表象もしくは内的地図を構築し、記憶の「しかるべき場所」に置くということだ。わたしたちは移動により生じる情報の流れから、始点、つながり、進路、ルート、目的地を引き出し、その情報から出発地点、中間地点、到着地点を含む物語を構成する。道程を整理して記憶するこの能力のおかげで、わたしたちは帰り道を見つけることができる。さらに、道中で発見したものを洞察と知識という形に変える。それが次の探索でわたしたちを導き、方向を教えてくれる。

ヒトのナビゲーションを成功させるための鍵は、過去を記録し、現在に注意を払い、未来を——

つまり到達したい目標や場所を想像する能力にある。その意味では、ナビゲーションには、空間を通過する文字どおりの移動だけでなく、時間を通過する精神的な移動も関係している。そうした精神的な移動は、「想起（オートノエティック）意識」とも呼ばれる。「ノエティック」は、「わたしは知覚する」もしくは「わたしは理解する」を意味する古代ギリシャ語の〈ノエオー〉を語源としている。現在では、想起という用語は、時間のなかの自律的主体として心のうちでみずからを表現し、内省と自己認識を可能にする能力を説明するために使われている。

いったいどのような脳の解剖学的構造が、この魔法のような意識を成り立たせているのだろうか？空間記憶には、頭頂葉と前頭葉を含む複数の脳領域が関係している。だが、ヒトの脳でナビゲーション、方向定位、地図作成を担う主要領域は海馬であることを神経学者たちは突き止めている。海馬は側頭葉の奥深くにある灰白質の領域で、ヒツジの角のように湾曲した特徴的な形をしている。爆竹さながらに発火する海馬の種々の細胞が活動を止めたら、人間は道を見つけたり、行ったことのある場所を認識したりする能力を失ってしまう。海馬の損傷や摘出を経験した人は、覚醒時の自分の体験を夢のような状態と表現する。場所の記憶やその場所で起きた出来事の記憶が消え、すべての場所、すべての体験がつねに新しいものと認識されるのだ。そうした人たちはエピソード記憶、つまり過去の出来事を呼び起こす能力を喪失していて、自己意識の構築になくてはならない新たな記憶を定式化することができない。

海馬は哺乳類の長期記憶の「何が」「どこで」「いつ」の記録には欠かせない。エピソード記憶が人類固有のものなのか、それともほかの生物にも存在するのかについては議論の余地があるものの、いまわかっているかぎりでは、生涯の出来事を思い返し、それを順番に並べてアイデンティティを構築できる動物はヒトだけだ。人類という種にかぎって言えば、海馬は自伝、つまりこれまでに生きてきた人生の物語が存在する場所だ。そして、想像力のエンジンでもある。海馬がなければ、自分自身を未来に投影したり、予測を立てたり、目標を思い描いたりすることは難しくなる。

海馬はときにヒトのＧＰＳとも言われるが、わたしたちの精神を形づくるこの驚くべき柔軟な領域が成し遂げていることを考えれば、その比喩は単純化しすぎだろう。ＧＰＳが認識するのは、けっして変化しない空間のなかに固定された場所や座標だ。それに対して、海馬の活動はひとりひとりに固有のものであり、わたしたちの観点、経験、記憶、目標、欲求をもとに場所の表象を構築していると神経学者たちは考えている。つまり、わたしたちの個性に応じたインフラを提供しているということだ。

そして、海馬は並外れて活発でもある。神経学者のマット・ウィルソンは、マサチューセッツ工科大学（ＭＩＴ）の研究室にある迷路でラットを走りまわらせ、眠りについたラットの脳を調べた。その結果、内的な空間地図を作成するシステムに関わるニューロンが睡眠中に活発にはたらきつづけることがわかった。その発火パターンを観察すれば、ラットが迷路のどの部分を夢に見ているかを言いあてることができる。ラットの海馬が、空間を動きまわった体験を再生しているのだ。睡眠中に海馬が記憶を固め、体験の規則やパターンを探しているのではないかとウィルソンは考えている。「要するに、睡眠中に、すでに学んだものごとの意味を理解しようとしているのです」とウィルソンは語る。「膨大な体験のデータベースを調べ、新しいつながりを見つけ、新しい体験を説明するモデルを構築しようとしている。知恵とはつまり、体験にもとづく規則です。わたしたちはそのおかげで、未来の新たな状況で良い決断を下すことができるのです」

いったいなぜ、自然はヒトの空間ナビゲーションと記憶をこれほどがっちり絡みあわせたのだろうか？　どちらが最初だったのか？　海馬をめぐる謎めいた進化の物語からは、われわれの種が霊長類の祖先からどう分化し、それによりヒトの知能がどう形づくられたのか、その経緯が垣間見える。神経学者のエレナー・マグワイアは、種をまたいだ基礎的な行動としてナビゲーションを説明している。なぜなら、「海馬は系統発生学的に見ると古い脳領域であり、ナビゲーションに対処するために進化した可能性のある固有の回路を備えている」からだ。その一方で、神経学者の故ハワード・アイヘンバウムは、ナビゲーションが海馬の第一の機能だった可能性は低いと考えていた。数十年にわたってラットの迷路研究を設計してきたアイヘンバウムは、海馬の主たる関心事はつねに記憶だったと考えるにいたった。「ナビゲーションが第一の目的だったのなら、ニワトリは、道路を横切る方法を知っていても、自分がそこへ向かっている理由はわからないということになります」とアイヘンバウムは指摘した。「先行する適応要素が記憶ではなかったとは信じがたい。ニワトリの例で言うなら、こちらのほうがありそうな話です——道路を横切った先に良いものがある、だから自分はそこへ行く必要がある」。アイヘンバウムはこの自然の回路を、ヒトの脳の偉大なる最重要オーガナイザーのようなものと表現し、空間のほか、時間そのものから社会的関係、さらには音楽にいたるまで、多次元からなる人間の体験の要素を地図化し、順序を整理する能力があると主張していた。

これまでの研究では、個々人の海馬の体積が経験に影響されうることや、人類全体で見るとその回路の規模が時とともに変化してきたことが明らかになっている。また、現時点でわかっているかぎりでは、経験により生じた海馬の変更が子孫に伝えられるわけではないものの、海馬の体積に寄与する遺伝子は次世代にたしかに受け継がれている。親から子への遺伝は海馬の体積の60パーセントに寄与していることが、複数の研究で示唆されている。カリフォルニア大学サンディエゴ校のニコール・バージャーの知見によれば、ヒトの海馬は、サルがヒトと同じ大きさの脳を持っていると仮定した場合に予測される海馬の大きさに比べると、50パーセントも大きいという。いったいなぜ、ヒトの海馬は近い関係にあるほかのサルのそれよりもはるかに大きいのか？ どのような選択圧が、わたしたちヒトの祖先の海馬の進化に影響を与えたのだろうか？

もしかしたら、大昔にあちらこちらへ動きまわったことが関係しているのかもしれない。人類はあらゆる地理的ニッチに生息してきた唯一の種だ。ほかの生物と比べても、人類の分布の広さは驚きに値する。わからないのは、どちらが先だったのかということだ。大きな海馬を持っていたから、人類は遠くまで移動したのか？ それとも、遠くまで移動する必要があったから、人類は大きな海馬を持ったのか？ 確実にわかっているのは、人類が5万年ほど前にアフリカを出て各地に散らばったことだ。2万年前には、アジアと欧州に広がった。1万2000年前までには、地球全域に住みついていた。

この人類移動の時代は、どんなふうだったのだろうか。それを想像してみるのは楽しい。わたしたちの祖先は、しょっちゅう道に迷い、未知の世界をおそれながら、ためらいがちに少しずつつなじみのない場所へ進出していったのだろうか？　それとも、宇宙飛行士さながらに、世代がかわるたびに地理と精神の開拓前線をさらに押し広げていったのだろうか？　意図して冒険に乗り出したのか？　それとも、偶然のめぐりあわせで漂流したのか？　認知能力の高さが旅を敢行するための手段を人類にもたらしたのかもしれないし、長距離の移動が新たなナビゲーション戦略を、ひいては文化と習慣の知的な進歩を生み出し、それが「故郷」と呼ばれる場所との豊かで感情的な結びつきのなかに人類をつなぎとめたのかもしれない。現代のわたしたちが使っている補助道具——道路、標識、地図、コンパス、ＧＰＳ——はどれも、人類の歴史から見れば生まれたばかりの発明品だ。人類はその存在期間のほとんどをつうじて、風景そのものを道案内として利用しながら地球を歩きまわっていた。そして、どうやら人類はかなりの距離を移動していた。

この移動が数世代にわたるものだったのか、それとも一世代のあいだに行なわれたのかについては、現在も議論が続いている。不完全な考古学的・古人類学的証拠だけでは、きわめて長期間にわたる人類の移動パターンをモデル化するのは難しい。だが、ここで興味深いのは、わたしたち人類のなかに、探求を促し、好奇心を抱くようにプログラムされた部分が存在していた可能性はあるのかという論点だ。「探る（シーク）」という言葉のさまざまな語源からは、この行動の持つ潜在的な重要性が垣間見える。サンスクリット語の語源〈サグ〉は、「追跡すること」を意味する。ラテン語の〈サギレ〉は「素早く、または鋭く知覚すること」を、〈サグス〉は「予知する」または「予言する」を意味する。それはいずれも、採集と狩猟と社会活動に従事する生物種としての人類の成功の、そしてナビゲーションの成功の本質をなすであろうスキルだ。

ＤＮＡレベルでは、遺伝子構造のタンパク質のパターンそのものが探求の衝動として発現することを示す証拠がある。１９９０年代後半、カリフォルニア大学アーバイン校のチュアンセン・チェンを中心とする研究者らが、ドーパミン受容体遺伝子の研究をはじめた。この研究で特に注目されたのが、ＤＲＤ４と呼ばれるアレル〔対立遺伝子。同じ遺伝子座に属しながらＤＮＡに差異のある変異体〕だ。ドーパミン受容体のはたらきは、動物の探索行動のほか、運動の速さや活発さに影響を与えることがわかっている。一部の人は長いＤＲＤ４アレルを持つが、それは移動をつうじた自然選択により生み出されたものなのか。チェンらはその点を解明しようと試みた。仮にそうであれば、移住性の集団に属する人々のほうが、定住コミュニティの人々に比べて、長いアレルを持つ割合が大きくなるはずだ。

研究チームが２３２０人のデータを調べた結果、このドーパミン受容体遺伝子の長さは、アフリカのホモ・サピエンス発祥の地からの移動距離と相関していることがわかった。この知見は論争を呼んだ。というのも、ドーパミンは探索行動だけでなく、ほかの特性とも相関しているからだ。とはいえ、この研究の結果は、複雑に絡みあう遺伝子の力と人類の歴史をめぐる刺激的な視点を提供している。同じユダヤ人のなかでも、東のローマやドイツへ向けて長距離を移動した人たちのほうが、南のエチオピアやイエメンに行った人たちよりも長いアレルを持つ割合が大きかった。カメルーンから移動した南アフリカのバントゥー族にも、長いアレルが多く見られた。所属する語族の発祥地から地理的に最も近いところで暮らすサルディーニャ人には、長いアレルがまったくなかった。人類史上屈指の長距離を移動した祖先を持つ南太平洋の島々の住民は、アジアのほかのどの集団よりも長いアレルの割合が大きかった。その後、同じDRD4アレルに注目したルーク・マシューズとポール・バトラーによる2011年の研究では、研究者らが「新奇探索傾向」と呼ぶヒトの性質に関して、さらに幅広い遺伝子プロファイルが突き止められ、わたしたちの祖先を探索行動、つまり新しいものを探してリスクを冒す行動に走らせた可能性のある一風変わった遺伝的特徴も明らかになった（それとは対照的に、生物学者による研究では、チンパンジーは新規ストレスに対する耐性がきわめて低いため、新しい環境や保護区に移すと死んでしまうケースも多々あることがわかっている）。マシューズとバトラーの仮説によれば、人類の急速な移動が選択圧となり、新たなストレス要因の影響を受けにくく、探索を促進するリスク受容能力を持つ個体が残されたという。

それと同じ選択圧は、人類以外にも適用されているようだ。自然はときに、最も熱く駆り立てられた探求者を選択し、衝動と欲求に突き動かされる動物を、そして壮大な旅をするための生物学的ハードウェアを生み出す。オオカバマダラという蝶がいい例だ。彼らはステンドグラスのような翅でメキシコの南部や中部に渡って冬を越したあと、幼虫のエサになるトウワタ（唐綿）に卵を産むために、また北に向かって4000キロもの距離を飛行する。2010年には、最も遠くまで渡り、最も熱心に植物を探求したオオカバマダラのメスほど多くの卵を産むことが明らかになった。何万世代にもわたるオオカバマダラの生活環は、遠くへ行きたいという抑えがたい欲求に満ち満ちているかのようなDNAを持つ生物をつくり出した。オオカバマダラの渡る距離はあまりに長く、その渡りは個体の寿命を凌駕する。旅に乗り出した蝶たちは道なかばで死に、その孫たちが旅を終える。生物学者たちは、この手の渡りを「片道の渡り」と呼んでいる。それぞれの個体は片道しか移動しないが、集団全体で往復を完遂するのだ。そうした生物の孫世代たちは、以前に旅をしたことがないのに、どうして行き先がわかるのだろうか？

その謎は鱗翅目にかぎったものではない。50種にのぼるトンボも、みずからは旅の途中で死に、その子孫が旅を終えるほどの長距離を移動する。おそらく世界で最も嫌われているであろう移動性動物のアブラムシは、宿主となる植物をすみかとして春と夏を過ごしたあとに卵を産み、孵った子は別の植物へ移動して交尾し、そこで産卵する。孵化した新世代のアブラムシは、それまでいちども行ったことがないにもかかわらず、最初の植物、つまり祖父母のすみかだった植物に戻る。そうした正確なナビゲーション能力を動物たちに与えている種々のメカニズムを解明しようと、科学者たちは奮闘している。そしてわたしはと言えば、動物たちの存在の揺るぎなさを、どんなときにも自分の属する場所とそこへたどり着く方法がわかる能力をうらやんでいる。

まったく別のこと

生物学の仕組みは人類が道に迷うようになるのを食い止められなかったが、わたしたちにはそのかわりとなる文化がある。人類が発明したのは、環境の情報を整理してみずからの位置を見定める知識のシステムと、その知識を次の世代へ伝えていく文化的メカニズムだ。単調でありながら絶えず変化する厄介な風景——砂漠、海、氷——は、熟練の域に達するまでに長年の修行と経験を要する極度に複雑なシステムをしばしば生み出した。そうした手ごわい環境では、生き延びられるか否かは、知覚と観察、そして記憶をどう活用するかにかかっている。太陽、空、星、風、木、潮、波のうねり、山脈、谷、雪、氷、アリ塚、砂、動物。そのすべてが、そのときどきの状況に応じて解釈すれば、ナビゲーションの手がかりになる。飛行家のハロルド・ギャティは、こう信じていた。「自然をガイドにすれば、けっして迷うことはない」

調査の開始からさほど経たないうちに見えてきたのは、これまで世界中を旅してきたにもかかわらず、わたしのナビゲーションの経験は、人類に可能な範囲に比べればお粗末なものだったということだ。わたしたちはさまざまな文化のなかで、異なるメンタルモデル、伝統、習慣を吸収しながら成長していく。わたしたちは、心理学者のジェームズ・ギブソンの表現を借りれば、「注意の教育」を受ける。そうしたナビゲーションの文化依存性は、わたしの好奇心を刺激した。子どものころにさらされた言語、風景、技術、社会経済プロセスは、わたしたちの考え方やものの見方に影響を与える。完全な口承文化に生まれつく人もいれば、よちよち歩きのうちからアルファベットを習いはじめる人もいる。地面や水を読んで北と南を知る方法を教わる人もいれば、右へ左へと次々に曲がりながら迷路のような街路を歩きまわるすべを身につける人もいる。

ここ数十年で、人類のナビゲーション・システムの驚くべき幅広さに目を留めた人類学者や心理言語学者が、その年代記の作成に着手している。欧州の都会人、北極圏のハンター、カヌーで海を渡る船乗り、砂漠の遊牧民。それぞれが独自の習慣とスキルを駆使して、自分の現在位置を知り、方向を見定めている。隣あう地域どうし、島々、コミュニティといったローカルなスケールでさえ多様性がある。ロシアの人類学者アンドレイ・ゴロフネフは、シベリア北西部でトナカイを遊牧して暮らす先住民族ネネツ族のナビゲーション方法が、隣接する地域に暮らすハンティ族とはまったく違うことに気づいた。ゴロフネフはこう説明している。「ネネツ族のナビゲーションには、自分を空から眺め、地図上を動く点としてとらえるようなところがある。それに対して、ハンティ族は1本の木に意識を向けてそれが示す方向にしたがい、ひとつの丘に目を留めてその地点へ向かう。そうしながら、狩猟場所のあらゆる細部を記憶する」。この戦略の違いは、ほかの習慣にもしみわたっている。エンジンが壊れたら、ネネツ族はエンジンの前に座り、修理の手順を想像してから作業をはじめる。ハンティ族なら、すぐにナットを外しはじめるだろう。自分の手がエンジンのあらゆる細部を覚えているからだ。つまり、ふたつの異なるナビゲーション方法は、ふたつの異なる世界との関わり方と言えるのではないだろうか。

道に迷うという体験さえも、文化次第で変わるとしたら？　たとえば、GPSが特定の文化的条件に対応するためのガジェットであり、場所の直接的な体験や世代ごとの知識から個人を切り離すものだとしたら？　たしかに、GPSはおそろしく多様な目的に使えるし、実際に使われている。創造や人命救助のために使われることもめずらしくない。たとえば、国際プロジェクトの「コンフルエンス・プロジェクト」は、世界中の緯度と経度の交会点を残らず写真に撮り、会員がGPSを使って自分の位置を特定できるようにすることをめざしている。シリアの難民はGPSに頼って戦火から逃れ、地中海を越えて欧州へ渡っている。多くの人がGPSを使って行動範囲を広げ、それがなければ行けなかったかもしれない場所を探索している。ナビゲーション装置は、即座に使える膨大な分散知識を蓄えている。だが、重要なポイントは、ナビゲーション装置を使うとき、わたしたちは自分の記憶のなかに、過去のナビゲーションの成功者たちが否応なくそうしてきたような形で情報を蓄える必要がないということだ。

GPSのせいで道に迷ったニューメキシコの旅から数年後、わたしは道に迷うという体験を異質なものに感じる人がいることを、そして彼らにはGPSのような道具は必要ないことを知った。わたしは北オーストラリアで、80代のジャオイン族の老人、マーガレット・キャサリンに会った。彼女の子ども時代は、マン川のそばにある家族伝来の土地を歩くことに費やされていたという。話の途中で、茂みで迷ったときにはどうしていたのかと訊いてみた。彼女は笑い声をあげた。そしてわたしのノートを手にとると、シロアリの塚が必ず南北を向いていること、夜には星々が道を示してくれること、そして岩と木と峡谷と断崖のすべてが、ドリームタイムに世界を歩いた祖先たちに創造されたものであることを図解した。その祖先たちの旅路と道しるべは、彼女が生涯にわたって学び、記憶してきた歌に刻まれている。わたしの目にはなんの印もない茫漠とした荒野に映る場所でも、彼女にすれば、その場所で方向がわからなくなることなどほとんど不可能だ。なぜなら、どこもかしこも自分の土地《ホーム》だからだ。

のちに、イヌイット犬の歴史の研究者で犬ぞり名人でもあるケン・マクラーリーも、イヌイットの人々のなかにある同様の深く親密な場所とのつながりを話してくれた。数十年にわたってハンターたちとともにカナダ北極圏を旅するうちに、マクラーリーはこんなことに気づいた。「彼らは道に迷いません。そして、犬たちも迷わない。絶対に。15年か20年くらい前のイヌイットの老人なら、誰かが道に迷っても信じられなかったでしょう。そんなことがありうるとは、思いもよらなかったにちがいありません」

人類学者のトーマス・ウィドロックによれば、ナビゲーションは西洋の視点からひとくくりにされる傾向があるという。西洋のナビゲーションはおもに、個人が未知の土地を記録し、地図を作成することで成り立っている。ウィドロックは長年にわたってカラハリ砂漠のサン族と旅をしてきたが、彼らが自分の現在位置を見失うところを目撃したことは、まったくとは言わないまでも、ほとんどなかったという。「週末に車でイエローストーン国立公園に出かけ、荒野かと思うような見知らぬ場所で道を見つけなければならないとしましょう。われわれ西洋人にとって、『世界を征服しよう』という視点を導入したり投影したりせずにいることは非常に難しい。まるでそれが、人類普遍の視点だと言わんばかりです」とウィドロックは言う。「見知らぬ場所を地図にしようとする試みは、実のところ、歴史的に見ればきわめて特殊な状況です。そうした技術は、植民地をつくりたい帝国主義者にとっては役に立つ。GPSも、未知の場所へ行くにはとても便利な道具です」。未知の場所の探索に魅せられる思考様式は、「オーストラリアやサン族、北極圏の人々のそれとは異なる」とウィドロックは続ける。「世界を植民地にしたい、まだ訪れたことのない場所を占有したいという野望を、彼らは抱いていません。彼らも移動しますが、それは限定的な意味での移動で、多かれ少なかれ境界の定まった宇宙のなかにとどまる。未知の領域には行かない。それとはまったく別のことをしているのです」

わたしはその「まったく別のこと」を実践している人たちとの対話に乗り出した。そうした独特な習慣の多くは時とともに失われたり、文化の同化や抑圧、言語の絶滅により断絶したりしてきた。現代性はときにその土地その土地の存在の形を飲み込み、境界を引き直し、あるいは新たな境界をつくり、移動を制限し、まったく新しいルートを開拓する。ガソリンを動力とするエンジン、固定されたルートに沿って進むマシンのスピード、地図作成、GPS、そして定住。そのすべてが、アメリカ中西部でも南太平洋でも、人間のナビゲーションのあり方を変化させてきた。わたしはさまざまな場所で、伝統的なナビゲーションの復興と実践を民族自決と文化の存亡に関わる問題ととらえる人や組織に出会った。彼らとの対話をつうじて、この移動過多時代におけるそうした伝統の価値と重要性をもっとよく理解し、うまくいけば著述家ロビン・デヴィッドソンが真の旅と見なしたこと――「世界を、たとえほんの一瞬でも、別の人の目で見ること」を体験できるのではないか。そんな期待を、わたしは抱いていた。

場所と親密に関わる

人類のさまざまなナビゲーションのプロセスやシステムのすべてを一語で包括できる用語は存在しない。わたしたちの行動やその方法に関わるプロセスをめぐっては、人類学でも神経科学でも心理学でも意見の相違があり、いまも論争が続いている。それについては、本書をつうじて掘り下げていくつもりだ。でもわたしが思うに、ひとつだけ、いい線を行っている言葉がある――「ウェイファインディング（道探し）」だ。ごくごく簡単に言えば、ウェイファインディングとは、環境中の感覚情報を使用および整理し、その導きにしたがうことを意味する。地理学者のレジナルド・ゴリッジは「ルートを決定して学習し、環境知識の獲得をつうじて、記憶をもとにそのルートをたどりなおす、もしくは引き返す能力」と定義している。突きつめて考えれば、ウェイファインディングとは、自分と世界とのつながりをめぐる新たな思考方法を提供する概念と言える。

　400年前、フランスの哲学者ルネ・デカルトは、人間の知覚を説明しようと試み、人間の精神がじかに接しているのは脳のみであり、頭の外にある宇宙とはつながっていないとする理論を提唱した。デカルトのモデルにしたがえば、知覚は機械論的プロセスであり、外部の世界はわたしたちの心のなかで想像されたものということになる。なぜなら、外にある世界は、生理的プロセスにより生み出されたイメージであるからだ。この考え方は、意識には物理的実体がなく、心と身体は基本的には別々のものであるとするデカルト二元論の基礎になった。知覚は知的活動の産物であるとするこの科学的定説に異議が唱えられたのは、それから数世紀が経ってからのことだ。

　1904年生まれのアメリカの心理学者ジェームズ・ギブソンは、視覚に興味をかきたてられていたが、身体環境と精神環境のあいだに二元論的な区別が存在するという仮定に頭を悩ませていた。ギブソンは自動車の運転手と飛行機のパイロットの研究を経て、知覚と行動はひとつの生物学的現象であり、人間と動物のどちらも、周囲の環境を知る、もしくはそれと接する行為のなかで環境を直接的に知覚しているという結論にいたった。われわれは身体につめ込まれた心ではなく、環境の一部をなす生物なのだ。ギブソンが「生態心理学」と呼んだこの説は、ナビゲーションの新たな理解につながった。

　ギブソンはナビゲーションのプロセスを、移動する観察点から環境の配置を感知することと説明している。ある場所から別の場所へ移動するときには、ギブソンが推移《トランジション》と呼ぶものからなる光学的流動《オプティック・フロー》が存在する。これはつまり、道の曲がり角でも山の尾根でもいいが、わたしたちの目に映るものが順番に結びついた連続体だ。推移は景色と結びつき、わたしたちの視界を開く。この推移と景色が、移動とナビゲーションの制御に必要な情報をわたしたちに提供している。「一般に、視覚は脳と結びついている眼に依存しているといわれている」。ギブソンは『生態学的視覚論』（古崎敬訳、サイエンス社）にそう書いている。「一方、わたしがいいたいことは、自然視は地面に支えられた身体の一部である頭についている眼に依存しているのであって、脳は視覚系全体の中枢的器官に過ぎないということである。視覚系に何の抑制も与えられることがなければ、われわれは周囲を見回し、何か興味のあるものの方へ歩いて行き、あらゆる側面からそれを見ようとして、その回りを動き、またある景色から別の景色へと場所を移動する。こうしたことが自然の視覚だ」。ギブソンはのちに、脳内の認知地図という考え方を否定し、そのかわりに空間ナビゲーションを表す言葉として、「ウェイファインディング」を採用した。精神と環境、知覚と認識は分離されていない。そしてウェイファインディングは、人間が知覚と移動のリアルタイムでの結びつきをじかに感じとり、それに関与するための方法なのだ。そう考えたギブソンは、著書『生態学的知覚システム』（佐々木正人ほか訳、東京大学出版会）を「自分が何者であるかを探し求めているすべての人」に捧げた。

現在では、ひと握りの人類学者や心理学者がギブソンの打ち出したナビゲーションの生態心理学モデルを支持している。彼らはウェイファインディングについて、空間のなかで日々具現化されているわたしたちの存在に関わる、ほとんど解明されていない要素と表現している。ウェイファインディングは、わたしたちが世界に触れ、現実をめぐる統一見解を構築するための方法だ。だからこそ、とりわけわたしたちの注意が下方のデバイスへ、そして内側の個人的領域へと絶えず誘われている現代においては、ウェイファインディングの持つ意味は大きい。ウェイファインディングとは、場所と関わりあい、そこに注意を払い、その場所とのつながりや愛着を育むことを可能にする活動なのだ。わたしはいま、そう考えている。

社会変化と生態系破壊の時代にあって、人間と周囲の世界との関わりを再構築するウェイファインディングの可能性は、途方もなく重要なのではないだろうか。そして、もっと実利的な重要性もあるかもしれない。神経科学の研究により、人間の生活に対する海馬の複雑かつ美しい影響が解明されていくのに伴い、進路を逐一教えてくれる技術を見境なく使って海馬の活動を鈍らせたらいったい何が起きるのか、その可能性も次第に明らかになっている。空間認知、記憶、老化をめぐる研究の着々と増える知見は総じて、海馬をはたらかせないと重大な神経学的影響が生じることを示唆している。海馬の体積が時とともに縮小し、空間的問題の解決方法に悪影響を与えるおそれがあるというのだ。たとえば、モントリオールのマギル大学の研究チームが2010年に実施した一連の研究では、日々の生活のなかで空間記憶と定位を訓練すると海馬の灰白質が増加する一方で、比較的高齢の成人がその機能をあまり使わずにいると認知機能障害の一因になる可能性があると報告されている。海馬の萎縮は、アルツハイマー病、PTSD、鬱、認知症といった多くの問題に深く関係している（研究チームの一員であるヴェロニク・ボーボーは『ボストン・グローブ』紙に対し、衛星ナビゲーション装置に行き先を教えてもらうのはもうやめたと語っている）。曲がり角のたびに方向を教えてくれるGPSの機能は、長期的に見て、人間の幸福に微妙な、知らぬまに蓄積するおそれのある影響を及ぼすのか？　その直接的な関係を調べた研究はまだないが、これまでの科学文献では、ＧＰＳ技術に完全に頼り切ると、長期的には神経変性疾患になるリスクが高まる可能性が示唆されている。

その一方で、子どもの発達を研究する科学者たちは、探検し、ひとりで遊び、みずから動きまわる能力を認知的成熟に欠かせないものと見なし、それが記憶や心の理論を活性化させる可能性があると考えている。だが、日本からオーストラリア、欧州、米国にいたるまでの世界中で、子どもの行動の自由は、リスク回避と利用できる屋外空間の不足を理由に、制限の一途をたどっている。スマートフォン世代にとって、どこであれＧＰＳに頼らずに行くことは、手書きの文字や百科事典での調べものと同じく、日々の暮らしとは相いれないものになりつつある。

ジェームズ・ギブソンと研究をともにした環境心理学者のハリー・ヘフトは、最近の学生たちと接すると衝撃を受けるとわたしに話した。「ＧＰＳがなければどこにも行けないと言っても、それほど誇張ではありません。気がかりなのは、そうした傾向が、彼らが歴史をあまり知らないことに対するわたしの懸念と関係しているように見えることです。歴史はわたしにとっては重要です。なぜなら、自分がどこにいるのか、その感覚を与えてくれるからです。いまの学生たちは、歴史に関してしっかりした基礎知識を持っていないのではないかと思います。その彼らが世界のなかでどうやって自分の場所を認識しているのか、わたしにはわからない。ＧＰＳはその小さな一例のようなものです。学生たちは見当識〔時間・場所などを把握する能力〕を失っているのではないかと、わたしは心配しています。これはまさに人間の存在に関わることだと思いますが……自分がどこにいるのかという感覚は、人間には必要なものです」。ナビゲーションの伝統が消失し、現代の技術に取ってかわられたことは、文化と哲学の貧困化を物語っている――そうわたしに語ったのは、イギリスの著述家で自己流の「ナチュラル・ナビゲーター」でもあるトリスタン・グーリーだ。「世界そのもののなかにある手がかりのかわりに、GPSを使って道を見つける。われわれはそれにより、どこかへ移動するという体験の価値をおとしめているのです」とグーリーは言う。

人類学者のティム・インゴルドは、効率と利便性の向上という飽くなき目標を掲げた技術まみれの現代の移動手段を、人間の生活のさらなる商品化ととらえている。「わたしたちがひたすら速い移動を求めるのは、そのあいだには何も起こらないと考えているからです」とインゴルドは言う。「きわめて政治的な言い方をすれば、現代の移動は、高度な資本主義のひとつの状態です。飛行機のなかで過ごす時間は、逃したチャンスと同義です。なぜなら、そのあいだに別のことができたかもしれないからです。たとえば、金もうけとか」。スコットランドのアバディーン大学で教鞭をとるインゴルドは、人間の生活における移動の役割を幅広く論じた著作を執筆している。インゴルドはわたしにこう語った。「人生は、現実の時間のなかで進行するひとつの移動と言えます。それは価値のあるものです」

わたしたちが人生の数分、数時間、あるいは数年を費やす日々の通勤、散歩、探索、遠出、移動、旅、そして冒険に重大な意味があると考えるのは、想像上の昔の日々や過ぎ去った遊牧の時代、徒歩旅行や巡礼をめぐる郷愁に満ちた、ロマン主義的な妄想にすぎないのかもしれない。

あるいは、ウェイファインディングとは、この世界に存在するという奇跡のような事実をわたしたちに突きつけ、荒野にいようが都市にいようが、顔を上げて注意を払い、認知的にも感情的にも周囲の世界と関わりを持つことを求める営みなのではないだろうか。ひょっとするとそれは、自由と探検、そして場所との親密な関係を取り戻せとわたしたち人類に訴えかけてさえいるのかもしれない。

PART I 北極圏

第1章 最後の道なき場所

壮大な旅

1576年にイギリスの私掠船〔国王の許可を得て敵国の船を攻撃・略奪する権利を得た私船〕船長マーティン・フロビッシャーが北極圏でバフィン島を「発見」するまでには、5年の計画期間と56日の航海を要した。440年後、ボーイング737のジェット燃料に運ばれたわたしは、12時間で23度ぶんの緯度を飛び越え、まさに同じ場所に到着した。イカルイト上空の飛行機の窓から見る景色は低くたれこめた白い雲に完全に遮られていたので、飛行機の車輪が滑走路にほとんど触れそうになってようやく、わたしは空港の姿を目にした。黄色いレゴブロックの要塞のようなイカルイト空港は、カナダ北極圏東部にあるイヌイット自治区のヌナブト準州で最も忙しい空港だ。年間の旅客数は延べ10万人前後で、JFK空港〔ニューヨーク市〕の1日の旅客数の半分ほどしかない。金属製の階段を降りたわたしたち乗客は、湿った雪を顔に吹きつける凍えるような風に迎えられた。屋内に入ったわたしは、1本だけの荷物受けとりレーンのそばで、オタワで買った冷凍食品や貯蔵食品の入った巨大なクーラーボックスが飛行機から出てくるのを待つ何組かの家族を眺めていた。イカルイトの食品価格については、事前に警告を受けていた。オレンジジュースは20ドル、トマトソースの価値は同じ重さの金に等しい。わたしはドライフルーツやジャーキー、何パックものスープがぎゅうぎゅうに詰まった自分のダッフルバッグをどうにか持ち上げて肩にかけると、北極圏に暮らして35年になるヌナブト研究所の所長、リック・アームストロングとロビーで握手を交わした。アームストロングは親切にも、自宅のあいている寝室を宿として使っていいと申し出てくれていた。彼のピックアップトラックの荷台にバッグを投げ込むと、わたしたちは町の向こう側をめざして出発した。

河口の近く、広大な湾の要所に位置するイカルイトは、かつては内陸でのカリブー狩りの由緒ある出発点だった。人々はこの場所から、80キロから100キロにも及ぶ夏の旅に繰り出し、肉と物資を引く犬たちとともに、岩だらけのツンドラを移動するカリブーの群れを追っていた。いまではカリブーの群れは減少し、イカルイトはトラックと乗用車であふれ返っている。とはいえ、アームストロングによれば、町の端から反対側の端まで走るいちばん長い道路でも、車で20分ほどしかかからないという。道路の大半は未舗装で、名前がついているものはほとんどない。住民は家の番号で住所を表す。この町が最初に恒久的な定住地になった1942年以来、建設された順につけられてきた番号だ。

フロビッシャーは伝説の北西航路を探して北極圏へ船出したが、航海の才能はあまりなく、航海術の「できの悪い門弟」を自称していた。出発前には、イングランドの錬金術師で数学者のジョン・ディーによる6週間の特訓を受けた。女王お抱えの占星術師でもあったディーは、黙示録的な英国プロテスタンティズムの新たな世界秩序を夢想し、女王がアーサー王の化身であり、自身が王の助言者の魔術師マーリンとして魔法の力で大英帝国を統べる世界を思い描いていた。

ディーの助力を得たフロビッシャーは、16世紀の市場で買える目新しいナビゲーション技術を片っぱしから手に入れた。20個のコンパスを購入し、「ヘミスフェリウム」や「幾何学ホロメトラム」や「アストロノミクス環」のような名を持つ謎めいた装置も買った。フロビッシャーはディーの手ほどきを受け、真北からの磁気変動を測るパラボラコンパスや、バリステラと呼ばれる木製の装置の使い方を覚えた。バリステラは太陽や北極星の高さを測定する装置で、船の緯度、つまりどれくらい北もしくは南にいるかを知ることができる。船の東西の位置を示す経度に関しては、移動した方向と距離を推定して現在位置を計算するデッドレコニング（推測航法）に頼らなければならなかった。というのも、海上での経度測定というパズルを英国のとある時計職人が解くまでには、さらに2世紀を待たなければならないからだ。経度計算のためにフロビッシャーが積み込んだ荷物には、時間を測定できる18個の砂時計《ハウワー・グラス》も含まれていた。ロープの先にくくりつけた丸太を船から海に投げ入れ、船がその丸太を通過するまでの所要時間を砂時計で測って航行速度を推測し、それをもとに船の移動距離と東西の位置を推測するというわけだ。最後に、フロビッシャーはディーの助言にしたがい、１５６９年に作成されたゲラルドゥス・メルカトルの世界地図を購入した。空間を航程線（等角航路）に切り分け、平面地図上に投影した史上初の地図だ。

わたしが北極圏を訪れたのは、風景が過去４００年のあいだほとんど変わっていないからだ。いや、その前の数千年も変わっていないだろう。そこは地球上に残された、最後の道なき場所のひとつだ。町からほんの数百メートル離れると、そこにはもう家も灯りも車も鉄道も標識も携帯電話の中継塔もない。あるのは氷と雪と岩、そしてそれらの要素が突出したり滝のように連なったりしながら合体したバリエーションだけ。ほかの場所であなたを助けてくれるであろう一般的なナビゲーションスキルの大半は、この環境ではほとんど役に立たない。ＧＰＳはバッテリーの長さしか続かず、危険の潜むルートやひびの入った海氷の上、あるいは悪天候のなかへと悪気なくあなたを導くかもしれない。ここの磁場はコンパスの針を下へ引っぱろうとする。自然の手がかりさえ気まぐれだ。星は夏には姿を消す。冬には太陽が南から昇り、北に沈む。北極星は信頼できない旅の伴だ。北極圏では、あなたが北そのものになるからだ。道しるべ《ランドマーク》は、雪が積もったり氷が溶けたりするのにあわせて、季節ごとに姿を変える。

　にもかかわらず、イヌイットの人々は何千年にもわたり、大胆不敵な旅人として、そしてハンターとして北極圏で繁栄してきた。どんなナビゲーションの秘技がそれを可能にしたのだろうか？「冒険が自分のもとを訪れなければ、エスキモーはみずからそれを探しに出る」。20世紀の人類学者で著述家でもあるジャン・マローリーは、『チューレの最後の王（*The Last Kings of Thule*）』にそう書いている。マローリーはフロビッシャーのような欧州人とイヌイットとの最初の邂逅を、「いわゆる進んだ文明」と「無政府共産主義的社会」の出会いと表現した。だがそれは、ふたつのまったく異なる空間体験のあり方の出会い――土地の所有権を主張することに関心を抱く者たちと、その土地を知ることを追い求める者たちの出会いでもあった。イヌイットは極限の環境を、その地勢を深く知ることで生き延びてきた。徒歩や犬ぞりやカヤックで移動し、ベーリング海峡を渡って北極圏へいたった祖先たちと同じ流儀で、季節に応じて狩り場や野営地へ出かけていた。移動とそこから生まれる知識は、複雑で極端で変わりやすい条件下で生き延びるという、ドラマに満ちた挑戦に欠かせないものだった。

北極圏を専門とする考古学者のマックス・フリーゼンによれば、紀元前3200年ごろに北極圏に到達したと思われる最初の住人たちは、おそらくそれ以前のどんな民族グループとも異なる生活を送り、「きわめて高い移動性と未知の領域の活発な探索」という特徴を備えていたという。紀元前2800年までに、そうした古《パレオ》エスキモーは北極圏中央部に到達し、さらに数百年のうちにグリーンランド北部にいたった。その移動手段は徒歩とカヤックだったが、広大な面積をまたにかけ、銛や弓矢で海生哺乳類、ジャコウウシ、カリブーを狩っていた。紀元前1000年ごろ、そこに新《ネオ》エスキモーが加わった。チューレとも呼ばれる彼らは、ホッキョククジラと金属を追い求め、動物の皮で大型ボートをつくり、犬の集団を使ってそりを引いていた。チューレは広大な距離を渡るパレオエスキモーと同様の移動能力を持っていただけでなく、先人たちに取ってかわることになった。パレオエスキモーが数世紀をかけて北極圏を移動したのに対し、フリーゼンの見解によれば、イヌイットの直接の祖先にあたるチューレの一部の集団は一世代で北極圏を横断した可能性があるという。

わたしが聞いた話によれば、チューレのテント跡のサークル（岩を使って、動物の皮でできたテントをツンドラに固定していた）、漁に使われていた川中の古い堰、方向を示したり肉や魚を隠したりするための石塚がいまもなお見つかるという。野営地のなかには、何世紀にもわたって使われていたために、独特のにおいを放っているところもあった。ハンターなら、そのにおいを嗅ぎとって跡をたどるように追跡し、道を見つけることができただろう。過去の世代といまを生きる者たちとをつなぐそうした糸は、風景のなかに存在する。「墓地や遺物でさえ、記憶を甦らせる」。クドゥルリク半島のレオ・ウサクはそう語っている。「〈カルナート〉(白人)〉なら、祖先の古い丸木小屋を見たときに同じように感じるだろう——だから、〈カルナート〉は南に自分たちの博物館をつくった。イヌイットはそれと同じものを、狩りへ出て、祖先たちがあとに残したものを見たときに感じる」

信じがたいことだが、イヌイットの直接の祖先にあたるチューレの壮大な移動の実例は、近代になっても続いていた。確認されている最後の移動は、バフィン島のカンバーランド海峡からグリーンランドのエタへいたった1863年の事例で、イヌイット系デンマーク人の探検家クヌート・ラスムッセンにより記録されている。島々、フィヨルド、大海原を越えるその旅路を率いていたのは、キトゥドゥラルスアクという名のシャーマンだった。おそらくは村を訪れた捕鯨船員から、海の向こうで暮らすほかのイヌイットの話を聞いたのだろう。その情報に心奪われたキトゥドゥラルスアクは、みずからの霊魂を捜索に送り出して海の向こうのイヌイットの存在を確認し、ともに旅に出ようと38人の男女を説得した。彼らは10台のそりに狩猟道具とカヤック、テント、皮の衣類を積み込んで出発した。障害に出くわすたびに、キトゥドゥラルスアクは霊魂を空に飛ばして鳥のように風景を見下ろし、最善の進路を見つけ出したという。6年もの途切れない旅の日々を経て、一同はようやくエタに到着し、グリーンランド北部のイヌイットに合流した。彼らはそこで道具を共有し、交婚した。50年後、この旅の仲間の生き残りとその子どもたちにグリーンランドで出会ったのが、自身も壮大な旅のさなかにあったラスムッセンだった。

イカルイトで過ごす最初の夜、わたしはたっぷり着込んで町の南端を散策し、雪合戦をしたり自転車に乗ったりする子どもたちの群れを縫って歩いた。ほとんどの家の玄関先に1台から3台のスノーモービルと〈カムティーク〔覆いのないそり〕〉がとまっていた。〈カムティーク〉は犬のチームで引くのが伝統だが、昨今のものは合板と硬質プラスチック製の滑走部《ランナー》でできている。わたしは湾のほとりにある道に向かい、その道をぐるりとたどってウニカールビク・ビジターセンターを訪ねた。センターでは、カナダ映画を上映するフェスティバルが開催されていた。集まった人たちは、紙パック入りジュースとポップコーンが山盛りになったプラスチックカップを自由にとって飲み食いしている。わたしは剥製になったセイウチの前の床に陣どり、映画を観た。そのうちの1本は、ハドソン湾西岸にある人口３００人ほどの村、チェスターフィールド・インレット出身のナイラ・イヌクシュクという若い女性が監督した作品だった。イヌイットの古い幽霊譚を現代のホラー映画風に語り直したものだ。ひとりの若者が狩りに出かけ、打ち捨てられた〈イグルー〔氷でつくられたドーム状の家〕〉のそばでキャンプをし、タブーを破ってしまう。その報復として、血に飢えた亡霊が若者の犬を殺し、さらには若者本人に襲いかかる。サスペンスに満ちた血なまぐさいクライマックスでは、観衆のあいだに恐怖と歓喜の金切り声が走った。

ビジターセンターを出たのは夜の9時半だった。冴え冴えとした青い光が、まだあたりが十分に見えるほどの明るさでイカルイトの町を照らしている。帰路の途中、町はずれにある古い墓地のそばを通ったわたしは、足を止め、凍った地面から突き出す数十の木製の十字架を眺めた。わたしの西側にある丘の中腹で、ティーンエイジャーたちの走らせるスノーモービルのヘッドライトが硬い雪の斜面を競うように行き来するのが見えた。その向こうには海氷が広がり、フロビッシャーが最初に上陸した湾まで続いている。そしてわたしの正面に横たわるのは、広大なメタ・インコグニタ半島だ。ラテン語で「未知の限界」を意味するこの名はエリザベス1世が命名したもので、地図帳でもグーグル・マップでもいまなお燦然と輝いている。わたしの思考は、イヌクシュクの映画の幕切れへと漂っていった。「この土地は変わらない」とナレーターが語る。「あなたはいま、美しいものを手にしている。けれど、それに頼ってはいけない。明日、それを失ったら、あなたはこの土地で生きていけるのか？　狩りができるのか？」

生ける伝説

ソロモン・アワは巨人だ。

彼は素手で岩を砕いてダイヤモンドをつくる。彼が笑うと、衛星が軌道からはじきとばされる。彼の血はインフルエンザのワクチンに使われている。その伝説的な怪力は、彼に「北極圏のチャック・ノリス」というニックネームを授けた。彼の偉業はあまりにも有名で、ヌナブトの住民たちが彼のためだけに「#awafeats（アワの偉業）」というハッシュタグを考案したほどだ。そのなかには、ニール・アームストロングにあいさつをするために月面に〈イヌクシュク（伝統的な石組）〉を残したという話や、ノースポールに住む太った白人に世界中の子どもたちのもとへプレゼントを届ける仕事を依頼したときの話も含まれている。実のところ、現実のアワの偉業は、それよりもほんの少しだけ真実味があるにすぎない。たとえば、彼は〈イグルー〉を独力で、40分とかからずに建てることができる。かつて、きょうだいとともにフローエッジ――海原と冬の海氷の境目――へ狩りに向かう途中、スノーモービルが幅3メートルの氷のひび割れに落ちてしまったことがある。風速20メートルを超える風のなかで立ち往生したアワたちは、テントと何本かのオールを使って〈カムティーク〉の帆船をつくり、その珍妙な考案物に乗って、救助されるまで氷の上を漂っていたという。

そんなわけで、輝くような笑顔を縁どるヤギ髭と赤い頬を持つ、どちらかと言えば小柄な男性と対面したとき、わたしは少しばかり驚いた。ざらざらとしたアワの手を握り、怪我もせずに握手をすると、わたしたちは彼の空色のピックアップトラックの運転台に乗り込んだ。1年で最も忙しい遠出と狩りのシーズンのさなかに彼の所在を突き止められたのは本当に幸運で、そう感じていることをわたしは彼に伝えた。ヌナブト訪問の時期を決めるのは難しかった。海氷がまだ湾を覆っている時期に行かないといけない。そうでなければ狩りには出られないからだ。前年には、長々と続く南風が例年より数週間も長く氷床をその場にとどめていたが、今年は反対のことが起きるのではないかと気が気ではなかった。氷が春の早いうちに割れるかもしれない。そうなったら、わたしが着くころにはもう手遅れで、まったく移動できなくなってしまう。急激な気候変動のせいで、北極圏の天候予測はほとんど不可能になっている。わたしはどうにかちょうどいい時期に到着したようだ――海氷は厚く、気温がまだ氷点下だったおかげで、スノーモービルや犬ぞりを走らせられるくらいしっかり踏みとどまっていた。

盲点だったのは、それほど完璧な条件のときには、ハンターたちを見つけるのが非常に難しくなることだ。熱狂的な雰囲気がイカルイトの住民たちを包んでいた。太陽は沈むか沈まないかのうちに、ヨーヨーさながらにまた空に引き戻される。その光は強烈で、目を突き刺す。誰ひとり眠っていないような雰囲気だ。今日にもガンが飛来してもおかしくないし、撃つべきライチョウや獲るべき魚もいる。アザラシもたっぷりいる。雪が解けてしまったら、また数か月先までこの地を歩きまわる好機はめぐってこないだろう。そう考えたわたしは、アワに電話をかけた。アワは伝統的知識の守り手で、コミュニティの尊敬を集めるリーダーでもある。ウェイファインディングについて話をしたいから、30分ほど時間をつくってもらえないだろうかと及び腰で依頼すると、アワは笑いを爆発させた。「30年くらいかかりますよ?」

わたしたちは〈ナビゲーター・イン〉というおあつらえ向きの名がついたアワおすすめのレストランへ行き、フォーマイカ製のテーブルについた。アワは温かい紅茶を注文し、食事は頼まなかった。家で郷土料理――この土地で昔から愛されてきた新鮮な食肉で、アザラシのこともあれば、魚やクジラやセイウチのこともある――のディナーが待っているから、とアワは説明し、話をはじめた。イヌイットがこの地でどうやって道を見つけているのかを知りたいのなら、まず理解しないといけないのは、たいていの人がある場所へ行きたがるのに対し、イヌイットはある場所へ行かなければならないということだとアワは話した。その必然性は、まったく違う育ち方をすることを意味する。イヌイットの人々は幼いころから、広範囲にわたる直接的な体験をつうじて、この地で移動して生き延びるすべを教えられる。「わたしは芝土の家で生まれました」とアワは語った。「父の教え方はこんな感じでした。身動きがとれなくなると、質問をするんです。さあ、どうしようか、って。心のなかでは、父がどうにかしてくれるだろうと思っていました。でも、父は『おまえはどうする?』と訊くんです。父は、自分ならどうにかできると知っています。自分がどこにいるかもわかってる。でも、わたしに考えさせたがるんです。わたしが学べるようにね」。アワはそう話した。

アワはミティマタリク(正式名称はポンド・インレット)という村落で育った11人の子どものひとりだ。バフィン島の先端で嵐に遭って命を落としたハンターにちなんで名づけられたミティマタリクは、北極点から緯度にして18度ほど離れた場所に位置している。アワが父親から受けたような、現地での直接の観察と体験による教育は、ナビゲーションを習得するうえでとりわけ重要な意味を持っていた。アワは、あるエピソードを話してくれた。9歳くらいのころ、ほかの少年たちと一緒にアザラシ狩りへ行き、海氷の上を16キロほど進んでいたときのことだ。濃い霧が押し寄せ、視界がゼロにならないうちにすぐ撤退しなければいけないという状況になった。アワの父親がスノーモービルを運転し、少年たちはそのうしろの〈カムティーク〉に乗った。しばらく経ってから、アワの父親がスノーモービルを止めた。「どうやってここまで来たか、わかるか?」と父親は少年たちに尋ねた。少年たちは注意を払っていなかったと白状した。「自分たちがどこにいるのか、わからなかった」とアワは振り返る。アワの父親は質問を続けた。さっきの狩りの場所に移動したとき、太陽はどこにあったか? 地面に影は見えたか? その影はどちらか片側のほうが暗かったか? 「それが父の教え方でした。質問をするんです」とアワは言う。「それに、父はわたしを小学校へ行かせたがりませんでした。まったく望んでいませんでした」

変わる習慣

移動生活から現代生活への移行をイヌイットほど急速かつ唐突に経験した人々は、おそらく現在ではほとんど残っていないだろう。１９５０年代から１９７０年代にかけての20年間で、イヌイットのほぼ全人口が、大地を移動する暮らしからカナダ政府の統治する定住コミュニティでの生活に移行した。現金経済、ガソリンエンジン、電話、テレビ、飛行機、病院、学校、食料雑貨店が北の大地に姿を現した。歴史的に見ればまばたきひとつのあいだに、イヌイットは新しい言語、食生活、移動手段を受け入れた。この文化的移行のスピードはあまりに速く、数千年にわたって生存と移動に欠かせない存在だったイヌイット犬が絶滅しかけたほどだった。

〈カルナート〉との交流は、10世紀からはじまったと見られている。最初の相手はスカンジナビアの船員たちで、やがて欧州の探検家たち、そして17世紀の捕鯨船員たちがそれに続いた。捕鯨船員や漁師は、金属製のナイフや針、ライフル、布といった新しい資材をもたらした。キリスト教の宣教師も訪れはじめ、イヌイットを改宗させて「文明化」しようと試みた。競いあうように布教して最も多くの信者を獲得したのが、英国国教会とカトリックだ。聖書の読み方を教えるために、宣教師たちは音節を表すアルファベットを導入した。ハンターや子どもたちは、日曜日には遠出してはいけないと教えられた。シャーマン信仰や、女性の顔の刺青などの昔ながらの風習が禁じられた。

そうした〈カルナート〉との接触による文化破壊は——アルコールや欧州の病気の流入は言うまでもなく——壊滅的な影響をもたらした。だが、イヌイットの暮らしの本質的な要素のいくつかはそのまま残されていた。キリスト教徒であろうがなかろうが、生き延びるためにこの地を移動し、狩りをしなければならないことに変わりはなかったからだ。

その習慣が変わりはじめたのは、19世紀、英国の交易会社であるハドソン湾会社（ＨＢＣ）が北極圏東部全域で交易所の設置に乗り出してからのことだ。ＨＢＣは欧州の市場で毛皮を売っていた。そして多くのイヌイットが、生皮を煙草やアルコールや食品と交換しようと、罠猟《わな》をするようになった。ＨＢＣの交易所は経済活動という車輪の中心になり、その軌道にイヌイットの家族を引きずり込み、半移動生活から定住生活への移行のきっかけをつくった。毛皮貿易は、イヌイットの移動との関わり方にも破壊的な影響を及ぼした。人類学者のサラ・ボーンスティールが書いているように、多大な時間を要する罠猟は、狩りのような伝統的な生活手段から人々を引き離した。その変化は翻って、ＨＢＣの仕入れる食品に対する人々の依存度を高めた。そしてそれは、食糧を買う金を稼ぐための罠猟の必要性をいっそう高くしただけだった。

１９３０年代になると、毛皮価格が急落し、カリブーの個体数が減少した。多くのイヌイットが飢えに直面する状況のなかで、カナダ政府はイヌイットの生存に対する法的責任を政府に負わせる法案を可決した。第二次世界大戦が終わると、カナダ保健福祉省は表向きには人道のためと称し、イヌイットを白人社会に同化させるためのパターナリズム的な社会工学政策を導入しはじめた。子どもたちは寄宿学校に入ることが法で義務づけられ、多くの子が家族から引き離された。学校では、イヌイットの話すイヌクティトゥト語を使うと罰を受けた。カナダ政府は恒久的な定住地を設け、イヌイットに家を与え、鉱山や労働の場で賃金を稼ぐ勤労市民になるよう促した。医療インフラが整えられ、女性は病院で出産することを推奨された。結核患者は南の療養所に送られた。定住させたほうが、効率的にイヌイットを統治できる。カナダ政府はそう考えていたのだ。

ソロモン・アワの両親は、そうした歴史的な出来事をじかに経験した。母親のアガラクティは大地で生まれ、父親のアワと13歳で見あい結婚をした。アガラクティは『サキユク（*Saqiyuq*）』という本のなかで、15歳で長女ウーパーを出産したときのことを人類学者のナンシー・ワコウィッチに語っている。その後の30年間、一家は移動し、狩りをし、居留地で交易をして暮らしていた。アワが犬ぞりやボートや徒歩で狩りに出ているあいだ、その妻はカリブーの皮を縫い、夫や子どもたちの服をつくった。英国国教会の宣教師が一家の野営地を訪れたとき、アガラクティとアワは洗礼を受けてアピアとマタイアスに改名し、アワを姓にした。1961年、カナダ政府はアワ一家に対して、子どもたちを寄宿学校へ送れと圧力をかけるようになった。英語を覚えて、賃金労働に備えるためだ。「そうしないといけませんでした。それが教育の法律ですから。子どもは全員、学校へ行かないといけないんです。わたしの子どもたちはみんな、とても幼いうちに学校へ行きました。その年齢は、どんどん幼くなっていくようでした」。アガラクティは1990年代のインタビューでそう語っている。「わたしたちは子どもたちを学校にやりましたが、子どもたちが行ってしまったときには、本当にとてもさみしかった。会いたくてたまりませんでした！」

ソロモンはアワ家の8番目の子だ。7歳になったとき、両親はソロモンを手元に置いておけるかと政府にかけあった。そのかわりにほかの2人の子を差し出し、父親とともに狩りへ出て野営できる息子1人を残しておこうとした。ソロモンにはイヌイットの流儀を学んでほしいと両親は考えていた。

政府の船がポンド・インレット郊外にある一家の野営地まで子どもたちを迎えに来たとき、アザラシのスープの入った鍋に触ってできた手の火傷を治療するという名目で、役人たちはソロモンを船に乗せた。ところが、息子を迎えにいったアガラクティの夫が目にしたのは、教室に座るソロモンの姿だった。役人たちはソロモンを学校へ送っていたのだ。「夫は先生に、息子を教室から連れ出してもいいかと訊きました。先生がだめだと言ったので、ふたりは言い争いをはじめました。ひどい言い争いになりました。そのあと、夫はソロモンの手をとって、教室を出ていったんです。ものすごく怒っていました。ソロモンのパーカをとりにいくことさえしませんでした。夫は野営地に戻る途中で、自分のスノーパーカをソロモンに着せました」。11人のきょうだいのうち、大地を移動しながら育ったのはソロモンただひとりだった。

熟練のナビゲーションの鍵

北極では、太陽は気まぐれなナビゲーションの手がかりだ。北極圏の太陽は、冬には地平線の下に姿を消し、夏にはけっして沈まない。東から昇って西に沈むのは、3月の短い期間だけ。太陽から方向に関する情報を推測するためには、1年のそれぞれの時期に太陽が空のどこを通るのか、そのつねに変化する複雑な道すじを知らなければならない。そして、多くのハンターはそれを知っているものの、主たるナビゲーションツールとして太陽に頼ることはけっしてない。アワが教えてくれたところによれば、そのかわりに種々雑多なナビゲーションの手がかりを利用し、たいていは複数のものを連携させながら、北極のあらゆる条件、あらゆる景色のなかで方向を見定めているという。そうしたツールのひとつが、〈サスツルギ〉と呼ばれる、風のつくる波のような雪の稜線だ。サニラヤク（ホール・ビーチとも呼ばれる）周辺にいると想像してほしい、とアワが言った。そこはまったくの平坦で、山もなんの目印《ランドマーク》もない。ところが、冬がはじまるころになると、降り積もる雪が〈ウルアンニャーク〉と呼ばれるやわらかい小丘を形づくる。〈ウルアンニャーク〉は、頬の形を意味する言葉だ。その後、〈ウアンニャーク〉と呼ばれる西から吹く卓越風〔ある地方である特定の期間に吹く、最も頻度が高い風向の風〕がその雪の稜線を侵食し、彫刻して新しい形をつくる。「こんなふうに突き出ています」。アワはそう言って、舌を突き出した。舌の先端が下を向いている。「この舌の形をした雪を、〈ウカルラク〉と言います。そして、これは北を向いている。だから、地面を見下ろせば、どっちへ行けばいいかがわかります。西か東？　それなら、舌を横切ればいい」

アワはテーブルにあったグレープとオレンジのゼリーのパックを手にとると、実例を示すために並べはじめた。南へ、海のほうへ向かっているとしましょう、とアワは言いながら、グレープゼリーをテーブルの端に置いた。あるいは、北へ行き、内陸へ向かうのでもいい。アワはそう言って、別のゼリーのパックをテーブルの中央に置いた。「村を出るときには、その舌をよく見る。どんな向きで横切っているかを見ておくんです。まっすぐ順方向？　横断？　それとも10時の方向に横切っている？　1時？　家に戻りたいときは、逆の方向をたどる。出かけるときにまっすぐ順方向に行ったのなら、帰るときにはまっすぐ逆方向へ行けばいい」

風の分類については、さまざまな文化がさまざまな方法を考案してきた。古代アイルランドでは、風に色が与えられていた。たとえば、南西の風は「水に映る空の色」を意味する青緑の〈グラス〉だった。イヌイットは特徴と雰囲気をもとに風を分類している。〈ウアンニャーク〉は一般に、女性の風とされる。突然吹いては静まり、猛烈に吹き荒れ、また消える。その気まぐれな不安定さが、雪を〈ウカルラク〉の形に変える。さらに、〈ウアンニャーク〉は最も冷たい風なので、雪を硬くもする。そのため、別のタイプの風がしばらく吹いたとしても、〈ウカルラク〉は形を保つ。新しい雪が積もって覆い隠されても、その下にある〈ウカルラク〉を、無傷のまま見つけることができる。ナビゲーターのジョージ・カッピアナクは『北極の空（*The Arctic Sky*）』という本のなかで、〈ニギーク〉と呼ばれる風は男性だと述べている。この風は安定して吹き、地面を平らにする。〈ウアンニャーク〉と〈ニギーク〉は関係を持っている。彼女がひときわ激しく吹くと、彼はあたりをなでつけてそれに応じる。ランドマークが何もないかもしれない海氷のような平坦な場所では、〈ウカルラク〉はナビゲーションにとってきわめて重要だ。〈ウカルラク〉の形は、嵐が吹き荒れ、月や星や太陽やランドマークが見えないときでも識別できる。アワの育ったミティマタリク周辺は山がちの地域で、〈ウカルラク〉はそれほど必要ではない。そこでは、イヌクティトゥト語で〈トゥクトゥリュイト〉と呼ばれる北斗七星を空の導き手として利用する方法を身につけた、とアワは言う。夜のあいだ、その星座の位置を追跡し、時間と方向を見定めるのだ。

風、星、雪のほかに、地形のロジックもよく使われるとアワは説明した。たとえば、イカルイト周辺では、山の尾根と谷はすべて南に向かって走り、海へいたるという。それはコンパスのかわりになると同時に、それぞれに固有の特徴を思い出せば、ランドマークとしても利用できる。南から来た人間には信じがたい話だろう。北極の環境は、山がちの地域でさえ、途方に暮れるほど一様に見える。いちばん高い木でも茂み程度の大きさで、植生は多かれ少なかれいつも同じ――つぎはぎのように岩を覆うコケと地衣類だ。岩の群れは、その隣の群れとそっくり。雪に覆われた谷を別の谷と見わけることなど不可能に思える。

「そこでは、どこを見ても同じように見えます」とアワも同意した。「でも、本当は違うんです！よくよく見れば、この場所には大きな岩がある。別の場所が同じように見えても、そこには同じ大きな岩はない。細部をよく見ないといけません」。このスキルこそが熟練のナビゲーションの鍵だとアワは言う。イヌイットの人々は、細部のごくごく微妙な変化を知覚し、圧倒的な量の視覚情報を記憶に刻む能力を持っているのだ。「わたしもそうだし、ほかのみんなも、同じ場所に何度も行ったことがあるなら、そこがどんなようすなのか、正確にわかっています。特定の場所で暮らしていれば、日々その場所に詳しくなっていく。英語の言いまわしを使うなら、『自分の手の甲のように』ね」

とはいえアワによれば、多くのハンターは、場所を記憶するのに細部を見る必要さえないという。その場所の説明を聞くだけでいいのだ。アワはある友人の話をしてくれた。その友人はイグルーリクからポンド・インレットへ、カラスの飛ぶ直線距離にして400キロ先まで食糧を届けに行かなければならなかった。ポンド・インレットにはそれまでいちども行ったことがなかったが、行ったことのある人から、正しいルートをたどったときに何が見えるかを説明してもらった。「そこに行ったら、あれが見えるとか」とアワは説明した。「それから、谷の側面をたどっていけば、谷が終わったところでふたつの丘が見えるから、その丘を越えろ、とか。彼はその物語を聞いて、ポンド・インレットの海氷までたどり着いたんです」

　わたしはゼリーのパックが散らばったテーブルに視線を落とした。「なるほど、でも、イヌイットと〈カルナート〉の記憶の仕方に違いがあると思いますか？」とわたしは訊いた。

「わたしたちには、１メガピクセルではなく、１００メガピクセルの記憶容量があります」とアワは話した。「それは、わたしたちが口伝えで歴史を教えられてきたからです。わたしたちの記憶のほうが、容量がずっと大きい。科学的なことは、わたしにはわかりません。記憶の保存の仕方に関係があるのかもしれません。教えられた言葉や物語。それを記憶に刻む。土地とその見た目。それも記憶に刻む。わたしたちが細部をよく見ろと言われるのは、だからです。移動しているときに、その重要な場所を記憶に刻むんです」

　アワのディナーが彼を待っている。席を立ち、陽光に満ちた、でも凍えるような空気のなかへ出ていきながら、わたしはアワに尋ねた。「あなたの子どもたちは、自然のなかへ出ていくのは好き？」。「もちろん」とアワは答えた。「大好きだよ。自然のなかに出ると、頭も心も身体も高まります。薬《メディケーション》でも瞑想《メディテーション》でも、どう呼んでもいいけど、それを与えてくれる。これからも、やめるつもりはありません」

第2章 記憶の地景

欧州の探検家を驚かせた地図

　1818年、スコットランドのジョン・ロスも、北極で北西航路を探し求める極地探検に乗り出した。フロビッシャーと同じく、ロスも西洋のナビゲーションツールを大量に持ち込んだ。その装置の数々を生んだ空間と時間の概念は、はるか昔のシュメール人にまでさかのぼる。シュメール人は太陰暦を編み出し、時を時間と分と秒として組織化し、時計、望遠鏡、六分儀、地図作成の道具や図の発明へといたる道を敷いた。

　旅の途中、ロスはふたりのイヌイットのハンターに出会い、その地域のごく簡単な地図を見せた。ハンターたちはそれまでいちども地図を読んだことがなかったが、イグルーリクと数百キロ離れたリパルス・ベイとのあいだにあるあらゆる場所を認識し、船までの独自のルートを地図上でロスに示した。踏破するには9晩を要するルートだ。そのうえ、ロスの地図をさらに広げ、西と北へ伸びる海岸線を描き、岬、湾、川、湖、キャンプ地の情報で埋め尽くし、自分たちのお気に入りのルートを説明した。ロスは感銘を受けたが、ハンターたちは自分たちのスキルを特別なものとは考えていないようだった。道を探す手助けがどうしても必要なら、もっと詳しい連中を知っていると彼らはロスに話した。ロスの日誌は、さながらその手の交流をまとめた事例集だ。彼が出会うイヌイットたちは、その地に関する無尽蔵の情報の供給源だった。

同じように、やはり北西航路を探し求めたウィリアム・パリーも、イヌイットが1820年代に作成した地図の「驚くべき精密さ」と、曲がりくねった北極の地形や海岸線をカーブのひとつひとつにいたるまで見事に描写する能力を称賛していた。イヌイットのガイドに作成してもらった地図の助けがなければ、フューリー・ヘクラ海峡を抜ける重要な航路を見つけることはできなかったとパリーは確信していた。アメリカの探検家チャールズ・フランシス・ホールは、1860年代はじめにフロビッシャー湾の海岸線の地図を作成するにあたり、クーイシーという名のイヌイットを舵輪の前に座らせ、船が通過する海岸線の絵を描いてほしいと頼んだ。さらに、1880年代に2年を費やしてグリーンランド東部を旅したデンマークの探検家グスタフ・ホルムは、クミティという名のイヌイットから海岸線を描いた複数の地図を入手した。その地図は普通のものではなかった。ぎざぎざとした複雑な海岸線を彫り込んだ木片だったのだ。「古い家の廃墟（船を乗り上げさせる絶好の場所になる）の存在するあらゆる場所が、木の地図に刻まれている」とホルムは書き残している。「その地図には、フィヨルドをつなぐ迷路のような水路が海氷で塞がれているときの迂回路として、カヤックを持ち運んでフィヨルドからフィヨルドへと渡れる場所も示されている」。その地図はビジュアルガイドであり、触覚的なガイドでもある。土地の輪郭を浮き彫りにしたその模型は、指で触れて方向を探ることを意図していたのかもしれない。

クヌート・ラスムッセンも、同じように内陸のイヌイットに驚かされた。そのイヌイットは、それまで紙も鉛筆も使ったことがなかったにもかかわらず、それらを手にとってその地の正確な図を描き、どの場所について尋ねてもそこまでの最善のルートを示すことができた。ラスムッセンはプキルルクという男性が描いたそうした地図を使い、カナダ中央部にある全長数百キロのカザン川を航行した。「イヌイットの地図は、イヌイットではない探検家やその分野の科学者により1世紀にわたって使用され、徹底的に検証されてきたが、感覚的に知覚した風景が並外れて正確に描写されているものがほとんどであることは、歴史的記録でも現代の地図作成学研究でも見解の一致するところだ」と地理学者のロバート・ランドストロムは書いている。

同じようなナビゲーション知識の交換は、地球の裏側でも起きていた。1769年、エンデバー号でタヒチのポリネシア諸島を訪れたイギリスのジェームズ・クックは、ライアテア島出身の祭司に出会った。祭司は名をトゥパイアといい、長い船旅をして遠く離れた島々へ渡る同郷人たちのことをクックに話した。彼らのナビゲーション方法を調べたクックは、こう書き残している。「この地の人々は海に船を出し、島から島へと数百キロの距離を渡っている。昼は太陽が、夜は月と星がコンパスの役目を果たしている」。クックはトゥパイアに海図を描いてほしいと頼んだ。トゥパイアはひとたび「海図の意味と使い方を理解すると、自分の説明どおりに海図を作成するための指示を出した。そしていつもきまって、それぞれの島が位置する天の特定の場所を指さしながら、タヒチよりも大きいか小さいかに言及した。同様に、高いのか低いのか、人が住んでいるかいないかにも触れ、それらに関する興味深い説明をときおりつけ加えた」

トゥパイアは1770年に病死したが、彼の海図はナビゲーションの歴史上屈指の悪名を馳せることになった。そのおもな理由は、海図の基礎をなす論理が誰にもわからなかったことにある。アメリカ合衆国本土よりも広い領域——南太平洋の3分の1——に散らばる74の島々が描かれているが、その島々の空間的関係は、西洋人の目には理解不能に映った。海図をどれだけ引っくり返そうが回転させようが、どんな座標系をもってしてもトゥパイアの描いた島の配置の背後にあるシステムを解明することはできなかった。その後の数百年にわたり、歴史学者たちはそこに描かれた地理的関係の解析に挑みつづけた。1965年になっても、一部の歴史学者のあいだでは、海図を描いたのはトゥパイアではなかったのだろうと考えられていた。「自分の持つ地理的知識を平らな紙の上に投影する能力は、読み書きのできない人には根本的に備わっていない」というのがその根拠だ。

このように、初期の邂逅は欧州の探検家たちをたびたび当惑させたようだ。彼らが出会った文化には、コンパスもアストロラーベも砂時計もなかった。にもかかわらず、その地の人々は、困難で過酷な地形のなかで道を見つけることができたのだ。

第六感?

先住民は動物に近く、それゆえに無意識の直感により道を見つけられるのに対し、欧州人は進化の過程でその力を失ってしまった——ナビゲーションをめぐっては、長きにわたってそんな学説が支持されてきた。

この説の起源は少なくとも1859年までさかのぼる。当時、ロシアの自然学者アレクサンドル・フォン・ミッデンドルフが、鳥の渡りは磁気で説明できるかもしれないと主張していた。その能力は子どもや「産業化されていない人々」、つまり身体にしみついた方向感覚を持ち、無意識の直感に頼って道を見つけている人々にも存在するのではないか。一部の科学者はそう考えた。インドの植民地に暮らすあるイギリス人は、1857年にこう書いている。「平坦なシンド〔インド亜大陸西部、インダス川下流域にあたる地方〕の地……自然の目印も道も見あたらないこの場所では、最も優れたガイドはある種の本能に全面的に頼っているようだ……それは、犬や馬などの動物が持つものと同じ本能のなせるわざのように見える」。1874年にニュージーランドに赴いたイギリスの探検家チャールズ・ヒーフィーは、E・クフというマオリ人の男性についてこう書き残している。「われわれの理解を超えた本能的な感覚を持っている。そのおかげで、太陽も遠くの目印も見えない森のなかで、道を見つけることができる。わけがわからないほど無秩序な谷、藪、溝のなかをひたすら前進し、同じ方角をめざす。ときに進路を外れるが、それは障害物を避ける必要があるときだけだ。そして、彼がついに木の刻み目や苔の上の足跡を指し示したときに、われわれは道に行きあたったのだと安堵する」

ヒーフィーの探検の前年、科学誌『ネイチャー』がこの謎めいた能力をテーマにした投稿を呼びかけた。そして、この名高い雑誌に寄稿したのが、ほかならぬチャールズ・ダーウィンだった。ダーウィンが引きあいに出したのが、ドイツの探検家フェルディナント・フォン・ヴランゲルの報告だ。フォン・ヴランゲルは方向を見失わずに長大な距離を移動するシベリアのコサック人の能力について、「寸分の狂いもないある種の本能に導かれている」と書き残している。ダーウィンはそれについて、こう書いている。「経験豊富でコンパスを使いこなす測量技師（フォン・ヴランゲル）にも、未開人が簡単に成し遂げていることができなかった」。ダーウィンは「脳のなんらかの領域が方向に関する機能に特化」しているのではないかと推測し、すべての人間はデッドレコニング（推測航法）の能力を備えているものの、シベリアの先住民たちはそれを「おそらくは無意識にだろうが、驚くべきレベルで」実践しているのだと考えた。

ダーウィンに言わせれば、この無意識のデッドレコニングは、生物が「もともとあった本能の有益な変異を保存」していること、そしてヒトの脳でも動物（たとえば伝書バトなど）に見られるものと同じ、遠く離れた故郷への道を見つける能力が保たれてきたことを示す証拠だった。この本能が役立つ環境にいる人間では、その能力が習慣により強化され、磨きがかかったというわけだ。ダーウィンはすべての人間がデッドレコニング能力を持っていると認めはしたものの、この「未開人」のスキルを、欧州の白人文化のみが頂点に立ちうる進化の階層にあてはめようとしていた。したがって、彼らのナビゲーションの才能については、進化の系統樹上で動物の近くにいることから生まれたものとしか説明できないと考えた。そして、彼らのスキルや環境に関する無尽蔵の知識は、動物と同様、生物学的に授けられた、無意識かつ本能的な能力であるとした。１９００年代はじめ、目の見えない人が障害物を避ける現象を説明するものとして、「第六感」という言葉がつくり出された。そしてこの言葉は、神秘的なまでのナビゲーションスキルを見せる人たちにも使われた。

だが、どうやらダーウィンは、フォン・ヴランゲルの記述のある重要な点をごまかしていたようだ。フォン・ヴランゲルはたしかに、旅の連れであるコサック人のそり操縦手ソトニク・タタリノウが本能に導かれているように見えると書いているが、記憶に頼って一定の目標を維持しながら「入り組んだ迷宮のような氷」のなかを進み、「絶え間ない方向転換」をしながら記憶と観察を互いに補正し、主たる方向をけっして見失わなずにいる能力をタタリノウに与えたのは、長年の鍛錬だったとも書き残している。「コンパスを手に、あちらこちらのカーブを注視し、正しいルートを取り戻そうとしているわたしをよそに、彼はいつも経験にもとづく完璧な知識を持っていた」とフォン・ヴランゲルは書いている。比較的平坦な氷原に行きあたったときには、タタリノウは遠くの氷の目印《ランドマーク》を使って進路の方向を保ちながら、〈サスツルギ〉――アワの話していた、卓越風のつくる雪のパターンと同じもの――を利用して方向感覚を維持していたという。「彼らは経験から、目的地に着くには雪の大波小波をどの角度で横切らなければならないかを知っている。そして、けっしてまちがえない」。〈サスツルギ〉がないときには、タタリノウは太陽や星に切り替えた。つまり、一見するとまっさらな風景をナビゲートする能力は、実際にはタタリノウのツンドラの記憶と、環境にある方向の手がかりが連動して生まれていたということだ。地図や装置の助けを借りずに集落から集落へと数百キロを移動することは、ごくありふれた習慣というだけでなく、その地に暮らす人々が何世代にもわたって維持してきた唯一の移動方法でもあった。その能力は、直接の経験、伝統、合理的な計算から得られた深い知識に根ざすものだった。彼らには第六感など必要なかったのだ。

イギリスの動物学者R・ロビン・ベイカーは『人間の方向感覚』（紀伊国屋書店）のなかで、第六感がこれほど長く科学的に信じられてきた一因を指摘している。それによれば、19世紀までに、西洋の人々は地図やコンパス、地名、道路、標識など、あまりにも多くのナビゲーションの補助道具を手に入れたせいで、それ以外のナビゲーション戦略が存在することを忘れてしまったのだという。この忘却は注目に値するとベイカーは書いている。というのも、そうした近代の発明品を大衆が利用できるようになったのは、せいぜい3世代か4世代前にすぎないからだ。「人類の進化のほとんどをつうじて、道具を使わないナビゲーションこそが原則だった」とベイカーは書いている。ほんの2世紀のあいだに、環境のなかの手がかりが地図や装置に劣らず正確なものになりうることを、人々は忘れてしまったのだ。この歴史的な記憶喪失のせいで、非西洋的なナビゲーション手法は、いっそう超自然的で神秘的なものに見えるようになった。オーストラリアのナビゲーション名人ハロルド・ギャティは、こんなことを書いている。「西洋文明では、道を見つけ、自然のなかを歩く能力があまりにも発達していないせいで……生来の能力に差があっても、自然の手がかりを読むごくごく簡単な技を身につけた人は、経験の浅い観察者を凌駕することになる。相手がどれほど高い知能を持っていようが関係ない。そして、凌駕するだけでなく、しばしば驚嘆させもする。平均的な知能を持つ西洋人なら、少し訓練すれば、自然の手がかりを道路標識と同じように明確に読みとれるようになる」

メモリースケープを育む

北極を探検した外部の人間による数百の記述、そして数千件にのぼるイヌイットに関する人類学研究のうち、イヌイットのナビゲーション方法の解明に力を注いだものはほとんど存在しない。わたしを当惑させたのは、何万キロもの旅をしながら30年にわたりイヌイットの生活を幅広く記録したラスムッセンでさえ、ウェイファインディングについては明確もしくは詳細な記述を残さなかったことだ――もっとも、ラスムッセン自身は、みずからの旅に彼らのスキルの一部を採り入れていたにちがいないが。

わたしに見つけることのできたイヌイットのナビゲーションをめぐる最初の重要な記述は1969年に刊行されたもので、ウェインライトと呼ばれるアラスカのエスキモー村で暮らすリチャード・ネルソンという名の若い地理学者の手で書かれた。ネルソンはアメリカ空軍の委託を受け、先住民族の知識をもとに、北極で生き延びる方法をまとめた軍人向けの実用的な手引きを執筆した。最終的にできあがった『北の氷の狩人たち（*Hunters of the Northern Ice*）』では、フローエッジでの狩りの仕方から天文学的現象の観察方法まで、彼が目にしたエスキモーの並外れたスキルがこと細かに記録されている。付録には海氷を表現する95もの言葉が記載され、本の20ページほどがナビゲーションに割かれている。

たとえば、ネルソンはウェインライトに来たばかりのころに、ガイドが辛抱強くアザラシを水面におびき出すのを眺めるという体験をした。ナイフでリズミカルに氷を引っかき、アザラシの好奇心を刺激するのだ。ガイドはついにライフルでアザラシを仕留めると、獲物を氷の上に引き上げた。「ほらね」とガイドはあとでネルソンに言った。「エスキモーは科学者なんだ」。その後の1年にわたり、ネルソンはその意味するところを実地で学んだ。北極のハンターたちは、環境のあらゆる要素をじっと観察する――動物の行動、生態系の仕組み、そして観察した現象のあいだにある、互いに引き起こしあう結びつきを残らず見極める。色を利用して海氷を調べ、雪に残る足跡の感触を使ってホッキョクグマを狩り、おおぐま座をもとに時間と方角を見定める。ネルソンが目にしたのは、そんなハンターたちの姿だった。彼らのスキルは、知性以外では説明できない。その点で、ネルソンは疑いを抱いていなかった。「動物の気持ちを読みとったり、海氷の気まぐれな動きを予想したり、天候の変化を感じとったりすることを可能にする、謎めいた生まれつきの『種《たね》』が、エスキモーの精神のなかに存在しているのではない」とネルソンは書いている。「一見すると、われわれには不可解に思えるかもしれない。だがそれは、だいたいにおいて、われわれが知識と経験を欠いているからだ」

ネルソンが目撃したスキルのなかには、複数のランドマークを観察して記憶し、それぞれの空間的関係を分析するハンターの能力もあった。〈ナビゲーター・イン〉での会話のなかでアワがわたしに話してくれたものとよく似た能力だ。ネルソンが記録した60キロあまりの犬ぞりの旅では、同行者のエスキモーはいつも正しい移動経路を見失わず、ネルソンの目にはなんの特徴もないように映る風景を渡ることができた。「川の走る浅い谷を、どんなものであれ、その存在を示す目印がいっさいないように見えるときでも確実に」見つけ出し、「100メートル近く離れたところから、目では見えないにもかかわらず、『何もないところにぽつんと』あるキツネの巣穴の位置を完璧に把握」していたという。

ネルソンの旅の記録を読んでわたしが感じたのは、その30年後に北極圏の反対側で研究に取り組んだ別の人類学者の話とよく似ているということだった。地図と地理、そして北方に魅せられたアルゼンチンの学者クラウディオ・アポルタは、フォックス湾に浮かぶイグルーリク島の集落で、イヌイットの移動を題材にした博士論文を書いていた。イグルーリク周辺の地域は、極砂漠と定義される。降水量はサハラ砂漠と同程度だが、極端に寒いため、1年の大半は雪と氷に覆われている。そして、並外れて平坦だ。イグルーリクにある唯一の丘は、高さ60メートルほどしかない。

そこで過ごすあいだにアポルタの興味を引いたのは、南から北極圏を訪れた人が概してその地を「特徴がない」と表現し、その風景を生命のない場所、一種の空白として見ていることだ。「たしかに、ある程度は特徴がない」とアポルタはわたしに話した。「しかし、興味深いのは、そこで暮らす人たちは否応なく道を見つける方法を編み出すということです。環境にある手がかりから、その環境のなかに具体的な場所を見つけなければいけないんです」。ハンターたちはどうやってそれを実践しているのか。それを知るために、アポルタは2000年の春から2001年にかけて、彼らとともに数十回にわたる旅を敢行した。その旅のひとつに同行したあるハンターは、以前おじとともに30平方キロメートルほどの範囲にキツネの罠をいくつか仕掛けていて、旅のついでにそれを回収したがった。アポルタからすれば、そこはまったくの茫漠たる地に見えた。ところが、そのハンターはどんな手を使ったのか、雪の下に隠れていたキツネの罠を残らず見つけ出した。アポルタはすこぶる感心した。するとそのハンターは、罠を仕掛けたのは25年前のことで、以後いちどもその場所を訪れていないと話した。アポルタは今度は驚愕した。「地図も使わずに、どうやって正確な場所を特定し、記憶し、人に伝えることができるのか?」

アポルタはこんな結論にたどり着いた。イヌイットは行きあたりばったりに移動しているのではない——既知のルートをたどっているのだ。世界のほとんどの場所では、ルートは道路と人間のつくったランドマークで示され、その経路と位置は記号として地図上に配置されている。地理学者のレジナルド・ゴリッジによれば、空間の首尾一貫性やナビゲーションを容易にするランドマークのある環境は、ほかの環境よりも読みやすいという。北極の環境には、永続性を阻む刹那的な性質がある——氷は解け、雪は変化する風に飛ばされ、流れる川は冬が来ると凍土になる。土地のランドマークはめったにないか、あったとしても識別が難しく、人を寄せつけない。そのため、環境を読み解けるかどうかは、社会文化的な次元、たとえば象徴としての重要性や、そこを歩いた人たちにより風景に与えられた意味に左右される。アポルタが気づいたのは、その地の移動ルートのなかには数世代にわたって愛用されているものがあり、その目印のない道の知識が人から人へ、家族から家族へ、コミュニティからコミュニティへと、地図という形ではなく口伝えで受け継がれ、記憶されていることだった。

「北極のイヌイットが使うルートと、他地域のほとんどの文化で使われているルートとの大きな違いのひとつは」とアポルタは書いている。「北極では、ルートが人々の社会的および個人的記憶のなかにとどまって進化することだ。ルートは特定の時期だけ雪上の道として目に見えるようになり、季節が進むにつれて風景から姿を消す」。アポルタはイグルーリク周辺をスノーモービルでまわり、そのおよそ３２００キロの旅の過程で、37本の既知のルートを地図にした。うち15本は、世代をまたいで旅人たちに使われてきたものだ。それと同時に、アポルタは４００を超えるイヌクティトゥト語の地名も記録した。どの地点でも、同行者たちが自分の現在位置を見失うことはなかった。イヌイットのルートは、誰のものでもない土地《ノーマンズ・ランド》を通っているのではない。「名前のつけられた特徴を抜け、パターン化された雪を渡り、なじみのある地平線に沿っている。そのすべてで構成される縄張りのなかでは、優れた旅人なら自分の現在位置をつねに把握することができる」とアポルタはのちに書いている。

イヌイットにとって、移動は経済活動とはほとんど関係がない。生き残るという目的に駆り立てられたものでもなく、AからBへ行くという必要性に突き動かされたものでさえないとアポルタは考えている。移動は存在のひとつの形なのだ。赤ん坊の受胎と出産はルート沿いで行なわれ、そこでは人々が集まっては資源やニュースをわかちあう。アポルタはいま、北極の風景を「メモリースケープ（記憶の地景）」の一例ととらえるようになっている。メモリースケープとは、個々人が記憶したり集団で共有したりする環境や場所の心象を意味する。この言葉は1990年代はじめに、社会人類学者のマーク・ナトールがグリーンランドのイヌイットに関連して考案したものだ。「狩人や漁師と環境との関係は、個人、家族、地域にとっての重要性を風景に付与する個人的および集合的な記憶により構成される部分もあるが、その地に根づいているという感覚や確固たる愛着によっても形づくられる」とナトールは書いている。そうしたルートに沿って移動することで、イヌイットは環境と関わりあい、メモリースケープを維持し、育み、広げてきたのだ。

ルート知識・サーベイ知識

空間定位をめぐる研究では一般に、人間のナビゲーション戦略は2種類に分類される。第一の戦略はルート知識だ。これは、ある場所から別の場所への経路を構成する地点、ランドマーク、景色を順番に並べる能力にあたる。移動する人は、一連のランドマークや視点の記憶をもとに、ある場所から別の場所へ行くための正しい順序を認識する。当初、イヌイットのメモリースケープの使用例は、ルート知識のわかりやすい一例だと思われていた。第二の戦略はサーベイ知識と呼ばれる。この戦略では、移動する人は、固定された地図のような枠組みに空間を統合する。その枠組みのなかでは、すべての地点やランドマークが、ほかのあらゆる地点とのあいだで2次元の関係を持っている。ルート知識は言葉による説明であり、たとえば友人に郵便局までの行き方を教えるときに口頭で伝えられるものであるのに対し、サーベイ知識はいわば「鳥の目」から見た行程の俯瞰地図であり、紙に描いて友人に伝えるたぐいの情報だ。

ルート知識は移動者の視点とその周囲にある物体との関係、すなわち自己中心的視点と呼ばれるものに頼っている。移動者はあらゆるものを、自分自身とその体軸との関係——前、後ろ、上、下、左、右——という観点でとらえる。それに対して、サーベイ知識の基盤になっているのは、他者中心的視点と呼ばれるものだ。これは客観的で地図のような、人によって変わることのない視点で、物体とランドマークの空間的位置を表している。

20世紀をつうじて、心理学者のあいだでは、自己中心的視点は最も直観的で単純、かつ原始的なタイプの空間推論とされていた。スイスの心理学者ジャン・ピアジェをはじめとする研究者は、幼児が最初に持つのは自己中心的視点だと主張した。12歳くらいまで成長してはじめて、他者中心の客観的視点、言いかえればユークリッド座標空間的な視点から見る能力を発達させる。ピアジェはこの段階を形式的操作期と呼んだ。だが、ピアジェ——ときに同業者から「精神の地図作成者」と呼ばれることもあった——の研究はおもに欧州の子どもの小規模なグループを対象としていて、その知見は発表以来、全体を代表するものではないと批判されてきた。それどころか、ピアジェの知見は、心理学論文に長年巣食っている問題の典型的な一例かもしれない——西洋の（Western）、教育を受けた（Educated）、工業化された（Industrialized）、豊かな（Rich）、民主主義の（Democratic）、まとめて「WEIRD」と呼ばれる社会から採集した幅の狭いサンプルをもとに、人間心理全般に適用される主張を展開するという問題だ。ピアジェの時代以降、個人が自己中心的知識から他者中心的知識へと単純に進歩するという考え方は、ラトガース大学のチャールズ・ガリステルをはじめとする心理学者により反証されてきた。ガリステルは、人は——子どもでさえ——しばしば両方の戦略を活用できることを証明した。移動に伴う視覚的な流れから環境を理解することも、高いところから環境を検分して得られるような空間的手がかりを利用することもできるのだ。

心理言語学者のスティーヴン・レヴィンソンも書いているように、言語学の分野にも、同じような誤った伝統が存在している。空間の表現に使われる言語は、一般に自己中心的な空間概念を反映しているとする考え方だ。空間に関する人間の直観について熟考したイマヌエル・カントは、そうした直観は「上」と「下」、「左」と「右」、「後ろ」と「前」といった身体の面にもとづいていると主張した。そしてのちに一部の文化では、地図やコンパスや時計のような、空間を他者中心的に整理する道具の社会文化的発明をつうじて、生物学的に授けられた生来の空間概念が拡大されたのだろうとカントは推測した。

だが、その手の文化分類も反証されている。他者中心的な視点と戦略を利用している民族や言語はきわめて多種多様で、これには実体のあるナビゲーション技術を生み出していない民族も含まれる。たしかに、イヌイットはメモリースケープを利用しているが、土地のサーベイ知識を蓄積し、導入することも難なくできる。要するに、個人が複数のナビゲーション戦略を活用できるのと同じように、文化的な空間ナビゲーション戦略や言語も一律に説明することはほとんど不可能なのだ。ましてや、文化をすっきりとした階層に整理し、東洋／西洋とか、原始的／現代的とか、科学的／産業革命以前とか、自己中心的／他者中心的と呼ぶことなどできるはずがない。「最も高いレベル、ピアジェの言う形式的操作期のレベルでの思考は」と人類学者のチャールズ・フレイクは書いている。「多くの人の主張とは裏腹に、現代的で読み書きのできる、科学的な精神を示す特徴ではない。むしろ、相応に必要とされ、相応に難しく、相応に結果がはっきりしているタスクに直面したときの人間の精神の特徴である」。実際のところ、いわゆる生得的差異の一部は、わたしたちが住む場所の地勢に大きく関係している可能性がある。コロンビア大学の神経心理学者アルフレッド・アルディラも主張しているように、現代の都市生活では数学的座標の論理的応用が求められるのに対し、人類はその歴史の大部分をつうじて、空間的な印《しるし》と記憶を解釈し、環境にある手がかりから距離を計算することで自然のなかの自分の位置を見定めてきた。どうやらわたしたち人間には、柔軟さや熟達度に差こそあるものの、生まれた場所や話す言語や住んでいる土地の地勢に応じてさまざまな認知戦略をナビゲーションというタスクに活用する能力が備わっているようだ。

場所法《ロキ》と海馬

イカルイトのあのレストランで、アワは科学的な証拠はないと念を押しつつも、イヌイットが北極をナビゲートできるのは〈カルナート〉より記憶の容量が大きいからだと思うと話していた。アワの洞察は、人間のナビゲーションと記憶との興味深い関係の核心を突いている。その生理学的基礎を神経科学が明らかにしはじめたのは最近のことだが、この関係は古代ギリシャ人をも魅了していた。古代ギリシャでは、膨大な情報を記憶できる人はとても尊敬されていた。たとえば、プリニウスは『プリニウスの博物誌』（雄山閣）に、22の言語を知っていたポントスのミトリダテスや、自軍の兵士の名をすべて覚えていたキュロスを登場させている。紀元前80年ごろのラテン語の書物『ヘレンニウスへ（*Ad Herennium*）』で正体不詳の著者（かつてはキケロと思われていた）が述べているところによれば、弁論家のセネカは、200人の弟子がそれぞれ詩の一節を暗誦するのを聞きとり、そのすべての節を——最後の行からはじめて最初の行で終わるという順序で——完璧に暗誦することができたという。さらに、いちど聞いただけで、2000人ほどの名前を完璧に正しい順番で繰り返すこともできたとされている。同じく弁論家のシンプロキオスは、ウェルギリウスの『アエネーイス』を後ろから暗誦することができたという。

ギリシャ人は記憶を助ける専用の技として、場所法《ロキ》と呼ばれるシステムを発明した。このシステムでは、空間記憶に関するヒトの脳の傾向を利用した、精巧な記憶の仕掛けがつくられる。イギリスの歴史学者フランセス・A・イエイツは1996年の著書『記憶術』（玉泉八州男監訳、水声社）のなかで、2500年ほど前にこの記憶術を発明したのは、「口のうまい」抒情詩人たるケオスのシモニデスだったと書いている。このシステムに関して現在わかっていることのほとんどは、『ヘレンニウスへ』、クインティリアヌスの『弁論家の教育』（京都大学学術出版会）、キケロの『弁論家について』（岩波書店）というラテン語の3冊の書物に由来している。キケロの記述によれば、テッサリアで催された盛大な宴会に出席したシモニデスは、主催者を称える自作の叙情詩を吟じたあと、ギリシャ神話に登場するカストルとポリュデウケスの使者に呼び出され、祝宴の席を離れたという。ところが、シモニデスが外へ出ると、宴会場の屋根が崩れ落ち、なかにいた全員が命を落とした。遺体は損傷がひどく、いったい誰が誰なのか、わかる者はいなかった――ただひとり、シモニデスを除いては。ひとりひとりがテーブルのどの場所に座っていたかを、シモニデスは記憶していたのだ。

シモニデスはこの体験をきっかけに、頭のなかにロキ、つまり場所を刻印し、その場所のなかに記憶を配置すれば、記憶を簡単に引き出せるという極意をつかんだ。そこから提唱されたのが、複数の部屋と廊下からなる建築物をごく細かいところまで想像し、その随所に情報や名前、言葉を置くという記憶術だ。演説をするときや情報を記憶する必要があるときには、その想像の建物を再訪し、記憶を保存した場所へ行けばいい。『ヘレンニウスへ』の著者も、長い叙情詩やバラッドの記憶法として、何度も繰り返し読んで節を暗記してから、その言葉をイメージに置き換え、そのイメージをロキと結びつけるという方法を弟子たちに説いている。

この場所法はルネサンス期をつうじて、印刷機が発明されて文書が普及してもなお、西洋史の偉大な頭脳たちにより実践されていた。こうした古代の記憶システムは「欧州の伝統における偉大な神経中枢」だとイエイツは考えていた。また、17世紀になるころには、そうした記憶術が欧州の科学研究時代の幕開けに一役買った。科学者や自然学者が「膨大な自然学の中から細部を抜き出して順序よく整理することによって……ここで記憶術は自然科学の研究のために用いられているのであり、順序と配列のその原則は、分類に近いものに変わっていきつつある」とイエイツは書いている。

古代ギリシャ人のなかには、口承文化から文字文化への移行が記憶能力に影響を与えるのではないかと危惧し、書物を不安視する者もいたようだ。プラトンの『パイドロス』に登場するソクラテスは、エジプトの神テウトの逸話を語っている。テウトはタムス王に文字という発明品を熱心に示し、それが記憶を向上させるはずだと約束した。だがタムスは、それはまちがいだと考えた。

なぜなら、人々がこの文字というものを学ぶと、記憶力の訓練がなおざりにされるため、その人たちの魂の中には、忘れっぽい性質が植えつけられることだろうから。それはほかでもない、彼らが、書いたものを信頼して、ものを思い出すのに、自分以外のものに彫りつけられた印によって外から思い出すようになり、自分で自分の力によって内から思い出すことをしないようになるからである。事実、あなたが発明したものは、記憶の秘訣ではなくて、想起の秘訣なのだ。また他方、あなたがこれを学ぶ人たちに与える知恵というのは、知恵の外見であって、真実の知恵ではない。すなわち、彼らはあなたのおかげで、親しく教えを受けなくてももの知りになるため、多くの場合ほんとうは何も知らないでいながら、見かけだけはひじょうな博識家であると思われるようになるだろう……

現代では、丸暗記の練習は学校のカリキュラムからほとんど姿を消している。そしてわたしたちは、自分の記憶をスマートフォンやコンピューターに委ねて満足している。とはいえ、いまでも場所法を利用している人たちもいる。たとえば、メモリーアスリートだ。世界記憶力選手権で記憶力を競いあうメモリーアスリートたちは、５分間表示された二進数（全部で１０００桁を超える）の正確な順序や15分間表示されたランダムな言葉（３００語）を記憶し、信じられない成績を残す。アイルランドの神経学者エレナー・マグワイアは２００２年、一部の人の記憶力がほかよりも優れている理由の調査に乗り出した。マグワイアは神経撮像センサーを使い、メモリーアスリートが情報を記憶しているときに活動する神経機構を観察した。「優れた記憶力の持ち主」と見なされた10人を検査し、対照群と比較したところ、いずれの被験者にも、特別に優れた知的能力は見られなかった。マグワイアが発見した唯一の違いは、優れた記憶者が情報を思い出すときに使う脳の領域だった。神経撮像センサーによる検査では、被験者全員に右小脳の基礎的な活性が見られるのに対し、優れた記憶者では左内側上頭頂脳回、両側脳梁膨大部後部皮質、右後部海馬でも活性が見られることがわかった――その多くは、空間記憶とナビゲーションに関わる脳の領域だ。

一連の番号を、次いで人の顔を、さらに雪の結晶の精密写真を記憶するテストでは、優れた記憶者10人のうち９人が、ルート戦略を利用して情報を記憶していた。新しい項目が提示されると、それをなじみのあるロキに配置し、あとでその場所を再訪して情報を思い出すのだ。「場所法の息の長さとその威力は、空間的コンテキストを利用するヒトの自然な傾向――そして右海馬に見られるその実例――が、情報の記憶と想起のきわめて有効な手段であることを示している可能性がある」とマグワイアと研究の共著者は書いている。スタンフォード大学の心理学者ゴードン・バウアーは、１９７０年という早い時期から、場所法を「旅」と「心的歩行《メンタルウォーク》」のテクニックとして説明していた。記憶の達人は、現実に存在する場所の脳内での空間表象に似た鮮明な心的場所をつくり出し、そのなかを歩きまわって特定の記憶を探す。場所法とはつまり、抽象的で実体のない情報のかけらを空間的に整理し、海馬に支えられた記憶に変換する方法なのだ。

　場所法を実践するメモリーアスリートと対照群のあいだに脳の構造的な差異が見られなかった一方で、マグワイアはそれ以前の研究で、海馬――ナビゲーションに用いる空間表象の構築を担う脳の回路――の可塑性が驚くほど高いことを突き止めていた。２０００年、マグワイアをはじめとするユニバーシティ・カレッジ・ロンドンの研究チームが、ロンドンのタクシー運転手の脳に着目した研究を発表した。ロンドン名物のブラックキャブの運転免許を手に入れるには、「ナレッジ（知識）」と呼ばれるものを習得する必要がある。たとえば、２万５０００もの街路や膨大な数のランドマークを記憶しなければならない。この知識を習得した運転手の海馬では、その結果として灰白質が増えているのだろうか。マグワイアの狙いは、それを突き止めることにあった。灰白質はシナプスを含む組織で、高密度の神経細胞体（ニューロンの核を含む中枢部分）だ。研究チームが核磁気共鳴画像法（ＭＲＩ）スキャンで調べたところ、驚いたことに、まさにそのとおりであることがわかった。ロンドンのタクシー運転手では、後部海馬の体積が対照群に比べて大幅に大きかったのだ。どうやら、その人の実践するナビゲーションタスクの数と複雑さが、灰白質の量に影響を与えているようだった。

ここで研究チームはひとつの疑問を抱いた。もしかしたら、大きい海馬を持つ人が、タクシー運転手、つまりナビゲーションスキルに依存する職業に就く傾向があるのかもしれない。だが、この研究で得られたデータは、タクシー運転手の職に就いていた期間の長さと体積に相関性があり、体積が徐々に増加したことを示していた。長期にわたるナビゲーションの実践という環境刺激そのものが、海馬の可塑性、つまり適応して変化する能力を作動させていたのだ。6年後、マグワイアはヒューゴ・スピアーズとキャサリン・ウーレットとともに、ロンドンのバス運転手とタクシー運転手を比較した別の研究を発表した。どちらのグループも同じ都市を走りまわり、おそらくは同じ程度のストレスに対処し、同じレベルの運転経験を持っている。両者の違いは、タクシー運転手が乗客に応じて日ごとに新しいルートをとらなければならないのに対し、バス運転手は決まったルートを走るという点だ。このふたつのグループで海馬の灰白質を比較すれば、タクシー運転手の海馬の体積増加は運転という行為そのものが原因なのか、それとも空間知識によるものなのかを確定できるのではないかと研究チームは期待していた。そしてここでもまた、タクシー運転手のほうが灰白質の体積が大きいことが明らかになったのだ。

順応性は、海馬の特性のなかでも特に重要なもののひとつだろう。人は訓練や環境、スキルにより、自分の持つ潜在的な認知能力に影響を与えることができるのか？　どうやら、そのとおりのようだ。音楽家やバイリンガル、さらには手品師でも、学習や練習に長い時間を費やすほど、脳のさまざまな領域で灰白質が増加することを科学者たちは突き止めている。「この研究結果は、複雑性の高い大規模な環境の空間表象の学習、描出、使用がヒト海馬の主要な機能であるという従来の見解と一致するものであり、この脳の領域が構造的に適応し、細かな変更に順応できる可能性を示している」とマグワイアらは報告している。

記憶の糸

神経学者が海馬の役割――そして高度なナビゲーションに利用できるその可塑性――を発見するよりも前に、アメリカの飛行家ハロルド・ギャティは、第六感の神話にはっきり異議を唱え、そのかわりに人間には無限にも思える学習能力があると指摘していた。ギャティの著書『自然は導く』（みすず書房）には、道具を使わないナビゲーションの習得方法をめぐる神秘的で興味深い知識がまとめられている。ギャティがこの本を書いたのは、陸と空でのナビゲーションを教える輝かしいキャリアを終え、フィジーでの引退生活をはじめたあとの1950年代後半のことだ（刊行のわずか4か月前に、ギャティは脳卒中で予期せず世を去った）。この本は、冒険を愛した人物が生涯にわたって蓄積してきた知識を体現している。ギャティは、定位というパズルを解き、論理と自身の感覚を使って道を見つけることに魅了されていたようだ。実際、ギャティは「われわれの文明が進化していく」過程で、かつては生き残るために絶対に欠かせなかったものを人間は失ってしまったのだと確信していた。その失ったものとは、自然を観察する力だ。

タスマニア生まれのギャティは、14歳で海軍兵学校に入学し、蒸気船に乗ってはたらきながら、星を読んで時間を知る方法を独学で学んだ。その後、ロサンゼルスでナビゲーションの学校を開き、学生たちに太陽と星の読み方を教えた。飛行機内で使用する六分儀を発明し、1931年、8日間で地球を一周して最速記録を打ち立てた。ギャティはパンアメリカン航空初の太平洋横断航路の生みの親でもある。実業家で飛行家のハワード・ヒューズは、ギャティを「先駆的なパイオニア」と呼んでいた。

ギャティの著書では、砂漠から山脈、極地から海洋にいたるまで、地球全体が網羅されている。そうした地形を旅するためのギャティのナビゲーション戦略は、ネイティブアメリカン、オーストラリアのアボリジナル、ポリネシア人、イヌイット、欧州人、サハラの遊牧民の歴史と知識を活用したものだ。ギャティがことあるごとに強調しているのが、そうしたスキルを習得しながら育った人々は「われわれの大半よりも鋭い知覚と高度に発達した観察力」を備えているが、どんな人でも記憶や時間と距離の感覚、観察スキルを訓練により発達させ、いわく「自然《ナチュラル》のナビゲーター」になる能力を持っているということだ。道具を使わずに道を見つける人たちの体内で、特殊な生物学的ハードウェアが作動しているわけではない。彼らの熟練の技は、伝統、生涯にわたる探索、幅広い風景の知識から生まれたものなのだ。ギャティによれば、読者がそれを理解しがたいと思うのなら、それは白人の探検家が世界の未開拓地で先住民族を「発見した」と教える西洋の伝統的な歴史が身にしみついているからだという。ギャティはその歴史観を覆した。そこで言われているのとまさに同じ「先住民族」が、彼らの故郷を白人よりもずっと早く、道具の助けを借りない見事なナビゲーションの技により発見したのだとギャティは指摘している。

人種による生物学的差異という迷信が長続きしてきた原因は、技術そのものにあるとギャティは確信していた。「(科学者たちは) 過去に存在したナチュラル・ナビゲーションの周囲に謎と寓話、神話の壁をはりめぐらせている。わたしたちはコンパスやクロノメーター、六分儀、無線、レーダー、音響測深器を使ったナビゲーションにあまりにも慣れきっている。そのせいで、先人たちがみずからの持つごくあたりまえの感覚と伝承された知識だけを導き手として、未知の領域へといたる長い旅をこなし、荒野や海図のない海を渡る道を見つけることができたとは、とうてい信じられないのだ」

そうしたスキルは、ギャティにギリシャ神話のある物語を連想させた。ミノタウロス退治後に迷宮から出る道を見つけられるようにと、アリアドネがテセウスに糸を与えた物語だ。ほとんどの場所では、その糸は想像のなかにあるとギャティは書いている。そして、アワの表現を借りれば、それは記憶の糸でもある。

第3章 幼少期の記憶はなぜ消えるのか

幼児の海馬は未発達

道に迷わずに探索することを可能にする記憶の糸は、人類の持つすばらしい認知能力のひとつだ。でも、記憶がわたしたちを裏切る時期がある。幼少期にわたしたちが世界を体験してこしらえるエピソード記憶（出来事の記憶であり、わたしたちの自伝とも言えるもの）は、いつのまにか消えてしまい、おとなになるとその記憶には手が届かなくなる。わたしはその事実を知るまで、6歳以前の自分の幼少期の記憶がなぜこれほど曖昧なのかと困惑していた。6歳以前の出来事で、はっきり思い出したり、現実か想像かを区別したりできる記憶はほとんどない。ところがそれ以降は、自分の記憶力が火を噴いたのかと思うほどだ。たとえば、人口わずか数百人のニューイングランドの田舎町に引っ越し、未舗装道路の行き止まりにあるトレーラーを借りたことを覚えている。トレーラーは牛の牧草地と木製の長い鶏舎に挟まれた場所にあり、わたしはその鶏舎に潜り込んでは卵を集めていたものだった。母は鶏舎の隣の庭にハーブや花や野菜を植え、壊れた電信柱を庭の真ん中に引きずってきて、その上に古い緑のパイ皿を置いて小鳥たちの水場をつくった。果実を瓶づめにして、重い鉄のフライパンで料理をしていた。排気ガスをまきちらすキャンピングカーでわたしを学校まで送ったあとは、近くの羊牧場に住む自閉症の人たちにかたかたと鳴る巨大な機織りの使い方を教えたり、ウェイトレスをしたりしていた。塗装職人の父は、周辺の立派な家で仕事を探すこともあれば、ビクトリア朝様式の大邸宅を塗装するために遠出をすることもあった。外から見ると、わたしたちの暮らすトレーラーは典型的な貧しい白人労働者の住居だったが、両親はいわばブルーカラーにスピリチュアル志向の夢を混ぜあわせた奇妙な合金で、インドとカリフォルニアへの巡礼のためになけなしの金を大事に貯めていた。

興味深いのは、わたしが現在にいたるまで、その幸福な場所の地図を完璧に描けることだ。花崗岩の敷かれた溝に沿ってブドウのつるが伸びていた場所、ふしくれだったナシの木までの距離、ミツバチの巣箱、牧草地の境界に並ぶ若いマツの木の1本1本まで、正確に覚えている。小川の描くカーブはいまも目に浮かぶし、その川があふれて泥水がたまり、初夏にはわたしと何千匹ものオタマジャクシの水浴び場になっていた場所や、茂みやその向こうのビーバー池へといたる曲がりくねった川の流れもはっきり思い出せる。リンゴとモモの木、ブラックベリーとラズベリーの茂み、空高くそびえるカバノキ、木々のあいだを縫って広大なアキノキリンソウの野原へと続く未舗装道路。そのひとつひとつを絵に描くことができる。ムラサキナズナの藪の内側の、わたし以外には誰も入れない空間に並んでいた石の配置も思い出せる。わたしはその空間で野宿し、自分だけの世界、はじめて持つ自分だけの部屋に引きこもっていたものだった。

その地図をあなたに渡して過去に送り込んだら、本物に忠実な細部のおかげで、あなたは迷わず歩きまわれるはずだ。そして驚いたことに、わたしの記憶は我が家にとどまらず、町全体にまで広がっている。幼少期の記憶はいらだたしいほど欠けているのに、6歳以降、わたしの空間記憶が突如として明快かつ正確になったのは、いったいなぜなのか？　しばらくのあいだ、わたしはなんらかのトラウマのせいだと考えていた。というのも、あのトレーラーで暮らした4年間は、まだ幼かったわたしの人生のなかでもいちばん安定していた時期で、のちにわかることだが、わたしの思春期で最後の安心できる瞬間でもあったからだ。あの場所を離れたあと、わたしたち一家はたびかさなる転居の時期へと移行し、やがて両親の離婚にいたった。10歳から28歳になるまで、わたしは1年か2年以上続けて同じ場所に住んだことがなかった。いまにも壊れそうなわたしたち一家のエデンの園を高解像度で思い出せるのは、この時期の安定性が理由なのだろうか？　あの場所をここまではっきり覚えているのは、単にわたしが幸せだったからなのか？　そしていったいなぜ、この時期の記憶の大半が、わたしが探索したりふざけまわったりした無数のルートや場所を含む地図の形をとっているのだろうか？

幼少期の記憶喪失という普遍的な現象を最初にわたしに教えてくれたのは、ある神経学者だった。ケイト・ジェフリーはイギリスの神経学者で、ユニバーシティ・カレッジ・ロンドンにある研究室でラットの海馬細胞の挙動を研究している。ジェフリーの興味の中心にあるのは、ヒトの脳が空間ナビゲーションとエピソード記憶に同じ神経回路を使っているのはなぜかという謎だ。ジェフリーはそれを、脳をめぐる屈指の未解決問題のひとつと表現している。「自然はなぜ、空間と記憶という、まったく違うように見えるものに同じ構造を採用したのだろうか？」とジェフリーは『カレント・バイオロジー』誌に書いている。「興味深い説明として考えられるのは、認知地図が、いわば記憶された人生の出来事からなるドラマを上演する舞台になっている可能性だ。だとすれば、認知地図は空間の記憶のみならず、そこで起きた出来事の記憶、さらには——人間を対象とした最近の神経撮像から得られた証拠にもとづけば——想像をも可能にする『心の目』として機能しているということになる」

ロンドンで開かれた会議でジェフリーに会ったわたしは、子どものころの記憶をめぐる自分の体験について質問を投げかけた。空間地図作成に関する認知能力の「スイッチが入る」特定の年齢があるのだろうか？　ジェフリーの話によれば、幼少期に空間認知システムがどう発達するかについては、まだほとんど結論が出ていないという。生まれつき備わっている脳の回路の規模も、脳の機能を整備するのに必要な空間体験の量も、まだわかっていない。いくつかの研究では、特徴のない檻や小さな檻で育った動物が単純な空間タスクに苦労することが明らかになっているが、ヒトの場合にどうなるかは不明だ。「この分野はまだ、そうした問題に取り組んでいる最中です。たしかなことはわかっていません。でも、幼少期以前には持続的なエピソード記憶がないという現象は存在します。どうやらわたしたちは、そうした記憶を蓄えていないようです」とジェフリーは語る。さらに、ジェフリーの指摘によれば、幼児は成人と同じようには認知地図を作成していないという。「幼児の場合、情報の空間構成の豊かさが、おとなよりもはるかに劣ります」とジェフリーは言う。「幼児の海馬はまだ発達しきっていません。そのため、幼児の形成する記憶が、発達途中の新しい回路に上書きされたり、乱されたりしている可能性もあります。そしておとなになると、そうした幼少期の記憶をのちの記憶と同じようには引き出せなくなります」

ラットの海馬は、解剖学的にはヒトのそれとよく似ている。ジェフリーにとって、ラットの脳を調べ、ラットが行動するときの神経の発火活性に耳を傾ける作業は、空間地図作成と記憶の生理学を垣間見せてくれる胸躍る機会だ。海馬による空間表象の知覚と作成に関与しているのは、どのようなプロセスなのか。空間地図作成をめぐる疑問についてジェフリーと語りあっているときに、それに関する神経学者たちの見解を説明してほしいと頼んでみた。ジェフリーは気さくに1枚の紙と鉛筆を手にとると、一連の枠と矢印を描きはじめ、海馬の神経要素を表す典型的な回路図をつくった。まず、嗅内野（*Entorhinal Cortex*）を示す枠に「ＥＣ」と書き込み、各種の細胞タイプを表す五つの層に分割した。嗅内野は、高次の知能に関わる新皮質と海馬とをつなぐ主要な連結点だとジェフリーは説明した。すべての主要な感覚領域――ジェフリーいわく「あちらこちらから少しずつ」、視覚、嗅覚、聴覚、触覚など――の情報は、嗅内野に送られる。ジェフリーはこの枠を起点に矢印を描き、「ＤＧ」「ＣＡ３」「ＣＡ２」「ＣＡ１」「ＳＵＢ」と書かれた別の枠につなげた。これらは海馬の回路の主要要素で、それぞれに嗅内野の各層から情報が送られる。「海馬にいたるまでには、とてもたくさんのことが起きます。これらの感覚には、非常に高度な処理が施されます」とジェフリーは説明した。「この第2層はＣＡ３へ行き、第3層はＣＡ１と海馬台（ＳＵＢ）へ行きますが、ＣＡ１からの出力が嗅内野の第5層に戻ることもわかっています」。ジェフリーはここで言葉を止め、わたしのひそめた眉を見て、含み笑いをした。「つまり、だいたいそんな感じですが、相当に行ったり来たりしているということです」

最近では、ハーバード大学脳科学センターが目をみはるような海馬の画像を生み出した。同センターの神経学者ジェフ・リヒトマンは、顕微鏡でマウスの脳の神経接続をマッピングできる手法を開発した。マウスの遺伝子を操作し、蛍光を発するさまざまなタンパク質を個々のニューロンで発現させるという手法だ。このニューロンを拡大すると、美しいピンク、青、緑がそこかしこで噴出しているように見える。そうした「脳虹《ブレインボー》」写真を見ると、海馬の細胞がひとつの秩序だった層構造にまとまっていることがわかる。皮質のニューロンが星々をランダムにちりばめた銀河のように見えるのに対し、海馬のニューロンは優美な曲線を描く弧の上に並んでいるのだ。

錐体ニューロンと呼ばれるこれらの細胞は、ジェフリーをはじめとする多くの神経学者をとりこにしている。そして、この細胞こそが、幼少期の記憶喪失という現象の謎を解く鍵を握っているのだ。

言語の爆発

ジークムント・フロイトは「幼児期健忘」という言葉を考案し、その現象を抑圧という観点から説明した。脳は幼児期の欲求や感情を成人の心から隠していて、幼児期の記憶は心理療法により引き出せるとフロイトは主張した。「これまでのところ、われわれはこの健忘症が存在するという事実になんら驚きを感じていないが、驚くだけの十分な根拠はあるかもしれない」とフロイトは1910年に書いている。「というのも、この時期、あとから振り返ると曖昧で断片的な記憶しか残っていないこの時期に、われわれがさまざまな印象に対して活発に反応し、人間らしい形で苦痛や喜びを表現することができ、当時のわれわれの心を強く揺さぶっていたであろう愛や嫉妬などの激しい感情の徴候を示し、さらには洞察力と判断能力の芽吹きの確たる証拠とおとなたちが見なすような発言までしていたことを、他者から聞いて知っているからである。そしてそのすべてを、われわれは、成長したわれわれは、自分自身では何ひとつ知らないのだ！　なぜわれわれの記憶は、ほかの精神活動にこれほどの遅れをとらなければならないのか？」。フロイトは記憶を永久記録システムととらえ、たとえわたしたちの意識がその扉を開けられなくとも、それが行動に及ぼす影響は成人期になってもずっと続くと考えていた。だが、フロイトの知らなかったことがある。2歳までの幼児期健忘症の時期――そのあとに6歳ごろまでの小児期健忘症が続く――は人間にかぎったものではなく、一部の哺乳類でも見られるという事実だ。ラットやサルなどの子育てをする晩成性の種は、いずれも健忘症の時期を経験する。この事実は、幼児期健忘症が子どもの発達期に必要な要素として進化の過程で保存された可能性を示唆している。

1970年代から1990年代にかけて提唱された別の説では、幼児期健忘症は子どもの言語の欠如によるものとされていた。幼児が非言語コミュニケーションから言語コミュニケーションへ移行すると、初期の記憶にアクセスできなくなるというのだ。幼児で言語の爆発が起きるのは18か月ごろで、まさにその直後から、幼児期健忘症が薄れはじめる。テンプル大学の空間知能学習センターを創設したノラ・ニューカムは、わたしにこう説明した。「（提唱者たちの考えでは）記憶の出現は言語の取得と関係し、さらには固有の出来事を記憶することの重要性をめぐる文化規範と結びついているとされていました。たしかにそれが重要でないとは言えません。わたしたちは言葉を話し、社会的集団のなかで暮らしていますから。でも、そうした考え方だけでは不十分です。それだけでは説明しきれなかったんです」。この言語説をさらに紛糾させたのが、言語を発達させない動物種の多くが、それでも一生のうちに起きた出来事を記憶しているらしいという事実だった。

子どもの空間表象の発達と健忘症、そして記憶とのつながりを科学者たちが見いだしたのは、最近になってからのことだ。そのつながりは、そうした認知能力がそもそもヒトでどう進化したのかを知る手がかりになるかもしれない。メンタルタイムトラベル——過去を思い出し、未来を想像する能力——に関するヒトの心的能力と文法的言語は、260万年前からはじまる更新世に進化したと見られている。そしてこの時期は、古英語で「生まれたばかり」を意味する子ども《チルドレン》が、ヒトの新たな、長期にわたる生物学的・社会発達的段階として出現したとされる時期でもある。神経学者モシェ・バーが編纂した『脳内の予言（*Predictions in the Brain*）』では、研究者らがこう説明している。「ホモ属の出現に伴い、乳児から成人になるまでの発達期間が延長され、新たに加わった幼児期と呼ばれる段階が、一連の発達段階のなかに差し挟まれた。2歳半から7歳ごろまで続く幼児期は、おおむねメンタルタイムトラベルと文法的言語が発達する時期にあたる」

子どもという存在は、ヒトの発達に関する新たな進化の局面から生まれたものなのか？　そしてそれは、脳が空間記憶とエピソード記憶のシステムを完全に発達させるために必要なものなのか？「最初の2年間がきわめて重要だと、誰もが考えています。でも、わたしたちがその時期を記憶できないのだとしたら、いったいどんなふうに重要なのでしょうか？」とニューカムは言う。「いくつか答えはありますが、はっきりこうだと答えられないのなら、それはつまり、わたしたちは実のところ、脳について何もわかっていないということです」

エピソード記憶と脳内ネットワーク

妊娠26週の早産で生まれたジョンは、誕生時の体重が900グラムほどだった。自力での呼吸は困難で、その後の2か月を保育器のなかで過ごし、人工呼吸器につながれていた。それでもジョンは健康な赤ん坊に、そして幼児に成長していたが、4歳になって二度のてんかん発作を起こした。それから1年ほどが経ち、両親はジョンが日々の生活の出来事を覚えていられないことに気づきはじめた。ジョンはテレビで見たことも、学校であったことも、前夜に読んだ本も覚えていられなかった。ジョンを検査した神経科医のチームは、別の障害も発見した。ジョンはどこへ行っても道がわからず、知っているはずの環境を覚えられず、物体や持ちものを見つけることもできなかったのだ。驚いたことに、ジョンの知能指数（IQ）は正常で、読み書きもスペリングもでき、学校の成績も良かった。意味記憶、つまり個人の体験に縛られない事実の記憶には問題がなかった。

1世紀以上にわたり、ジョンのような人に見られる記憶の欠如は、科学者たちが記憶を研究するためのひとつの手段になってきた。おそらく、科学論文に登場する最も有名な記憶喪失は、H・Mというてんかん患者の症例だろう。H・Mは27歳だった1950年代に側頭葉の一部を除去する手術を受け、記憶を取得して引き出す能力を失った。本名をヘンリー・モレゾンというH・Mは、意識があるときの自分の存在のあり方を「夢から覚めかけているときのよう」だと表現した。周囲の環境は彼にとってはつねに見知らぬもので、彼がいるのは永遠に「新しい」場所だった。自宅の間取りをようやく覚えるまでに何年もかかった。そのため、何十年も費やして自分の記憶を検査してきた人たちや、何年も通いつづけた場所へ行く道を、H・Mはついに覚えることができなかった。その覚えられなかった場所のひとつが、マサチューセッツ工科大学（MIT）だ。1962年から2008年に死去するまで、モレゾンはMITの行動神経科学研究所でたびたび検査を受けていた。

科学者たちがエピソード記憶——自伝的な過去を構成する場所と出来事を整理して記憶する能力——の源として海馬を特定するにいたったのは、H・Mの症例がきっかけだった。一方、ジョンの症例では、核磁気共鳴画像法で脳を調べた結果、ジョンが過去を記憶したり道を確実に見つけたりすることのできない理由が明らかになった。乳児期の脳低酸素症とその後のてんかん発作により、海馬の細胞にきわめてめずらしい、かつ深刻な損傷が生じ、海馬の成長が阻害されていたのだ。そのため、ジョンの海馬は異常に小さく、健康な海馬の半分ほどの大きさしかなかった。海馬性健忘の性質を探る研究では、現在にいたるまで、ジョンを含む複数の子どもたちが欠くことのできない役割を演じている。「この子どもたちは、本当に驚くべき存在です」とニューカムは言う。「4人か5人しかいませんが、それぞれ脳の損傷が異なっています。でも、彼らはごく普通です。学校へ行き、おしゃべりをして、一般的な事実も知っているのに、自分の生活を記憶することができない——自伝的記憶を持つことができないんです。それに、何年も通っている、ほんの2ブロック先の学校へ行く道も見つけられません」

お察しのように、ジョンのような健忘症患者と幼少期のすべての子どもたちとのあいだには、興味深いいくつかの共通点が存在する。子どもの空間感覚や場所と出来事の記憶には、奇妙なところがある。おとなのそれよりもはるかに感受性が鋭く、鮮明な感情を伴っていながら、断片的で消え去りやすいせいで混沌としている。子どもは記憶を形成する能力を備えているが、その記憶はとても消えやすい。子どもの記憶はフィラメントのように、すぐに燃え尽きてしまうのだ。H・Mの症状とジョンの症例を記録した最初の科学論文の発表から数十年が経ち、海馬の性質と、子どもの発達と記憶におけるその重要性については、科学的な解明が急速に進んでいる。科学者たちは、海馬の回路で複数のタイプの細胞を発見した。そのうちのひとつ、頭方位細胞は、水平面上で頭の向いている方向に応じて発火する。格子細胞は環境を歩きまわると発火し、ナビゲーションのための座標系を構築している。場所細胞は、場所受容野と呼ばれる空間中の固有の場所で発火する。ヒトの脳にこうした細胞があることは脳スキャンから推測できるケースも多いが、その存在を実際に証明したのは、脳に電極を直接埋め込むことが可能なてんかん患者の治療中に細胞活性を記録するという方法だった。そのほか、特定の生物分類群だけに見られるタイプの空間認知細胞もある。たとえば、特定の場所を見るだけで発火する視線方向細胞はサルの仲間にはあるが、齧歯類にはない。

そうしたもろもろの知見から、現在では、脳内で星座のように明滅するこれらの細胞こそが自己定位とナビゲーションを可能にしているとする見方が大勢を占めている。さらに、乳児期と幼児期は、海馬の細胞が空間のコード化——地図化とも言える——を開始し、成熟していく重要な時期であることを示す証拠もある。だとすれば、赤ん坊が周囲の環境を探索し、空間表象をつくり出すのと同時に、そうした体験がエピソード記憶、すなわち日々の出来事を記憶する能力の神経的基礎を築いているとも考えられる。

神経学者のリン・ネーデルが海馬の発達をめぐる物語に興味を抱いたのは、1970年代のことだ。ネーデルは当時、記憶研究の分野を代表する科学者ジョン・オキーフとともに研究を進め、『認知地図としての海馬（*The Hippocampus as Cognitive Map*）』を執筆していた。そのなかでネーデルらが書いているように、海馬は動物によって成熟の時期が変わる構造で、誕生時に比較的成熟している脳のほかの領域とは異なる。たとえば、ラットとマウスでは、歯状回――海馬の感覚入力領域――の細胞のおよそ85パーセントが生後数日の時期に生じる。この時期は、人間の子どもでは人生の最初の2年間に相当する。「シナプス形成の最大の波は、生後4日から11日の時期に発生する。この時期には、（歯状回の）露出層のシナプス数が日々倍増し、シナプス密度は20倍に増加する」

興味深いのは、その増加が引き金となり、脳内の空間地図作成システムによる空間表象の作成、すなわち探索行動がはじまることだ。動物は巣づくり、餌探し、歩行、水泳、飛行、睡眠といった種々雑多な行動をとる。そして、探索もする。探索とは、動物がなじみのない場所や新しい場所に遭遇し、身体を使った調査をつうじてその場所の情報を集めるときに生じる行動だ。ネーデルとオキーフによれば、認知地図説という観点から見ると、探索は認知地図の構築、つまり細胞が空間をコード化し、未知のものを見知ったものにするために欠かせない行動だという。新奇とはつまり、その項目や場所の「表象が場所システムに存在せず、それゆえにシステム内の細胞がばらばらに励起する」状況だ。仮に海馬がなくなれば、動物の探索行動もなくなるだろうとネーデルらは予測した。実際、脳の損傷に関する複数の研究では、その予測が正しいことが示されている。だが、空間地図作成システムがこのように遅れて成熟する理由は、どこにあるのだろうか？　まだ母親に依存している幼い動物が巣を離れて探索し、自分の身を危険にさらす事態になるのを防ぐためという可能性もある。

『認知地図としての海馬』の刊行後も、ネーデルはこの成熟の遅れが意味するところを考えつづけた。「海馬が何を担っているのか。それに関する仮説は立てましたが、では、海馬が機能しないというのは、どういうことなのでしょうか?」とネーデルはわたしに問いかけた。「もし海馬がなかったら? 海馬が比較的発達の遅いシステムだとしたら、どうなるのか? 環境に応じた可塑性の影響を受けやすくなる?」。ネーデルは最終的に、記憶喪失こそがその答えなのだと考えるにいたった。認知地図とそれに支えられた記憶をめぐるネーデルらの説にしたがえば、海馬が機能していなければ、何も覚えられないはずだ。ネーデルは期せずして、幼児期健忘の神経生物学的説明を見いだした──ジョンと同じように、幼児期のわたしたちが記憶を保持していられないのは、完全な機能を持つ海馬がないからなのだ。

1984年にネーデルが発表した仮説は、幼児が健忘症状を示す時期とラット海馬の生後の成熟時期が一致しているという事実に根ざしている。ネーデルは共著者のスチュアート・ゾラ・モーガンとともに、エピソード記憶は脳が場所学習能力を備えてはじめて生じるものであり、幼児期健忘は海馬の空間記憶システムが比較的未発達な時期にあたるとする説を提唱した。動物はでたらめに探索しているのではなく、構造化された方法をとっているとネーデルらは指摘している。ある場所から別の場所へ移動するが、広範囲をざっと調べ終えるまでは、すでに訪れた場所へ戻ることはほとんどない。「このパターンは、環境の空間構造を記録する内的表象の存在を示唆している」とネーデルらは書いている。ラット、モルモット、ネコでは、海馬システムが成熟に達すると同時に探索行動が現れる。「中枢機構が存在していなければ、システムは機能しない」。そして、未成熟の動物でも人間の子どもでも、空間探索と場所学習のための環境情報を保存する能力こそが、出来事とその発生場所のコード化を可能にし、ひいては記憶容量を増やしているのだ。

この説の発表から30年後に話を聞いたわたしに、ネーデルはおそらく単純すぎたと思うと打ち明けた。幼児期健忘の定義という点でも、種によって異なる海馬の発達の性質という点でも、単純すぎたというのだ。「海馬は、今日はなかったのに次の日にはもうある、というたぐいの構造ではありません。その機能は、徐々に出現します」とネーデルは言う。「いまでは、その漸進的な性質が以前よりも明らかになっています。そこから現れたのは、むらのある発達図です。それに加えて、現在では、正常なエピソード記憶には海馬以外のものも必要であることがわかっている。4歳か5歳まではエピソード記憶がありませんが、それはむしろ、ネットワーク全体の接続に関係しています。前頭前野や、fMRI（機能的磁気共鳴画像法）で活性が見られる脳のあらゆる領域との接続です。とはいえ、生後9か月から18か月はエピソード記憶がまったくないという、核となる考え方はいまも正しい路線にあります。ネットワークの成熟とそうした領域の接続が、長期記憶を生んでいるのです」

ネーデルとゾラ・モーガンが浮き彫りにしたのは、空間認知の中心にある謎だ。わたしたちは空間記憶が発達するように配線された脳を生まれつき持っているのか？　それとも、そうしたインフラの構築には体験が重要なのか？　海馬の発達と記憶との関係は、依然として神経科学屈指の興味をそそる問題として残されている。ジェフリーはこう語る。「発達が注目されるようになったおかげで、いまではかなりの数にのぼる興味深い研究により、最初に頭方位細胞、次に場所細胞、その次に格子細胞が接続されることが示唆されています」。また、認知地図の一部の要素は生まれたときから脳に備わっているものの、幼少期に空間認識を獲得する期間がのちの機能の性能に影響を与えることを示す証拠も得られている。

重大な転換期となる「ハイハイ」

2010年、ふたつの研究チームが驚くべき実験をした。ウズラの卵くらい小さな、自由に動きまわる離乳期のラットに電極を埋め込み、海馬にある個々のニューロンの活動を記録したのだ。ひとつはノルウェー科学技術大学、もうひとつはユニバーシティ・カレッジ・ロンドンの2チームは、ラットの生後16日からの2週間にわたり、何百もの頭方位細胞、場所細胞、格子細胞の活動を記録することに成功した。どちらのチームも、早ければラットの目が開いてから2日後、巣を離れて環境を探索しはじめる前から、その3種類の細胞が子ラットに存在することを発見した。だが、それらの細胞タイプのうち、完全に成熟したのは頭方位細胞だけだ。場所細胞と格子細胞が成体と同様になるまでには、数週間の環境探索が必要だった。このデータから研究チームが導き出したのは、認知地図の要素が配置されたずっとあとまで、空間学習能力は向上を続けるという結論だ。さらに、ニューロンの数と成熟度を決める最重要因子のひとつは、子ラットが新しい場所にさらされた頻度ではなく、新しい場所にさらされた齢だった。早い時期にさらされるほど、空間細胞のコード化と学習が速く、かつ容易になるようだった。

霊長類の研究や人間の子どもを対象とした行動研究は、ラットと同じプロセスが人間の子どもでも生じている可能性を神経学者たちが探るための手がかりになってきた。スイスの神経学者ピエール・ラヴェネクスとパメラ・バンタ・ラヴェネクスは、長期記憶における対象の区別に欠かせない海馬のCA1領域が2歳ごろに成熟すると主張した。その後の幼児期に歯状回——驚くほど可塑性の高い脳領域で、成人になるまで神経発生（新たなニューロンの生成）が続く——が成熟し、新たな記憶の形成を支えるようになる。6歳までには、海馬体積とエピソード記憶のあいだに強い関連性が見られはじめる。体積が大きいほど、出来事の細部を思い出す能力は高くなる。そして6歳は、幼児期健忘が消えはじめる平均年齢でもある。

この期間全体をつうじて、学習は海馬によるニューロンの生成と調整になくてはならないと見られている。それどころか、探索的ウェイファインディングとも言える体験をする機会を継続的に与えないと、認知と記憶が代償を払うことになると考える科学者もいる。2016年、ニューヨーク大学神経科学センターの研究チームが、海馬の発達が学習体験の影響をいかに受けやすいかを示す知見を発表した。このチームは、研究対象として2種類の発達齢にある幼若ラットを選んだ。ヒトのおよそ2歳に相当する生後17日のラットと、ヒトのおよそ6歳から10歳に相当する生後24日のラットだ。研究チームは海馬の分子マーカーを測定し、体験がこの時期の海馬の成熟にどう影響するかを明らかにした。さらに、そうした分子の量を増減させてラット海馬を操作したところ、記憶の保持が促進されたり、幼児期健忘の期間が長くなったりした。この結果から、幼児期健忘は一種の臨界期――環境刺激により脳が活発に形成される可塑期間であると研究チームは結論づけた。

「臨界期は、システムの感受性が特に高い時期です。適切な刺激を受けないと、発育不全になってしまいます」。博士研究員でこの研究に関する論文の著者でもあるアレッシオ・トラヴァグリアはそう話した。「脳は体験をつうじて成熟します。もっと言えば、適切な刺激がなければ海馬は発達しないとわたしたちは考えています。成熟に臨界期があるという事実は、幼児期健忘にかぎらず、教育や子どもに必要なものに関して、重要なことを示唆しています」。トラヴァグリアは目を例にとって説明した。「60年代に、こんな実験が行なわれました。あなたが目に眼帯をして、目を閉じたまま1週間を過ごすとします。あなたなら、1週間経ってもまだだいじょうぶでしょう。でも、臨界期にある幼い動物の目を閉じたままにすると、その動物は見ることができなくなり、視力を失ってしまう。臨界期の別の例が言語です。たとえば、赤ん坊がごく幼いころから別の言語を学べば、流暢に話せるようになります」

海馬が成熟するためには、体験と機会が必要なのだ。トラヴァグリアたちの研究チームはそう考えている。「ヒトの場合も、この臨界期に脳が適切な刺激を受ける必要があると思われます。適切な刺激とはつまり、子どもは適切な音や競争、環境、遊びを体験する必要があるということです。そうした刺激がなければ、成長してから影響が出る可能性があります」とトラヴァグリアは語る。

発達上の重大なポイントとなりうるのが、子どもが受け身で運ばれる状態から自力での移動に移行する時期だ。ひょっとしたら、この動きの変化こそが、記憶のなかでの空間情報のコード化に影響を与えているのかもしれない。たとえば、イギリスの研究チームによる2007年の研究では、生後9か月ごろに見られる赤ん坊のハイハイの開始が、認知の飛躍、つまりより柔軟で高度な記憶想起能力の獲得と関連していることが明らかになった。アリゾナ州立大学の心理学教授アーサー・グレンバーグは、自己移動の開始が海馬成熟の引き金になるとする仮説を立てている。赤ん坊が自力で空間を移動するようになると、場所細胞と格子細胞が環境にあわせて調整され、ひいては長期記憶のインフラの整備が促進されるというのだ。グレンバーグの見解によれば、場所細胞と格子細胞の調整のよりどころになっているのは、自己発生的な動きに伴う光学的流動、頭方位、そして無意識下での空間定位の知覚のあいだにある首尾一貫した相関関係だという。乳児が自分で空間を動きはじめるまでは、そのシステム全体が未成熟で、したがって記憶を確実に支えることができない。乳児がハイハイをはじめて空間を探索し、空間位置情報のコーディングが調整されるようになると、その移動が長期的なエピソード記憶の足場になり、忘れることが減っていくとグレンバーグは主張している。この仮説は、高齢者に見られる記憶力の低下についても興味深い説明を提供している。身体が年をとると、自己移動と探索の機会が減る可能性がある。海馬の場所細胞と格子細胞の発火が環境から切り離され、その結果、記憶想起の力が弱まるのかもしれないとグレンバーグは話している。

グレンバーグの説では、1歳ごろの自己移動の開始と6歳ごろにはじまる確実な記憶保持とのあいだにこれほど大きなギャップがある理由を完全には説明できない。グレンバーグはその点について、歩行をはじめたら、ハイハイの環境にあわせて調整された海馬をチューニングしなおす必要があるからだと説明している。だが、このギャップの原因は、体験の内容と必要な体験の量にあるとも考えられる。空間を十分に探索して複雑な認知地図を作成しはじめ、成人の精巧さには到達しないまでも、完全に機能する海馬の記憶システムを構築するまでには、長い時間がかかる。実際、自己移動をはじめる年齢よりも、子どもが従事する探索の量のほうが重要になるようだ。オランダの研究チームによる2014年の研究では、探索する時間の長かった子どもほど、4歳までに比較的高い空間記憶能力を示し、流動性知能（問題解決、パターンの特定、論理など）とのあいだに正の相関関係が見られた。「10か月の子どもは、自宅を歩きまわるための道は知っていますが、自宅を出て公園まで行く幸運に恵まれることはあまりないでしょう」とグレンバーグは話す。「この相当に複雑な細胞セットを発達させ、記憶の確実な基礎として機能できるようにするためには、あちらこちらを歩きまわり、大量の体験をする必要があります」

1999年、カリフォルニア州にあるソーク生物学研究所のラスティ・ゲージ率いる研究チームが、運動により成人の海馬、具体的には歯状回の神経発生が誘発されることを突き止めた。歯状回は、海馬が脳の他領域から来るほとんどの情報を受けとる領域で、エピソード記憶の生成に関係している。最近の研究では、米国立衛生研究所の老化関連プログラムに携わる3人の研究者が、3グループの成体マウスの脳細胞を調べた。ひとつはケージ内で1か月にわたって回し車を走らせたグループ。もうひとつはケージ内に回し車が1週間あったグループ。そして三つ目は、回し車がなかったグループだ。実験後、回し車のあった2グループのマウスの脳では新たなニューロンが発達し、回し車のなかったグループに比べて歯状回が長くなっていた。走るという行動により、ニューロンの生成が増加すると同時に神経回路が再構成され、空間情報のコード化が促進された可能性があると研究チームは結論づけている。

　海馬の発達がそうした活動や体験の影響を受けるという事実は、可塑性の並々ならぬ高さを示している。この点は、子育てや教育、認知障害の治療にとっても意味がある。「とても興味深いことです。というのも、脳の成熟は時間と遺伝的プログラムによって決まるとされることが多いからです」とトラヴァグリアは言う。「われわれの研究では、脳の発達は固定されたプログラムではないことが示されています。重要なのは、体験なのです」

他者中心戦略の変化

　１９４０年代、心理学者のジャン・ピアジェとベルベル・イネルデは、「三つの山問題」で子どもたちをテストした。三つの山の縮小模型のさまざまな場所に人形を置き、それぞれの人形の場所から見た景色に一致するものを何枚かの写真のなかから選ばせるというテストだ。４歳では、ほとんどの子は自分の視点と人形の視点を区別することができなかった。研究者らはこの結果から、幼い子どもは初歩的な自己中心的視点に頼っており、この視点は論理的思考よりも先に存在すると考えた。９歳か10歳になると、他者中心的な表象に切り替え、ユークリッド幾何学的なランドマークとの客観的関係をコード化する能力を獲得する。その結果、複数の物体から互いを見たときの景色を想定できるようになるのだろうとピアジェたちは結論づけた。

　その後の研究により、自己中心から他者中心へ移行するとしたこの古典的な子どもの発達モデルには欠陥があることが示されている。ニューカムの研究では、生後21か月の幼い子どもでも他者中心的な視点から見た位置の表象を正確に作成できることが明らかになった。2010年に『ジャーナル・オブ・エクスペリメンタル・チャイルド・サイコロジー』誌で発表された研究では、ノルウェーとフランスの心理学者が、仮想迷路タスクを用いて77人の小学生をテストした。その結果、5歳、7歳、10歳の子はいずれも順序に頼る自己中心戦略を使った一方で、他者中心戦略も採用することができた。最年少の被験者でさえ、そうだった。とはいえ、年齢が上の子ほど、自発的に他者中心視点に切り替え、より正確にその視点を使いこなした。10歳の子たちは、タスク開始時に自分の位置を見定め、おとなが作成するものと同じような、迷路を上から見た抽象的表象を作成することができた。

この知見からわかるのは、幼い子も他者中心戦略を採用できる一方で、その性質は5歳から10歳までに漸進的に変化するということだ。10歳になるころには、ひとりひとりの子どもの海馬体積に驚くほどの違いが見られるようになる。体力の高い子のほうが活動的でない子よりも海馬が大きいこともわかっているが、この事実は、有酸素運動と思春期前の子どもの脳構造との関連性を示唆している。さらに、そうした構造の違いは機能にも影響を与えているようだ。前述の研究の対象になった10歳の子どもたちで言えば、身体的に活発で健康な子ほど記憶タスクの成績が良かった。

わたしたちヒトは、海馬の可塑性や海馬と認知能力との関係が見られる唯一の動物というわけではない。ヒト以外の霊長類でも、海馬体積は空間タスクでも非空間タスクでもテスト成績との相関性が最も強い指標で、成績の予測に用いることさえできる。オックスフォード大学の研究者、スザンヌ・シュルツとロビン・ダンバーは、ゴリラ、キツネザル、マカクザルを含む46種の霊長類を調査対象として、学習、記憶、空間認知をテストできるように設計された48種類のタスクを与えた。その結果、海馬の大きい種ほど成績が良かった。また、霊長類の脳の相対的な大きさは、社会学習と道具の使用、連帯の形成、欺きの能力、社会集団の大きさといった高次認知機能のあらゆる面、すなわち実行機能とも呼ばれる能力と相関することがわかっている。実行機能とは、思考と行動を整理し、目標達成に向けてみずからに指示を出す能力のことだ。霊長類では、実行機能を高度化する必要性が選択圧のひとつとなり、それが脳の拡大に（そして最終的にヒトに）つながったとも考えられる。

シュルツとダンバーはさらに、さまざまな場所に餌を保存する鳥類も比較的大きい海馬の相同器官を持つことを発見した。そうした鳥は、ときには数日や数か月後に餌をとりに戻ることもある。前述の研究に先立つ１９８０年代後半のシュルツらの研究では、35の種および亜種のスズメ目の鳥を対象として、野生の個体から採取した52サンプルの脳を解剖した。スズメ目は全鳥類の半分以上を占める目で、趾《あしゆび》を使って木の枝にとまるタイプの鳥からなる。サンプルとなった鳥のなかには、餌を保存することが知られている種に属するものも、その場その場での餌探しだけに頼る種に属するものもいた。シュルツとダンバーが知りたかったのは、要はこういうことだ。餌を保存する技能は、記憶の必要性を大きくしたのではないか？　そして、そうした戦略をとる鳥が特に大きな記憶容量を発達させ、それが脳の体積に反映されているのではないか？　調査の結果、森のなかに餌を保存するハシブトガラなどの鳥では、餌を保存しない近縁のシジュウカラなどの鳥に比べ、海馬の体積が31パーセント大きいことがわかった。

7年後、シュルツとダンバーは特定の種に絞って詳しい検証を行なった。ごくありふれた、カーキ色をしたニワムシクイだ。移動経験の多いニワムシクイの海馬は、経験の少ない個体よりも大きいのか？　もしそうなら、ロンドンの道路を記憶し、海馬の灰白質の量を増やすにいたったタクシー運転手と同じと考えられるのではないだろうか。欧州からアフリカまでの毎年の渡りを経験したことのない若い鳥と、経験のある鳥の脳を比較したところ、移動経験の多い鳥は海馬が大幅に大きいことがわかった。この差は、年齢の高さと経験の多さの両方の結果として生じたものだ。また、ハトを対象とした別の研究では、ランドマークの学習に関して海馬が重要な役割を担い、海馬に損傷を加えると帰巣能力を失うことがわかっている。

アメリカコガラは餌の隠し場所に戻って回収するだけでなく、真っ先にお気に入りの餌の隠し場所へ行き、あまり好きではない餌の隠し場所へは最後まで行かない。この離れ技のような記憶のさらに上を行くのが、見た目は地味なカケスだ。カケスは出来事が起きた場所だけでなく、いつ起きたかも記憶できる。カケスの好物はハチノスツヅリガの幼虫だが、それは新鮮なものにかぎられる。干からびてしまった幼虫は、あまりおいしくないのだ。ニコラ・クレイトンとアンソニー・ディキンソンは、カケスにハチノスツヅリガの幼虫を与えて隠させ、その4時間後に、隠した幼虫かピーナッツのどちらかを選べる機会を与えた。ただしいくつかのケースでは、幼虫を隠してから5日が過ぎるのを待ってから選ばせた。4時間後ならカケスは幼虫を回収するほうを選んだが、5日後の場合はピーナッツを選んだ。彼らは何を隠したかだけでなく、いつ隠したかも覚えていたのだ。ということは、カケスにはエピソード記憶があるのだろうか？

ヒトとほかの動物との違いやヒトの認知能力は、どうやら脳の大きさよりも、ヒトが発達させるニューロンの膨大な数に関係しているようだ。そして重要なのは、脳内のどこにそのニューロンが存在しているかだ。アフリカゾウの脳の大きさはヒトの脳の3倍で、ニューロンの数も3倍にのぼる。ところが、アフリカゾウの海馬のニューロン数が3600万個に満たないのに対し、ヒトでは2億5000万個に達する。とはいえ、アフリカゾウのなかには、生活範囲が広さ3000平方キロメートルを超えることが確認されたものもいる。空間記憶と感覚にどんな特殊調整を施せば、そうした空間をナビゲートできるようになるのか？　ゾウがヒトと似た海馬依存性の空間戦略を使っていると推測する研究者もいる。その一方で、クジラも数千キロを移動するが、その海馬は異様に小さく、成体での神経発生も確認されていない。

動物たちは世界をどんなふうに体験しているのだろうか。それに思いをめぐらせると、想像がどこまでも広がっていく。科学者のヤーコプ・フォン・ユクスキュルは、動物の行動はその動物の生きる内なる感覚世界を研究しなければ説明しえないと考えていた。ユクスキュルによれば、生物は独自の環境世界《ウムヴェルト》（ウムヴェルトは「環境」を意味するドイツ語）に生息しているという。ユクスキュルはこの概念を使って、動物の主観的な感覚体験がそれぞれのニーズに応じてどう進化したかを説明した。その考え方にしたがえば、紫外線を利用して偏光（電場あるいは磁場のベクトルの振動方向の分布が一様でなく、偏っている光）によりみずからの位置を知るミツバチは、紫外線の世界に生きているということになる。においをもとに重要な場所のランドマークや地図を作成するオオカミは、においの風景のなかに生息している。ひょっとしたら、北極星を頼りに渡りをするルリノジコには、それよりも等級の低い星が見えておらず、だからこそコンパスたる北極星を崇拝できるのかもしれない。

生物とその環境の複雑に絡みあう関係を、ユクスキュルは音楽の比喩を使って説明した。それによれば、あらゆる生物は、まわりにいる生物たちと共鳴して和音を奏でるメロディのようなものだという。ユクスキュルはこう書いている。「あらゆる生きものは、二重奏のなかにその起源を持っている」。そして人間の子どもにとって、その二重奏とは、頭のなかで発火するニューロンと彼らが育つ場所との相互作用なのかもしれない。

第4章 動物たちのナビゲーションの謎

ヒト、イヌ、オオカミの認知地図

北極で迎えたある朝、早くに起き出したわたしは、分厚い風防パンツとオオカミの毛皮でフードが縁どられた防寒ジャケットを着込み、一部屋だけの小屋の床のあちらこちらでまだ眠っているおとなと子どもを乗り越えた。凍てつく空気が室内に入らないように、合板のドアをほんの少しだけ開き、隙間からそっと外へ滑り出た。フェルトで裏打ちされた重たいブーツに足を押し込むと、わたしは腰を上げて目の前の光景に見入った。小屋が立っているのは、広大な入江の口にそびえる丘の上だ。入江を覆うアクアマリンの海氷は、強力な潮により海岸線に押し込まれ、巨大なひだ飾りを形づくっている。この人里離れた小屋にたどり着くまでに、わたしたちはイカルイトから南へ、湾の縁をなぞるように何時間もかけて犬ぞりで進み、イヌクティトゥト語で「ウミバトが巣をつくる島」を意味するピチウラークシトと呼ばれる場所を通り越し、さらに「はるか昔にカリブーの皮のマットレスが捨て置かれた場所」を意味するカークタリクを通過した。小さなお尻のような形をした島、ヌルアリュクで進路を変えて内陸へ向かった。長い鎖を氷に突き刺し、犬たちをそれにつないでから、わたしたちは丘をのぼって近くの池へ行き、重い金属製スコップで淡水の氷の塊を切り出し、氷を溶かして飲み水にした。夕食には、カリブーのバラ肉、ホッキョクイワナの上品な刺身、ライチョウをその血とともに焼いたもの、ジャコウウシのゆで肉を食べた。夜のねぐらにいる犬のチームが眼下に見えた。犬たちはわたしの存在を認めているのかいないのか、しまい込んだ鼻をほとんど上げない。犬たちの向こうには湾が、極寒の白い広がりが見える。海氷と海原が出会うフローエッジは、まだわたしたちから数百キロ南にある。

バフィン島についたとき、わたしはほとんどのハンターが犬ぞりで動きまわっているだろうと期待していた。でも、すぐにわかったことだが、それはニューヨークへ行って馬車はいったいどこにいるのだろうと考えるようなものだ。グリーンランドのハンターたちは狩りにそり用の犬を使うことが法律で義務づけられていて、ヌナブトの人里離れた一部の地域でもレース用のそり犬チームがいまも残っているものの、イカルイトには全体でもそり犬チームは6つほどしかいない。ほかの人たちは、みなスノーモービルを使う。前述の小屋までの旅では、わたしはどうにかマティ・マクネアのそり犬チームが引くそりに乗ることができた。マクネアは史上はじめて女性だけで北極点に到達したチームのキャプテンを務めた探検家で、イカルイトに暮らして数十年になる。マクネアの犬たちはよく訓練されていて、バフィン島全域を旅した経験を持つ。そうした旅では、おもにランドマークや星や雪を使って、マクネアが道を指示することが多い。だが、マクネアが話してくれたところによれば、犬たちは彼女よりもはるかに道を見つけるのに長けているという。「犬たちがどうやってナビゲートしているのか、わかりません。以前、わたしには何も見えない天候のなかで、犬たちにどんぴしゃで町まで導いてもらったことがありました」とマクネアは語る。「においではないと思います。目では何も見えなかったし、犬たちがたどれるような跡もなかった。どうやってナビゲートしているのか、本当に、まったくもって不思議です。今年はじめの遠出で、スノーモービルの跡をたどって進んでいたとき、犬たちはその跡から反れて、岩を迂回しました。それが去年通った道だったからです。彼らはスノーモービルの跡がどこを通っているかなんて、気にしません。去年通った道をたどるんです」

イヌイットのそり犬は、何世代にもわたって北極圏での暮らしを可能にしてきた独特の犬種だ。彼らがいなければ、雪と氷の上の移動は不可能だっただろう。夏と秋には、犬たちは起伏の激しいツンドラを渡り、食糧や生活必需品を運んでいた。犬たちはとても大切にされ、食事を与える順番がまずは犬、次が子ども、その次がおとなということも多かった。現在では、犬ぞりに勝る利点がスノーモービルにあることは否定しようがない。犬たちの餌をまかなうためには、ほぼ1年をつうじて狩りをしなければならない。あるそり犬チームの所有者の話によれば、9頭の犬からなるチームひとつを維持するためには、毎年4・5トンものセイウチとアザラシの肉を与えなければならないという。ほとんどのハンターにとって、犬を食べさせていくのに要する時間は、あまりにも負担が大きすぎるのだ。犬ぞり使いのケン・マクラーリーは、わたしにこう話した。「イヌイットは現実主義者で、ロマンチストではありません。役に立たないようなら、そり犬チームはなくなります。スノーモービルの登場で、フルタイムの仕事をしながら狩りをできるようになりました。スノーモービルには、夏じゅう餌をやる必要はありませんからね」

スノーモービルと犬ぞりの違いは明らかだ。前者のほうがはるかに速い。だが、犬ぞりのスピードの遅さは、地勢や環境の知識を教え学び、ランドマーク、ルートの詳細、場所の名前、景色を記憶に刻むための理想的な場を提供してくれる。「移動するスピードが速くなるほど、観察力は落ちます」と話すのは、イグルーリクに住んで25年になるジョン・マクドナルドだ。マクドナルドはこの地域の口述歴史記録プロジェクトに深く関わっていて、『北極の空（*The Arctic Sky*）』の著者でもある。マクドナルドは以前、イグルーリクのある老人と旅をしたことがある。その老人はある岩のところで立ち止まり、表面を覆う地衣類のパターンから、以前にも見た岩だと識別したという。「わたしだったら、通り過ぎてしまったでしょう。もういちど見ようとさえしないと思います」とマクドナルドは語る。「それと同じことが、スノーモービルでは起きがちです」。また、スノーモービルは、つねに風に向かって進む状況をつくり出す。それに対して、犬ぞりに乗るハンターの移動速度は、風向きを定位の手段として利用し、位置関係を把握しておける程度には遅い。実際、北極圏東部を動きまわるハンターたちは、〈ウアンニャーク〉と〈ニギーク〉を軸とした風のコンパスを利用し、そのあいだにある方位を最大16の言葉で表していた。イヌイット犬そのものも、マクネアが話していたように、しばしば人間のナビゲーションで重要な役割を演じていた。優れた犬ぞりドライバー（北極圏東部では「マッシャー（アラスカなどにおける犬ぞりの乗り手）」と呼ぶことはない）は、まったくとは言わないまでも、めったにむちを使わない。ドライバーとそり犬チームとの最上の関係は、〈イスマ〉という概念を基礎にしている。〈イスマ〉は「知性」や「思考」を意味するイヌクティトゥト語で、文脈によっては「生命力」を意味することもある。ドライバーは知性を使ってチームを導き、指示を出し、みずからの意志をチームに注ぎ込む。リーダー犬は〈イスマタク〉と呼ばれ、ドライバーの意志に最もよく反応する。〈イスマタク〉は「考える者」という意味だ。「自分の〈イスマ〉を注ぎ込まなければいけません」とマクラーリーは説明する。「自分の思考を犬たちに投げかけ、犬たちがそれに応える……自分の知性と声とで、犬たちとコミュニケーションをとるんです」

道を見つけるうえで、イヌイット犬がどれほど欠かせない存在なのか。マクラーリーがそれを悟ったのは、ハンターたちとともに過ごした見習い期間を終え、自分の犬を走らせるようになったあとだったという。どんな条件でも道を見つけられる不可思議な能力が犬たちに備わっていることを、マクラーリーはいちどならず思い知った。「完全にブリザードに巻かれて、ひどい状況になったことが何度かありますが、そんなときでも、犬たちがいれば家に連れて帰ってくれる。犬たちには、家のほうに向かっているかどうかを察知する感覚があるような気がします。家の方向を感知して、それをたどる。その道から絶対に、2メートルと外れません。それなのに、わたしには何も見えないんです」。すべての犬にこの能力が備わっているわけではない。ほかより優れた犬もいる。「クッキーの型で抜いたような、決まりきったものではありません。それぞれの能力はまったく違います」とマクラーリーは説明する。とはいえ、イヌイットは何百世代にもわたる品種改良をつうじて、能力の劣る犬を容赦なく淘汰し、マクラーリーが「とても驚くべき動物」とシンプルに呼ぶものをつくり出してきた。マクラーリーは犬たちの記憶を絶対的に信用している。ブリザードのときには、犬に指示を出すのをやめ、彼らが進むのにまかせるほどだ。たとえなんの跡もなく、来た道を逆方向にたどれなくても、犬たちなら家へ連れ帰ってくれると確信しているのだ。それどころか、マクラーリーのリーダー犬たちは、暗闇のなかで近道をして未知の領域を何キロも移動し、またイカルイトへ続く主要ルートに戻ってみせたこともたびたびあったという。マクラーリーの話してくれた犬たちの数々の離れ技は、おそろしく具体的で詳細な認知地図を作成し、それを維持する能力の上に成り立っているように思える。だが、犬に認知地図はあるのだろうか？　ジョン・マクドナルドによれば、イグルーリク周辺地域には、外部条件に関係なくどんなときでも自分の位置を把握する能力を表す言葉があり、それは人間にも犬にも使われるという。〈アーンガイトゥク〉という言葉だ。「この言葉は、『きわめて優れた観察力』と翻訳できます」とマクドナルドは説明する。その対義語が〈アーンガユク〉だ。こちらは、「コミュニティを離れたらすぐに自分の目的地を見失い、闇雲にうろうろする羽目になる人」を意味する。

1970年代、ミシガン大学のとある行動心理学者が、オオカミは認知地図を持っていると主張した。数年を費やして野生のオオカミを観察したロジャー・ピーターズは、オオカミは認知地図を作成することができ、そのスキルの高さはヒト以外の動物では通常見られない域にあると確信するにいたった。さらに、ヒトとオオカミがともにそうした認知地図作成能力を備えているのは偶然の一致ではないともピーターズは考えた。どちらの種も、大型動物を集団で狩る社会的ハンターとして進化した。それはつまり、どちらも集団をつくり、獲物を追って広い空間を移動したあと、子や群れのいる場所や野営地に戻っていたということだ。オオカミとヒトの行動範囲はほぼ同じで、どちらも24時間で160キロほどを移動できるとピーターズは推測した。「ヒトとオオカミはどちらも、長い年月をかけて、道に迷うという問題の解決策を進化させた。『道に迷う』とは、仲間のハンターから切り離され、我が子の待つ場所や獲物の向かう場所につながる手っとりばやい道がわからなくなることを意味する」。ピーターズはこの認知地図を、俯瞰図という意味での地図ではなく、環境を単純化したものと考えていた。ここで言う単純化とはつまり、脳が不要な情報を切り捨て、巣穴の場所、餌場、水場、餌の保存場所、近道、捕食者、そしてそれらの空間的関係といった必要な要素を記憶して整理するということだ。オオカミの場合、認知地図は特に嗅覚的な手がかりに依存している。ピーターズによれば、嗅覚はオオカミの世界には欠かせない要素で、その重要性と鮮明さは人間の想像をはるかに超えているという。「オオカミにとって、物体の現実は、視覚的特徴よりもにおいによるところがはるかに大きいかもしれない」と彼は書いている。ピーターズは実地調査の経験から、オオカミが平均300メートルごとに自分の進む道にマーキングし、合流点——しばしば群れの仲間との集合地点として機能する道の交差点——にとりわけ大きな注意を払っていることを知っていた。オオカミはいわば結節点《ノード》をつくり出し、本来ならなんの情報もないはずの景色を、複数のランドマークからなるネットワークに変えているのだ。

ナビゲーションの道具箱

まだ朝早かったが、太陽はもう8時間前から顔を出し、蛍光のような光があたりに降り注いでいた。それでもじゅうぶんに寒かったので、わたしは防寒ジャケットの袖から抜いた両腕で胴体を抱き、そのコンパクトな姿勢のまま、小屋の背後に広がる岩がちの山腹をのぼりはじめた。ところどころで雪のポケットにすっぽりはまり、ときどき森のなかの巨人さながらに高さ30センチほどのヤナギをまたぎこした。ヤナギは小さいとはいえ、なかには樹齢100年を超えるものもありそうだ。北極では、ほとんどの木は年にわずか10分の1ミリメートルしか成長しない。坂をのぼるわたしは、この岬に飛来するハクガンを見られるのではないかと期待していた。ハクガンは4800キロにわたる目に見えない空の超高速ハイウェイの旅の果てに、この地にたどり着く。ハクガンのほかにも、500種の鳥がそのハイウェイを利用し、それぞれの餌場、繁殖地、営巣地で降りていく。

イヌイットの分類法では、生物は三つのカテゴリーに分類される。〈アニルニリート〉は呼吸をするもの。〈ヌナライト〉は生長するもの。そして〈ウーマユイト〉には、動くものすべてが含まれる。〈ウーマユイト〉には〈ティングミアト〉、つまり飛ぶものもいれば、歩くものを意味する〈ピスクティート〉もいる。この最後のカテゴリーに、カリブーやジャコウウシとともにヒトが含まれる。ハクガンは〈ティングミアト〉で、ハンターにとっては貴重な生きものだ。ハンターたちは春が来るたびに、何週間も前からハクガンの到着を心待ちにしている。イカルイトでは、12歳の子どもたちがショットガンを斜めがけにしてスノーモービルに乗ってハクガンを探しに丘へ繰り出すのを目にした。ふたりの若いハンターは、ガンを撃つという可能性に陶然としながら、ついこのあいだもハクガンが見つからないかとスノーモービルで200キロくらい走りまわったと話してくれた。ハクガンの群れが飛来しはじめると、ハンターたちは1日で60羽以上を簡単に仕留められる。そして、その肉を食べたり冷凍したり、わけあったりすることができる。早朝の静まりかえった月面のような風景のなかで、わたしは動きまわって身体を温めながら、そのハクガンの姿を探していた。

地球上の生命は、縮尺の大小を問わず、オデュッセウスさながらの壮大な旅をする無数の種を生み出してきた。道に迷うという体験は、人類独特の問題だ。動物の多くは信じられないほど優れたナビゲーターで、人間ひとりの能力をはるかに凌駕する旅をこなす能力を持っている。地球上で最長距離の移動は、キョクアジサシの渡りだ。この体重100グラムあまりの冒険家は、毎年グリーンランドと南極大陸を往復し、7万キロを超える距離を渡る。風に乗ってアフリカ大陸と南米大陸の沿岸をなぞるように飛ぶキョクアジサシの復路コースは、世界旅行の愛好家にとっては夢のルートだ。ハイイロミズナギドリは卓越風を利用して太平洋を8の字に飛翔し、6万2000キロを超える距離を移動する。鳥類学者のペーター・ベルトルトの推定によれば、現在までに知られている鳥類の半数――あわせて500億羽――が毎年渡りをするという。壮大な旅は、羽毛を持つ種族にかぎらない。波のうねりのように広がるシマウマやヌーの大群は、雨を追ってセレンゲティ国立公園を移動する。オサガメはカリフォルニア沿岸から1万6000キロ離れたインドネシアまで泳いで渡り、来た道をまた引き返して生まれ故郷の海岸に戻ってくる。

それほど知られていない旅も、めざましさという点では劣らない。〈プランクトン〉という言葉は、「さまよう」または「漂う」を意味するギリシャ語の〈プラゼスタイ〉からドイツの生理学者が考案したもので、絶えず動きつづける海の水塊に運ばれる小さな微生物を表している。だが、プランクトンが行きあたりばったりに巡回するのは、水平方向だけだ。この何兆匹にも及ぶ、合計すれば何億トンもの生物量になる生きものたちは、24時間ごとにみずから意図して垂直に移動し、夕暮れどきに海表面に上昇して日の出とともにまた下降する。そんなプランクトンたちは、最初に移動をはじめた生物に——振り動かされたり、押されたり、投げとばされたり、空気や水につかまったりするのではなく、ある場所から別の場所へ、自分の意志で移動した最初の生物に似ているのだろうか？　『記憶システムの進化（*The Evolution of Memory Systems*）』の著者らによれば、最初期の脊椎動物は、海馬の相同器官を発達させてナビゲーション・システムを獲得し、それよりも古い補強システムと並列的に機能させていたという。このシステムが刺激と行動を生物学的なコストと利点に結びつけ、習性を導いていた。そして、そうした太古の祖先たちの習性のほぼすべてに、ナビゲーションが関わっていた。採餌、捕食者の回避、温度調節、繁殖。動物が生き残るためには、ただ闇雲に動きまわるだけでなく、特定の場所から別の場所へ行く道を見つけなければならない。その必要性が、自然界のナビゲーション機構の多様性につながったのだ。

科学者たちはこの多様性を、進化のナビゲーションの道具箱として概念化している。この考え方は、２０１１年に著名科学者10人により提唱されたものだ。ケイト・ジェフリーとノラ・ニューカムを含む提唱者らは、ナビゲーションの基礎をなす共通原則の定式化をめざし、動物と人間の認知と行動を研究している。ナビゲーション道具箱の考え方にしたがえば、既知のナビゲーション・メカニズムは、単純から複雑までの四つのレベルに分類される。第１のレベルは感覚運動性の道具で、視覚、聴覚、嗅覚、触覚、磁覚、固有受容覚で構成される。第２のレベルには「空間の基本要素」が置かれている。単純な表象とランドマーク、地形の傾斜、東西南北、境界、姿勢、速度、加速度を使って定位する動物の能力はこれに該当する。第3のレベルに含まれるのは、そうした道具をさらに複雑に組みあわせて空間的構造を構築する、内的認知地図などの道具だ。そして第4のレベルには、空間的符号が置かれている。これはつまり、外的地図、標識、人間の言語などの、空間情報を伝達するための能力だ。この概念では、基礎をなすのは最も単純な道具とされている。そうした道具は進化の早い段階で登場し、悠久の時を越えて存続してきた。そして、その初期の道具から、もっと複雑な道具が合成されたというわけだ。

だが、動物のナビゲーションを道具箱として概念化すると、それはそれで複雑にもつれあったいくつかの疑問が生じる。どちらかと言えば初歩的な道具を使っていると思われていた動物が、それよりもはるかに柔軟で高度な道具を思いのままに操っていると判明することはめずらしくない。すべての道具を持っているように見える動物もいれば、論理的に考えれば最も複雑な道具が必要と思われることをごくごく単純な道具でこなしている動物もいる。そして、道具箱で最も単純な道具のなかには、まだまったく解明されていないものもある。その道具が存在する証拠はあるものの、人間の目には見えず、その仕組みがほとんどわかっていないのだ。そうした理由から、動物のナビゲーションという分野には、科学界でもひときわ魅力的ないくつかの生物学的謎がいまも残されている。動物のナビゲーション事例は、これまでに地球のあらゆる場所で幾度となく観察され、無数のデータが集められてきた。にもかかわらず、その仕組みの解明に関しては、いまだ手探りの状況が続いているのだ。

偏光パターンを利用する

動物のナビゲーションに必要な装置のひとつが「時計」——時間を測定または記録する内部機構だ。動物プランクトンは世界各地の海で1日ごとに集団移動を繰り返しているが、そのためには日没と日の出が近づく時間を把握する必要がある。光の刺激に反応しているだけのようにも思えるが、光の届かない水深域に生息する深海の動物プランクトンも、さまざまな緯度の1日の長さにしたがって移動する。それよりほんの少し複雑な移動でさえ、複数の時計が必要になることがある。ジェームズ・グールドとキャロル・グラント・グールドは著書『自然のコンパス（*Nature's Compass*）』のなかで、バミューダ近海に生息する発光虫の「気味が悪いほど一貫した」移動に触れている。この発光する海洋生物種は、夏になると太陰暦の1か月に1回、もっと具体的に言えば、満月から3日目の晩の日没から57分後に集団で姿を現す。それを成し遂げるためには、27・3日で一周する太陰暦時計、24時間の概日時計、そして日没から57分を測定するインターバルタイマーを備えていなければならないとグールドらは推測している。1年もしくは複数年にいちどの移動を完遂する動物なら、1年を測る概年時計を持っているはずだ。その時計は、昼と夜の長さや季節ごとの変化に精密に同調していなければならない。生物界全体で見ると、進化のプロセスは概年時計、太陰暦周期時計、潮汐時計、概日時計を生み出してきたようだ。夜陰に乗じて移動する動物たちなら、恒星時計も備えているかもしれない——見た目のうえでは地球のまわりを回っている星の周回時間を測る時計だ。

動物がナビゲーションに時計を使っている可能性にいち早く気づいたのは、サバクアリに魅せられたアマチュア昆虫学者だった。スイスの物理学者フェリックス・サンチは、1901年に故郷のローザンヌを離れ、チュニジアの田舎町に引っ越した。生涯をつうじて2000種近いアリを記載・命名したサンチは、アリの行動に魅了されていた。とりわけ興味をそそられたのが、彼の暮らす町の塁壁の外に広がる砂漠をアリたちがどうやって歩きまわっているのかという謎だ。当時は、ドイツの神経動物行動学者ルディガー・ヴェーナーも書いているように、アリはにおいの跡をたどって位置を把握しているとする説もあった。一方向に進んで餌を探したあと、自分の残したにおいをたどって帰るというわけだ。しかし、風と砂が絶え間なく変わる風景をつくり出す砂漠という環境では、アリが定位に使えそうなにおいやランドマークは吹き飛ばされてしまう。

餌を探しに出たアリは、単純に来た道をたどって戻っているわけではない。それに最初に気づいたのがサンチだった。アリはぐるりと円を描くように移動してから、まっすぐ巣に戻るルートをとっていたのだ。近道を計算できるということは、アリが三角法を実践していることを意味する。それまでに訪れたすべての場所の空間的関係を計算し、巣に戻る最短ルートを割り出しているということだ。そのためには、空間における自分の位置を確実に把握できる、なんらかの方向の手がかりが必要になる。それを承知していたサンチは、アリが天体、おそらくは太陽をコンパスとして利用し、日の出から昼のあいだの太陽の位置を追跡しているのではないかと推測した。それを実証するために、鏡を使って太陽光を反射させてみたところ、アリは巣へ戻る進路を180度転換させた。

だが、地球は動いていて、空にある太陽の位置は変化する。太陽を正確なナビゲーション補助具として使うためには、1日の進行とともに定位の角度を変え、一定の方向を維持する必要がある。

だとすれば、アリが正確な方向を導き出すためには、太陽を使うだけでなく、時間の内的表象も備えていなければならない。そう考えたサンチは、アリの視野を制限し、太陽がまったく見えないようにする実験までしたが、アリはそれでもなお、空のごくわずかな部分を頼りに帰り道を見つけることができた。その後、生物学者たちの研究により、アリの頭部の単眼（光を感知する光受容器官）には、太陽やランドマークがはっきり見えないときでも、偏光パターンを利用して青空から情報を読みとる機能があることが明らかになった。アリが現在位置を把握し、帰り道を見つけることを可能にするその機能は、昆虫学者ヒュー・ディングルの思い切った言いまわしを借りれば、「あらかじめ『配線』された天体地図表象」の一種と言えるかもしれない。

科学では理解できない精度

ミツバチも偏光を利用して道を見つけることができる。自然界で最もエレガントなナビゲーターとして定評のあるミツバチは、1日に500回もの小旅行に繰り出して花や餌を探し、ときには巣から8キロ離れたところにまで移動する。サバクアリと同様、ミツバチも曲がりくねったルートをぐるぐる飛びまわって花粉を探すだけでなく、つねに一直線のルートで巣へ戻ることができる——「ビーライン（最短コース）」と呼ばれるルートだ。ミツバチはどうやって最短ルートを計算しているのだろうか。その疑問については、丸々1冊を費やした本が何冊も存在し、無数の研究論文の題材にもなってきた——アリストテレスでさえ、その謎に頭を悩ませていた。ミツバチの離れ技をいっそう驚くべきものにしているのは、彼らがその広範囲にわたる探索飛行を、人間からすればばかなりのハンデと思えるような装備で成し遂げているという事実だ。ミツバチの脳は重さが1ミリグラムに満たず、ニューロン数も100万個に届かない。さらに、人間の基準で言えばほとんど目が見えず、2000分の20程度（0・01程度）の視力しかない。

プリンストン大学の生物学者ジェームズ・グールドは、数十年にわたってミツバチのナビゲーションを研究している。一見すると、ビーラインの算出に必要とされるのは、経路積分やデッドレコニング、もしくは慣性航法と呼ばれるテクニックのように思える。簡単に言えば、移動の各段階で進路を記録し、自分の現在位置と巣の方向を計算する手法だ。だが、若き日のグールドは、ミツバチを強制的に餌場内の別の場所に移しても、必ず新しい最短ルートを見つけられることに気づいた。これは、ミツバチが柔軟な記憶、つまり空間の内的表象を持っていることを示唆している。言いかえれば、ミツバチはそれまで考えられていたよりも進化的にはるかに複雑な道具、しばしば認知地図と呼ばれるものを使っているということになる。しかも、ミツバチは空間の内的表象を持つだけでなく、その「地図」をほかのミツバチに伝える能力も備えているようだ。この能力は、ナビゲーション道具箱の概念にしたがえば、人類固有とされているものだ。

1940年代、オーストリアの科学者カール・フォン・フリッシュは、餌探しの途中で豊富な餌を見つけたミツバチが、巣に戻ってから尻を振りながら8の字に飛行するようすを観察した。このミツバチのダンス、とりわけ50メートルよりも離れた場所から戻ってきたときに見せるダンスには、きわめて明快な文法が存在していた。ハチは垂直の巣板に沿って動いていた。そして、この垂直面に対するダンスの角度が、仲間のハチが太陽に対してどの角度で飛行すべきかを示していることとがわかった。さらに、ダンスの継続時間は、巣から餌までの距離に比例していた。ミツバチは言葉のかわりに自分の身体で行程を説明し、巣の仲間に進むべき方向を伝えていたのだ。なかには、何時間にもわたってダンスを続けるハチや、次の日にダンスを再開するハチもいた。ときには、数か月にわたる真冬の時期を経たあとに再開されることもあった。それでも、その精度はけっして損なわれないようだった。

フォン・フリッシュはさらに、1950年刊行の『ミツバチの不思議』（法政大学出版局）に書いているように、ミツバチもアリと同様、太陽をコンパスとして利用して空間中の位置を把握していることを突き止めた。つまり、ミツバチも体内時計、具体的には24時間の概日時計と時間の経過を追跡する季節調整カレンダーを使っているということだ。ミツバチはいったいどうやって、太陽の動きとそれに応じた時間を覚えるのだろうか。それについては、生後3週目に巣の近くで短い飛行をして過ごし、そのあいだに太陽の方位角と動き、そして定位の技を覚えてから、長距離の餌探しを開始することが複数の研究でわかっている。2005年には、ランドルフ・メンツェルを中心とするドイツとイギリスの研究チームが、そうした初期飛行は若いハチが探索の記憶を形成する時期であり、この探索の記憶こそがグールドの言う認知地図にあたるのではないかと主張した。だが、メンツェルらの研究では、この地図がそれまで理解されていたよりもはるかに豊かで、はるかに適応性が高いことも明らかになった。メンツェルらは『プロシーディングズ・オブ・ザ・ナショナル・アカデミー・オブ・サイエンシズ（PNAS）』誌で発表した実験のなかで、三つの集団のミツバチを夜のあいだに移動させ、その後の飛行経路を追跡した。経路の追跡には、高調波レーダーが使われた。トランスポンダーアンテナを1匹1匹のハチにとりつけ、それが発する波長をレシーバーで受信するという仕組みだ。この実験では、ハチはなじみのあるランドマークを違う角度からでも認識し、無作為に置かれた場所から新しい経路を定めることができた。

オオカバマダラ、トカゲ、エビ、ロブスター、イカ、コオロギ、ニジマス、そして無数の渡り鳥たちも、偏光を「コンパス」として利用していることがわかっている。そこからひとつの疑問が生じる。これは収斂進化（まったく系統の違う動物が、似たような体形や器官を持つようになること）の一例なのか？　それとも、最初期の祖先にあたる種に備わっていたひとつのメカニズムが、長い年月にわたって維持されてきたのだろうか？

動物のなかには、太陽をナビゲーションに利用するものもいれば、星々を追うものもいる。アフリカのフンコロガシは太陽と月をナビゲーションに使うことで知られているが、２０１２年、月のない夜でも道を見つけられるその能力に頭を悩ませた科学者たちが、壁で囲んで視覚的手がかりを制限した空間にフンコロガシを糞の玉とともに放し、その動きを撮影する実験を行なった。フンコロガシは明らかに、月が見えなくても自分の位置を把握していた。だとすれば、星を使って道を見つけているとしか考えられない。だが、どうやって？　実験をした科学者らも指摘しているように、大多数の星は、フンコロガシの眼で感知するには光が弱すぎるはずだ。フンコロガシをプラネタリウムに入れてみたところ、この昆虫が帰巣の手がかりにしているのは、天の川の明るい光であることがわかった。同様に、ミナミコオロギガエル、ナミブ砂漠に生息するアシダカグモ、ヤガ科の蛾も、星を頼りに定位していることがわかっている。ルリノジコ、マダラヒタキ、ズグロムシクイなどの複数の鳥は、北極星を回転中心として利用し、夜の旅の方向を定めているようだ。

動物の使っているメカニズムが判明している場合でさえ、その精度は現在の科学で理解できる範囲を越えている。たとえば、多くの種の持つ時計は、人間に備わっている生物時計よりもはるかに精度が高い。ヒトの概日時計の場合、ほんの24時間続けて暗闇のなかで過ごすだけで、実際の時間から平均60分のずれが生じる。ミツバチでは、そうした不正確さは大損害を生みかねない。グールドによれば、ほんの15分ずれるだけで、ミツバチの進む方向に10度の誤差が生じる可能性があるという。その結果、それほど長くない距離を飛ぶ場合でも、7メートルほど進路から外れるおそれがある。そして、オオソリハシシギのような長距離を移動する渡り鳥では、精度のエラーは死を招く。毎年秋になるたびに、オオソリハシシギはアラスカ沿岸の営巣地を飛び立ち、南の温暖な餌場へ向かう。賢明なルートは、アジア大陸の弧に沿って進んでオーストラリア東海岸にいたるコースだろう。このルートなら、ランドマークも休憩場所も途中にたくさんある。ところが、オオソリハシシギはそのルートをとらずに、太平洋の大海原へ向かう。8昼夜にわたってなんの目印もない海の上を飛行し、およそ1万キロの距離を越えて、ようやくニュージーランドに達する。たとえ数度でも方角の誤差があったら、進路を数百キロ外れ、餌場からも営巣地からも遠く離れたまま、燃料が尽きてしまうだろう。

磁気受容体はどこにある?

毎年、ザトウクジラは1万6０００キロを超える旅をして大海原を渡る。体重40トンにもなるこの哺乳類の移動は、北と南を往復するというような普遍的な方向のものではない。ザトウクジラは自分の生まれ故郷に、子クジラとして母親に育てられていたまさにその場所に戻る。そのためには、並外れたナビゲーション能力が求められる。

最近、カンタベリー大学のトラヴィス・ホートンを中心とする研究コンソーシアムが、16頭のザトウクジラに識別タグをつけ、その動きを7年にわたって衛星遠隔測定システムで追跡するという手法により、クジラの移動の精度を明らかにした。この調査では、クジラたちが旅のほとんどをつうじて一定の進路をとり、角度にしてほんの1度でも逸れるケースはめったにないことがわかった。その意味するところを理解するためには、多少の説明がいるだろう。人間も一定の進路を維持することができるが、それは移動しながら自分の進捗を判断して進路を修正するためのランドマークがある場合にかぎられる。そうした進路修正をしないと、わたしたちは自分ではそれと気づかないうちに、ぐるぐると円を描いて歩いてしまう。たとえば、マックス・プランク生物サイバネティクス研究所のヤン・スーマンとマーク・アーンストによる研究では、この円を描く傾向は目隠しをすると特に強くなることがわかった。目を覆われた人たちは、すぐに直径20メートルほどの円を描いて歩きはじめたのだ。この現象は、被験者がまっすぐ歩いていると思っているときにも生じた。ザトウクジラは「矢のようにまっすぐ」に一定の方向に進む。ごく短い距離だけでなく、数千キロを渡る場合でもそうだ。そして、方向感覚を惑わせかねないさまざまな要素に出くわしたときでも、それを成し遂げる。ザトウクジラは嵐や強い海流、変化の大きい水深をくぐり抜ける。長く連なる海底山脈にも遭遇する。そして、昼も夜も泳ぐ——にもかかわらず、その進路のずれは、たいていの場合1度にも満たないのだ。

ザトウクジラは空間参照枠と定位のための手がかりを使って、そうした影響を絶えず補正しているにちがいない。だが、それはいったい何か？　ほかの多くの種と同じように、太陽コンパスを使っているのかもしれない。しかし、これまでの研究では、1頭のクジラが異なる海域、つまり太陽の高さと方位角が異なって見える場所から旅をはじめた場合でも、同じ方向へむかうことがわかっている。また、太陽が同じところに見える同じ海域から出発した別々のクジラは、まったく違う方向をとる。つまり、太陽とは別に、自分の位置を知るための基準が存在していなければおかしいということだ。ザトウクジラが太陽だけに頼っていると考えるのは筋が通らないのだとすれば、別の基準とはいったい何か？　それと同じ疑問が、きわめて多くの生物種のナビゲーションからも生じている。太陽、星、月、ランドマーク、におい、記憶、そして遺伝は、さまざまな種の戦略に一役買っているようだが、どれをとってみても、驚くべき正確さで位置を特定する優れた能力をこれほど多くの動物たちが持つわけを完全に説明することはできない。そうしたことから、ザトウクジラやオオソリハシシギのようなきわめて複雑な移動を説明しようと試みる科学者たちの目は、最も単純とされるレベルのナビゲーション道具箱に属する、あるひとつの感覚に向けられるようになっている――その感覚とは、磁覚だ。

動物の磁気ナビゲーション説は、科学界では数十年にわたってエセ科学と貶められてきた。1958年、ドイツのとある若い大学院生が、この説の誤りを証明するための実験を依頼された。科学史学者リーサ・ポラックが詳しく語っているところによれば、その大学院生ヴォルフガング・

ヴィルシュコが依頼されたのは、同じ学校の学生が実施した実験の再現だった。太陽光も星もない閉鎖された部屋に鳥を入れるその実験では、実施した当の学生も驚いたことに、鳥はそれでもなお定位することができた。この行動の説明としては、ふたつの可能性が考えられる。鳥が磁気を利用しているか、星の放射する電波を利用しているかのどちらかだ。星仮説が正解である公算が高いと考えたヴィルシュコは、電波を遮る鋼鉄製の小部屋にヨーロッパコマドリを数日間入れておき、コマドリの体内時計を操作しようと試みた。だが、そのあとに視界を遮った定位用ケージで行なったテストでも、コマドリたちはやはり完璧に定位することができた。さらに、磁北極を反転させると、コマドリはその変化を感じとり、飛ぼうとする方向を切り替えた。妻で同僚の科学者でもあるロスヴィータと研究を重ねたヴィルシュコは、鳥が伏角（地球の磁場と水平面のなす角）コンパスを使って定位していると確信するにいたり、それを証明するために数十回にのぼる実験を行なった。そのうちに、サメやガンギエイ、ケイブサラマンダー、カタツムリ、エイ、さらにはミツバチまでもが磁覚を持っている可能性を示す別の研究が次々に発表された。２０００年代はじめまでには、さらに17種の渡り鳥や伝書バトも磁気コンパスを使っていることが明らかになった。

現在では、動物が地球の磁場を「読める」バイオコンパスを持っているとする見方は、動物のナビゲーションを説明する最有力説に浮上している。長距離を移動する種だけでなく、これまでに調べられたほぼすべての動物が、地磁気を使って定位する能力を示している。プラハの魚市場の水槽に浮かぶコイは、身体の向きを自然と南北の軸にあわせる。休んでいるときのイモリや、かがみこんで用を足しているときの犬もそうだ。ウマ、ウシ、シカは草を食むときに身体を南北の向きにあわせるが、磁場を乱す送電線の下ではそうしない。アカギツネはほぼ必ず北東からネズミに跳びかかる。そうした生きものたちには、耳が音を、目が空間を受容するのと同じように、磁気受容体として機能するなんらかの細胞小器官が備わっているにちがいない。

20世紀に幅広い種でそうした能力の証拠が続々と見つかるのに伴い、動物のウェイファインディング統一理論の基礎を磁気とする説は誘引力を増していった。磁気を利用したバイオコンパスは、ザトウクジラなどの種が持つウェイファインディング能力を説明できるのだろうか？

そうかもしれない。唯一の問題は、誰もそのコンパスを見つけられないことにある。

量子コンパス

バイオコンパスの捜索は1世紀近くにわたって続けられ、生物学者や化学者、さらには物理学者をも惹きつけてきた。だが、動物の磁気受容体の解剖学的構造、メカニズム、所在、そして神経接続は謎に包まれたままだ。ウミガメのナビゲーションを専門とするケネス・ローマンは、この捜索を「腹立たしいほど困難」と形容している。ローマンが『ネイチャー』誌に書いたところによれば、磁場は生物組織を自由に通過するため、磁気受容体は動物の身体のほぼどんな場所に位置していてもおかしくないという。顕微鏡では見えないほど小さいかもしれないし、全身に分散しているとも考えられる。磁気受容が実は化学反応だという可能性さえある。だとすれば、そのプロセスを専門に担う単一の器官や構造は存在しないことになる。「動物たちがどうやって感知しているのか。いまはまだ、それを必死で探っている状況です」と地質学者のジョゼフ・カーシュヴィンクは言う。「(磁気)コンパスは、干し草の山に埋もれた1本の針のようなものです」

わたしがカーシュヴィンクに会ったのは、空、海、川、空間という切り口で最新のナビゲーションを研究する英国王立ナビゲーション学会主催の会議の場だった。この学会が3年ごとに開催している動物に特化した会議では、世界中の著名科学者が一堂に会して研究成果を発表する。わたしが参加した年は、ロイヤル・ホロウェイ・カレッジが会場だった。ロンドンの南西数キロに位置する絢爛たるビクトリア朝時代の建物で、その豪奢な内装はドラマ『ダウントン・アビー』のセットさながらだ。お茶とサンドイッチが供される休憩時間には、この会議が何十年もこの分野に取り組んでいる研究者たちの再会の場になっていることがわかった。そこには親しげな雰囲気が漂っていた。とはいえ、科学者たちのあいだには、分裂も存在している。

一方の陣営にいるのは、バイオコンパスは磁鉄鉱で説明できると考える人たちだ。動物の細胞のなかにある鉄の結晶が地磁気を感知できる器官を発達させたというのが、その主張だ。それに対して、他方の陣営に属する科学者たちの主張によれば、磁気受容体を最もうまく説明できるのは、地磁気の影響を受ける生化学反応としてとらえる考え方だという。これは量子物理学を基盤にしたナビゲーション・モデルだ。バイオコンパスは複数のメカニズムの組みあわせで成り立っていると主張する人もいるが、会議に出席していた科学者の多くは、一方の仮説が他方よりも優れていることを証明するべく、研究室の全予算を注ぎ込んできた。その結果、バイオコンパスの捜索は科学レースの様相を呈している。このレースに勝利して得られるものは多い。科学がまだ解決できていない問題を解くという栄誉だけでなく、技術や医療に幅広く応用できる可能性もある。たとえば、バイオコンパスのメカニズムが発見されれば、量子生物学という新興分野に弾みがつくかもしれない。量子生物学とは、量子力学を「生物学の深層にある基板」にとどまらず、実際に多くの生物学的現象を支えるメカニズムとしてとらえる考え方だ。あるいは、バイオコンパスをきっかけに磁気遺伝学という新時代の幕が開き、磁場による細胞内分子の制御が可能になるかもしれない。

鉄の酸化物から自然発生する磁鉄鉱と呼ばれる鉱物は、ミツバチや伝書バトの体内に存在している。それを発見したのが、当時プリンストン大学の大学院生だったカーシュヴィンクだ。カーシュヴィンクはほどなくして、磁鉄鉱こそが動物のバイオコンパスの基礎だとする説を提唱した。わずか数個の磁鉄鉱結晶が細胞内にあれば、磁場を感知できるとカーシュヴィンクは書いている。エネルギッシュで率直にものを言うカーシュヴィンクは、いまも動物ナビゲーションの磁鉄鉱説を固く信じている。カーシュヴィンクによれば、幅広い動物に見られる移動行動の進化経路として、この仮説は最も筋が通っているという。細々とはたらいていたもの——磁鉄鉱の磁場に対する感受性——に自然選択が圧力をかけ、突然変異と遺伝子複製により次第に磨きがかかり、ついにはオオソリハシシギのようなナビゲーションの魔術師を生むにいたった。それがカーシュヴィンクの説だ。「少しずつ構築していけるもの、選択圧をかけられるものでないといけません」と彼は言う。「磁鉄鉱なら、簡単にそれができます」

きわめて多くの動物に磁鉄鉱が存在する事実は、バイオコンパスの確たる証拠のようにも思える。2000年代をつうじて、多くの研究者が磁気受容体の候補として、ニジマスの嗅細胞やメクラネズミの脳、さらには伝書バトの上嘴に存在する磁鉄鉱に狙いをつけてきた。だがその後、ウィーン分子病理学研究所の研究チームが数百羽のハトの嘴を切片化し、染色して鉄を豊富に含む細胞を検出したところ、細胞数に大きなばらつきがあることが明らかになった。そうした細胞を200個ほどしか持たないハトもいれば、数万にのぼる個体もいた。その説明として考えられるのは、この細胞は単に白血球の免疫反応の産物にすぎないという可能性だ。とはいえ、それで磁鉄鉱説が消えたわけではない――消滅にはほど遠い。「磁性細菌ひとつに相当するものがあれば、クジラにコンパスを与えられる。細胞ひとつでです」とカーシュヴィンクは言う。「運良く見つかることを祈りますよ」

カーシュヴィンクがミツバチで磁鉄鉱を発見したのと同じころ、クラウス・シュルテンという名のドイツの物理学者は、ラジカル対が磁場にどう反応するかを調べていた。ラジカル対とは、それぞれひとつずつ不対電子〔通常はペアをなす電子の一方が失われて不安定な状態の電子〕を持つふたつの分子だ。ラジカル対のふたつの電子が相関している――もつれた状態もしくはコヒーレントな状態〔粒子や波が離れていたり分断されていたりする場合でも互いに干渉しあう状態〕にある――ときには、磁場により電子のスピン運動が変調することがある。2年後、シュルテンは第二の論文を発表し、この現象が鳥類の生体磁気センサーの基礎である可能性を提示した。光により電子移動反応が生じてラジカル対が生成され、それが外部の磁場の影響を受けたときに、一種の「化学コンパス」が起動するのではないかとシュルテンは書いている。

続く20年のあいだ、動物の体内のどこでそうしたラジカル対反応が起きるのか、その場所を特定できた者はいなかった。「ラジカル対メカニズムが存在することはまちがいありませんでした」。

オックスフォード大学の物理学・理論化学教授のピーター・ホーアはそう話した。「しかし、それが鳥の体内で起きている可能性については、憶測の域を出なかった」。シュルテンは2000年、クリプトクロムと呼ばれる発見されたばかりのタンパク質がラジカル対反応の現場だとする説を唱えた。クリプトクロムは植物で見つかったタンパク質で、光合成の際に成長を調節すると見られている。また、クリプトクロムはフラビンタンパク質の一種で、青い光に反応する。植物で発見されて以来、細菌、オオカバマダラの網膜、ショウジョウバエ、カエル、鳥類、さらにはヒトでも見つかっている。そしてこれまでのところ、クリプトクロムは量子コンパスとも呼ばれるそうしたメカニズムに適した特性を持つ唯一の候補だ。

ラジカル対を重点的に研究しているホーアは、シュルテンによるクリプトクロム仮説の提唱後、その検証に関心を寄せるようになった。白髪に細いワイヤーフレームの眼鏡という上品な風貌のホーアは、ナビゲーション会議の場で、「決定的《キラー》な実験」を設計するのがいかに難しいかを説明してくれた。タンパク質内で生成されるラジカル対が磁場に反応するという事実の証明は可能だが、クリプトクロムに影響を与えることのできる磁場は、最低でも地球の磁場より20倍も強い。きわめて弱い地磁気にラジカル対はどう反応しているのか？　その仕組みを実証した人は誰もいない。問題の少なくとも一部は、実際の細胞条件を再現した実験がほぼ不可能なことにある。クリプトクロムがバイオコンパスだと証明するまでには、最低でもあと5年、ことによれば20年もの研究を要するだろうとホーアは予想している。その日がいつか訪れることがあるなら、その知見は生物における量子効果を研究する量子生物学という新分野に大きく貢献するだろう。

自然が進化の過程で量子力学を利用したという発想は、人心を惹きつけると当時に、数々の論争も呼んでいる。これまでの例としては、光合成に量子動力学《ダイナミクス》が関わっていることを示す証拠が見つかっている。吸収された光子が細胞の反応中心に移動し、電子を励起させていたのだ。さらなる例が発見されれば、新たな量子技術につながる可能性もある。「それが本当に量子生物学的仕組みなら」とホーアは言う。「自然から学んだ原理を使って、より高性能の磁気センサーや高効率の太陽電池を製造できるかもしれないと期待しています」

移動シンドローム

2011年のザトウクジラの研究では、磁気だけではこのクジラの移動を説明できないとする結論が出た。移動の方向と磁気の伏角もしくは偏角とのあいだに、一貫した関係がいっさい見られなかったからだ。さらに、わたしが例のロンドンの会議で出会った研究者のなかには、少数ながら、磁気を動物のナビゲーションの統一理論とすることに懐疑的な人たちもいた。キーラ・デルモアはマックス・プランク進化生物学研究所の若きカナダ人生物学者で、オリーブチャツグミに的を絞った研究をしている。オリーブチャツグミには2種類の亜種が存在し、それぞれ移動ルートが異なる。一方の亜種は北米の西海岸に沿って中米へ渡り、他方は米国中西部上空を飛行する。この亜種によって異なる移動行動は、特定の遺伝形質に結びついているのか？　ジオロケーション装置と遺伝子配列解析を組みあわせれば、その答えが見つかるのではないかとデルモアは考えた。この疑問は言いかえれば、移動の方向は遺伝で説明できるのかということだ。数年にわたる研究で集まったデータは、南へ行くのか、南西へ行くのかという鳥の判断にたしかに遺伝的要因が関係していることを示していた。「移動はとても複雑な行動です。だから、左へ行くべきか右へ行くべきかを決めている遺伝子が存在するかもしれないと考えると――それがゲノムによるものなら、本当に驚きです」とデルモアは話した。

ヒュー・ディングルは、進化が「移動シンドローム」と呼ばれるものをつくり出したとする説を提唱している。移動シンドロームは、現状維持活動の抑制、燃料としての脂肪の使用、ナビゲーションなどの行動と生理機能の組みあわせからなる。各シンドロームは種全体で共有され、それによりその種の移動性が形づくられているとディングルは言う。〈シンドローム〉という言葉の定義は示唆に富んでいる。語源となったのは、ギリシャ語で「ともに」を意味する〈スン〉と、「走る」を意味する〈ドラメイン〉だ。16世紀になると、〈シンドローム〉は症候群という意味の医学用語として、症状、疾患、障害、病気なども指すようになった。もしかしたら、毎年春になると北極へと駆り立てられるハクガンは、移動シンドロームをまさに病気のように、みずからの選択ではなく圧倒的な強迫のように感じているのかもしれない。1702年、鳥類学者のフェルディナント・フォン・ペルナウは、羽のある旅人たちについて、彼らが否応なく旅立つのは「隠された衝動が適切な時期にはたらく」ためだと表現した。18世紀後半には、自然学者のヨハン・アンドレアス・ナウマンが、ドアに小さな覗き穴を開けた屋内でニシコウライウグイスとマダラヒタキを飼育し、そのようすを観察した。鳥たちは冬になると落ち着きを失い、囚われの身からしきりに逃れようとした。チャールズ・ダーウィンも、ジョン・ジェームズ・オーデュボンによる同様の実験について書き残している。それによれば、「野生のガンの翼を縛って閉じ込めたところ、似たような状況に置かれたほかの渡り鳥たちと同じように、渡りの時期になると極度に落ち着きを失った。そしてついに、束縛を逃れおおせた」という。いったいどんな内なる切望が、ガンを北へ向かう長い旅に駆り立てているのか？　どんな力がそこへ向かわせているのだろうか？　そうした感情、あるいは直観は、わたしたちヒトの体験とも無縁ではない。たとえば、スイス系アメリカ人の心理学者エリザベス・キューブラー・ロスは、動物と人間の隠された衝動を同じものとしてとらえていた。若かりしころ、船で欧州からアメリカへ、それまでいちども行ったことのなかった場所へ渡ったキューブラー・ロスは、その旅の途中で日記にこう書いている。「雁はどのようにして旅立つときを知るのだろうか？　だれが季節の到来を教えるのだろうか？　人間にも前進するときというものがある。そのときを、どうやって知るのか？　渡り鳥と同じように、人間もたしかに知っている。耳をかたむけさえすれば、内なる声が聞こえる。未知の世界へと旅立つときを告げる、はっきりとした声が」（エリザベス・キューブラー・ロス『人生は廻る輪のように』［上野圭一訳、角川書店］）

第5章 ヒトの認知能力を飛躍させる

狩りと物語り

イカルイトの北側にあるモダンなアパートで、中心がまだ生《なま》のカリブーのジャーキーを噛みながら、わたしは伝統的なイヌクティトゥト語の地名が散らばる大きな等高線図の前に立っていた。わたしの隣にいるダニエル・トーキーは、バフィン島の西端の沿岸部に位置する芸術で有名な町、ケープドーセット出身の37歳のハンターだ。トーキーはその日わたしたちが行く予定の湖を指さした。いまわたしたちが立っている場所から北へ30キロほど行ったところにある、クレイジー湖と呼ばれる湖だ。イヌクティトゥト語の名はタシルク湖。浅くて奇妙な形をした、湖のふりをした湖という意味だ。トーキーはライチョウを狩るつもりだった。ライチョウは白い羽毛をまとった鳥で、そのなめらかで暗紫色の肉は生《なま》で食べるとことのほかおいしい。わたしが追い求めていたのは〈イヌクシュイト〉(〈イヌクシュク〉の複数形)だ。〈イヌクシュイト〉は形も大きさもさまざまに異なる石を積み重ねた構造物だ。イヌクティトゥト語では、〈イヌクシュイト〉という言葉は「人間として機能するもの」を意味する。数十の石からなるものもあれば、2、3個しか使われていないものもある。その目的も、ナビゲーション、狩り、肉の保存など、さまざまだ。クレイジー湖周辺に行けば非常に古い〈イヌクシュイト〉が見つかると教えてくれたのは、ソロモン・アワだった。そこまでの案内役を、トーキーが買って出てくれた。

わたしはヌナブト・アークティック・カレッジでトーキーと会った。トーキーはつい最近、その大学で2年間の野生生物管理トレーニング課程を修了した。ハンサムで気さくなトーキーは熱心なハンターで、この土地の移動にかけては無尽蔵の知識の源でもある。「それこそ彼の愛すること、彼のしていることなんですよ」と、トーキーの教師のひとりであるジェイソン・カーペンターは言う。「フロリダでのバケーション？　とんでもない。彼が求めているのは、このフローエッジへ行くこと、アザラシの子を仕留めることなんです」。トーキーが特に情熱を注いでいるのはオオカミだが、狩りの対象はカリブー、セイウチ、ホッキョクグマ、キツネだ。2009年には、ケープドーセットで100年ぶりに行なわれたホッキョククジラ漁に参加した。ハンターたちは沖あい40キロほどのところでクジラを発見し、一番砲手だったトーキーは体長15メートルのクジラを最初に撃った。クジラが死んでから、船で引いて岸にたどり着くまでに8時間近くかかった。海岸にはおよそ500人が集まり、ハンターたちを出迎えて獲物をわけあった。

「あなたの気が咎めないように、GPSは持っていかないつもりです」。トーキーはにやりと笑いながらそう言った。いずれにしても、トーキーはその装置を使って移動するのを悪手と見なしている。「近道もできないし、1本のルートしかない。崖があるのを（GPSが）知らないこともある。

だから、あまり頼れません。GPSを使うのは、まったいらな平原にいるときか、猛吹雪のときくらいです」。父親や町の仲間たちとカリブーを狩っていた少年時代のトーキーにとって、地図もGPSも使わずに、群れを追って夜中に4、5時間移動するのは、ごく普通のことだった。昨今では、GPSを装備した高速スノーモービルの普及によりハンターたちの行動範囲が拡大し、カリブーの数がここ数年で激減した。「スノーモービルを使えば、以前の1日の行程よりも遠くまで移動できる。それまでは絶対に無理だった場所へ行けるようになって、狩る数がどんどん増えていったんです」とトーキーは語る。「正直に言えば、わたしもその激減に加担してしまった。2週間ごとに、5頭のカリブーを狩っていましたからね」

トーキーの旅の思い出話を聞いていると、バフィン島の大半が彼の裏庭のような印象を受ける。トーキーはイカルイトからケープドーセットまでのひとり旅の話をしてくれた。スノーモービルで19時間半かかるその旅では、一睡もせずに古い道跡をたどったという。なかには、話にしか聞いたことのない道もあった。わたしたちがいま、壁にかかった地図を見ているのは、ひとえにわたしのためだった。わたしたちは外へ出ると、トーキーの木製〈カムティーク〉に荷物を積み込んだ。太陽は午前3時からすでに昇っていて、青空のあまりのあざやかさと空気のあまりの冷たさのせいで、わたしたちの周囲の地面がひび割れて火花を放っているように見えた。わたしたちはバックパックとクーラーボックス、シャベル、お湯の入った魔法瓶、それにバノック〔オート麦や大麦でつくったパン〕を青い防水シートの下に入れ、ベッドメイクをするようにシートの端を丹念にたくし込んだ。そりのランナー〔そり本体を取りつける細長い滑り材〕の隙間にロープを通し、荷物全体に巻きつけてかたく縛った。トーキーは偏光サングラスをかけていて、その輪郭が彼の日焼けした顔に描かれている。予備の燃料が入った5ガロン容器をそりに固定すると、トーキーは2挺のライフルを胸にかけた。そしてようやく、わたしたちはスノーモービルに飛び乗って、トーキーのアパートの裏から出発し、イカルイトの東を縁どる丘と谷を、目のくらむような陽光に包まれた果てしない岩と雪の領域をめざした。旅の目的は、狩りをすることだ。

人類はいったいいつ、あれほど多くの動物たちをあれほど正確なナビゲーターにしている生物学的ハードウェアを失ったのだろうか？　海馬がそれに取ってかわったのか？　神経学者のハワード・アイヘンバウムが指摘したように、海馬の化石記録は存在しない。1万年前に海馬が何をしていたかを知るすべはない。科学者たちには、その進化を推測することしかできない。とはいえ、海馬が非常に古く、少なくとも数億年前からあるという事実は重要な手がかりになる。2億5000万年前にヒトとの最後の共通祖先を共有していた鳥類、さらには両生類、肺魚、爬虫類にも、内側外套と呼ばれる部位がある。内側外套は哺乳類の海馬に似た構造で、そうした脊椎動物で海馬と同じく空間タスクを担っている。そこから浮上するのが、生物が多様化して分岐するあいだも空間認知の一部の特性が保存されてきた一方で、別の特性が特定の生態や選択圧に応じて適応したという可能性だ。しかし、ヒトとそのほかの脊椎動物のあいだにある深い部分での進化上の共通点や、記憶とナビゲーションの認知機能に関する海馬の役割を考えに入れても、依然としてひとつの疑問が残る。いったいなぜ、ヒトでは海馬の大きさと生活上の役割がこれほど大きく飛躍したのだろうか？　あるいは、心理学者のダニエル・カササントにならって、こう言いかえてもいい。「進化的な時間で言えばまばたきひとつのあいだに、いかにしてあさり屋が物理学者になったのか？」。もしかしたら、いままさにトーキーとわたしが向かっているもの——狩り——こそが、人類独自のナビゲーション戦略と知能に貢献し、最終的に最も人間らしいとされる行為を生み出したのかもしれない。その行為とは——物語り《ストーリーテリング》だ。

痕跡から言語へ

シャーロック・ホームズとジークムント・フロイトには、ほとんど共通点がないように見えるかもしれない。一方はフィクション上の探偵、他方は精神分析の分野を開拓した医師だ。にもかかわらず、イタリアの歴史学者カルロ・ギンズブルグによれば、ホームズとフロイトは、その仕事が特定のタイプの情報を掌握することに関係しているという点で、驚くほどよく似ているという——推測的知識、もしくは証拠にもとづく知識と呼ばれるタイプの情報だ。ギンズブルグはこの種の知識を「一見すると重要そうでないデータから、直接的には説明できない複雑な現実を構築する能力」と表現している。このデータはたいていの場合、足跡、芸術作品、断片的な文章のような、過去の痕跡で構成される。そうした痕跡は、フロイトの場合は患者に見られる症状、ホームズのケースでは犯行現場で集めた手がかりだ。

19世紀後半には、証拠にもとづく知識がパラダイム〔ある時代のものの見方・考え方を支配する認識の枠組み〕として台頭し、美術史から医学、考古学にいたるまでの幅広い分野に——そしてアーサー・コナン・ドイルやフロイトといった人物に影響を与えたとギンズブルグは指摘した。とはいえ、影響が見られたのはその時期でも、そもそもの起源はそれよりもはるかに古いとギンズブルグは考えていた。ギンズブルグの主張によれば、証拠にもとづく知識の起源は、人類の狩人《ハンター》としてのスキルにあるという。１９８６年の著書『神話・寓意・徴候』（竹山博英訳、せりか書房）のなかで、ギンズブルグは次のように書いている。

人は何千年もの間、狩人だった。そしていくたびも獲物を追跡するうちに、泥に刻まれた足跡や、折れた枝、糞の散らばりぐあい、一房の体毛、からまりあった羽毛、かすかに残る臭いなどから、獲物の姿や動きを推測することを学んだ。人は絹糸のように微細な痕跡を嗅ぎつけ、記録し、解釈し、分類することを覚えた。人は密林のしげみや、罠でいっぱいの空き地で、こうした複雑な精神作業を一瞬のうちに行なえるようになったのである。

ギンズブルグに言わせれば、狩人も探偵も歴史家も医師も、みな徴候を読むというパラダイムの一部ということになる。たとえば狩人の場合、足跡を読みとって解釈すれば、ひとつながりの物語を編むことができる。そして、その物語という概念は、狩猟社会に起源を持っている可能性があるとギンズブルグは主張している。「おそらく狩人は『物語を語った』最初の人だったのだろう。というのは狩人だけが、獲物の残した無言の足跡の中に、首尾一貫した一連の出来事を読むことができたからだ」

一部の言語学者の説によれば、最終的に記号的言語へといたる人類最初の原言語は、動物の居場所や水源などの特定の状況や場面を自分以外の者に説明しようとする狩猟採集民の努力から生まれた可能性があるという。言語学者のデレック・ビッカートンは『自然のニーズを越えて（*More Than Nature Needs*）』のなかで、言語が移動に対処するための策、言いかえれば、現在地には物理的に存在しないものを説明して行動計画を調整する能力として進化した可能性を示唆している。ビッカートンはこのシナリオを「対立的腐肉あさり」説と呼んでいる。簡単に言えば、競争相手となる別の動物を追い払いながら肉を手に入れるために、大人数の集団を動物の死骸のある場所へ連れて行くという筋書きだ。おそらく、対立的腐肉あさりでは、空間描写と方向を示す言葉がきわめて重要だっただろう。したがって、そうした原初の会話にナビゲーションをめぐる情報が多く含まれ、その結果、ナビゲーションに関する語彙のニーズがますます拡大していった可能性がある。この説にしたがえば、言語の誕生は、ミツバチのダンスの人類版にすぎないということになる。「世界は名前をつけられる物体で構成されているという概念は、動物には想像の及ばないものだった」とビッカートンは書いている。「対立的腐肉あさりの人手を集めるという行為は、人類の祖先にその概念を否応なく認識させた。動物の死骸を発見したばかりの誰かが同種の集団の前に現れ、身ぶり手ぶりをまじえながら奇妙な音をたてるとき、その動機となりうるものは、情報伝達のほかにない。『あの丘の向こうで、マンモスが死んでいる。一緒に来て、運ぶのを手伝ってくれ！』」

腐肉あさりはやがて動物の追跡に、そして最終的には罠による捕獲にいたる。そして、罠による捕獲には、相当な量の抽象的で複雑な思考が求められる。イギリスの社会人類学者アルフレッド・ジェルによれば、動物の追跡ではハンターと獲物が身体的に対等な立場で対抗するのに対し、罠による捕獲ではハンターが獲物よりも上位に立つヒエラルキーが生まれるという。罠は動物の行動を利用する設計になっている。「動物の環境世界《ウムヴェルト》の、死を招くパロディ」をつくり出すもの、とジェルは表現している。罠は製作者のモデルであると同時に獲物のモデルでもあり、「両方の主役を結びつける劇的な連結点として、両者の時間と空間を一致させるシナリオ」を体現している。認知という点で言えば、罠の製作には、証拠にもとづく高度な思考が求められる。動物の動き、習性、生活を理解し、未来の行動を予測しなければならない。そして、罠は雄弁な痕跡でもある。「そのなかに、製作者の心と獲物の運命を読みとることができる」

おそらく過去には、誰もが生き延びるためにある程度の追跡技術を必要としていたのだろう。だがいまとなっては、少数の人だけが実践する失われた技術だ。とはいえ、オオカミを狩ったり罠で捕えたりしなくても、「追跡」の技術がわたしたちの日々の生活にどれほど深く、どれほど広く根づいているかを理解することはできる。人間という存在は、無数の推測と推論のうえに成り立っている。そのおかげで、自分以外の人や物、起きたことやこれから起きること、原因と結果に関して結論を導き出すことができる。わたしたちは絶えず心のうちで物語を語り、それを現実と照らしあわせて検証している。ギンズブルグの唱えた証拠にもとづくパラダイムは、あまりにも多くの人間の思考の根底にあるように思える。

わたしは進化哲学者のキム・ショー＝ウィリアムズに話を聞いた。ショー＝ウィリアムズの考えによれば、ナビゲーションのそもそもの目的は彼が「道跡の読解」と呼ぶ行為にあり、狩りや追跡や罠による捕獲に役立っていた可能性があるという。カナダ北西部の片田舎で育ったショー＝

ウィリアムズは、多彩な分野からなるキャリアの持ち主だ。生態学の学位とニュージーランドの荒野でのオポッサム狩りの経験を持ち、映画のセットに関する仕事を経て、ビクトリア大学ウェリントンの博士課程に入学した。そしてその時期に、動物を罠で捕えていた子ども時代の経験が新たな意味を帯びるようになった。ショー＝ウィリアムズは、ある朝とつぜん訪れたひらめきの思い出を話してくれた。スクールバスに乗る前に、いつものように自宅近くに仕掛けた罠を点検していたときのことだ。「前夜に降った雪が薄く積もっていました。冬の川では、風が行ったり来たりして、雪の上に硬い外皮をつくる。それを、動物がハイウェイがわりに使うんです」とショー＝ウィリアムズは語る。「川沿いをぶらぶら歩いていたら、その跡が目に入りました。コヨーテとかキツネとか、いろいろな動物が残した跡です。その瞬間、ひらめいたんです。ヒトになる前のぼくたちも、これを読んでいたんだ、って」。そう思うと、はるか昔の祖先につながる意識の導管に触れているような感覚に襲われた。「本当にぞくぞくしました」

現在はニュージーランドで暮らすショー＝ウィリアムズは、動物の通った道を読む能力が350万年前から300万年前に自然選択を誘発したのではないかと語る。それにより、最初期の人類とされるわれわれの祖先で認知能力の進化が加速し、人類の系統の遺伝、形態、認知、行動に変化が生まれたという。その後、230万年前ごろの更新世初期に、人類の脳は大脳化〔脳が大きくなる進化〕し、相対的なサイズが拡大しはじめた。その変化は、記憶を保存し、効率的に食糧を採集するために必要なものだったとショー＝ウィリアムズは考えている。「最初の大脳化は、社会生態学的情報に関係していました。つまり、道の記憶、ノウハウの記憶、そしてある場所から別の場所へ移動する能力です」。動物や人の足跡の追跡は、ナビゲーションに役立ったはずだ。なにしろ、その印のつくる道をたどっていけば、ある場所から別の場所へ行き、道に迷った人を見つけ、集団のもとへ戻ることができるのだから。そうした追跡の実践は、劇的かつ複雑な認知の変化をもたらした。「追跡するためには、環境を移動する自分以外の主体の心的表象を描く必要があります」とショー＝ウィリアムズは説明する。「もっと効率的に移動して食糧を集めなければならなくなると、ナビゲーションはさらに大仕事になりました。方向を知る。自己中心的もしくは他者中心的視点をとる。そうした視点の位置関係を測る。それに、移動経過の把握も必要です」

ショー＝ウィリアムズは、進化と追跡をめぐる自説を「社会的痕跡説」と呼んでいる。この説によれば、人類という動物は別の人類や動物の残した痕跡を「読む」ことを覚え、やがてそうした印から過去の出来事の持つ意味を推測するようになったという。その結果、そこから生まれた物語をもとに未来の行動を予測し、仲間を探したり、捕食者を避けたり、狩りを成功させたりすることができるようになった。痕跡を読む能力を手に入れたわたしたちの祖先は、やがて道を示す独自の人工的な記号や象徴を、さらには身ぶりによる合図や話し言葉を使うようになり、最終的に書き言葉を生み出すにいたった（書物というものが、さまよう精神により紙に残された言葉の痕跡でなければ、いったいなんだというのか?）。社会的痕跡説によれば、仲間や動きまわる動物の刻んだ痕跡のパターンを視覚的に分析する種は人類だけであり、このスキルが認知という点で独自のニッチ、すなわち物語を語る知性というニッチを開拓したという。追跡者は痕跡を刻んだ者の「心と身体のなか」にいるところを想像し、物語を編み出す。そのためには、自己中心的な自己参照と別の主体の視点から見た他者中心的な感覚が求められる。「心のなかで、罠を仕掛ける場所にいつか近づくであろうターゲットの動物を思い描く。そのときには本質的に、自分がターゲットの動物の心と身体のなかにいると想像する必要があります」とショー＝ウィリアムズは言う。「罠や落とし穴を仕掛けるときには、想像のなかで自分に置き換えた動物が何を知覚し、どんな精神状態になるのか、その可能性にしたがってすべてを整えます」。この戦略のなかにこそ、ほかの動物とは違う独特の存在として人類を形づくることになった特性――自己投影、ロールプレイ、高度な道具の使用、未来の計画、記号を使ったコミュニケーションといった特性の起源があるという。

　この一連の認知的発達は、想起意識の誕生を説明するものでもある。想起意識とは、時間のなかの存在物としてみずからの体験を認識する能力のことだ。想起（オートノエティック）という語は、「知覚する」を意味する古代ギリシャ語を語源としている。この用語は、統合失調症研究の文脈で使われることもある。自分の思考が外部の発生源から来ていると信じる統合失調症患者は、想起失認とされる。１９７０年代には、著名な実験心理学者エンデル・タルヴィングをきっかけに、想起意識に注目が集まった。タルヴィングは、過去の出来事の記憶であるエピソード記憶を、文脈とは切り離された事実を意識的に引き出す意味記憶とは異なるものとして区別した。タルヴィングに言わせれば、エピソード記憶はいわばシステム内の接着剤だ。それがあるおかげで、主観性、想起意識、そして体験をつなぎあわせ、一貫した自己認識感覚を維持することが可能になる。このエピソード記憶システムがあるからこそ、わたしたちは時間のなかで自分の位置を見定め、過去へ戻り、未来へ行くことができる（「見通す《プロスコピー》」または「見晴らす《プロスペクション》」と呼ばれるプロセスだ）。

人間と動物をわけたのはその能力だとタルヴィングは考えている。「一般的には、多くの動物が過去の体験を記憶する能力を持つとされている」と彼は書いている。「だが、人間のようなエピソード記憶——主観的な時間認識、自己認識、想起意識という点から定義されるもの——が人類以外の種に存在するという証拠はない」。ここで言われているのは、特定の出来事の内容や起きた場所、起きた時間を動物が記憶できないということではなく——前章で触れたカケスの研究ではその記憶能力が示されている——そうした動物の記憶は単純で一過性のものであり、人間の認知能力の特徴である深遠な想起意識とは異なる可能性があるということだ。一方で、迷路を使った最近のラット研究の結果を根拠に、この主張を疑問視する研究者もいる。ニュージーランドの心理学者マイケル・コーバリスによれば、眠っているときのラットの海馬の活動からは、過去を再生しているだけでなく、未来の探索を予期していることがうかがえるという。これはメンタルタイムトラベルが人間以外の動物にも存在することを示すもので、人間に固有なのはその複雑さの程度だけなのではないかとコーバリスは考えている。だが、タルヴィングはこう主張する。

そうした主張をめぐる昨今のポリティカルコレクトネスの風潮を心配している人のために、取り急ぎ指摘させてほしい。ヒト以外の種の行動能力と認知能力の多くは、ヒトと同様、それぞれの種に固有のものだ。すぐに思いつくだけでも、コウモリのエコロケーション、魚類に見られる電気感知、渡り鳥の遺伝的に決定されたナビゲーション能力などがあるが、そのほかの例も数かぎりなく存在する。さらに言えば、そうした能力——常識で考えれば不可思議だが、実際には確固たる現実のもの——こそが、鳥やそのほかの動物におけるエピソード記憶の存在に対する懐疑論者の立場を守る根拠になっている。進化はおそろしく巧妙な職人だ。生物に目をみはるような偉業を達成させるために、必ずしも高度な自意識を与える必要はない。

痕跡読解説にしたがえば、かつては痕跡をつなげた道だったものが、ナビゲーションや食糧採集、水探し、経路の記憶、狩猟に広く利用される戦略に発展し、その結果、人類は過去の体験や他者の体験の記憶をつないだ物語をもとに、テリトリーやルートからなる豊かな心的地図を作成するにいたったということになる。記憶能力の向上に伴い、わたしたちの収集する自然史情報——季節の変化、動物の移動パターン、繁殖サイクル、生息場所などをめぐる情報——は増えていった。そのすべてを習得するには、時間とエネルギーが求められる。それが幼児期と年少期を、そして子どもの神経発達の期間を長くした可能性もある。このプロセスから出現したのが、空間と時間のなかでみずからの体験を整理し、広範囲を動きまわり、脳内で複雑な地図と順序を構築できるようになった生物だった。やがて、記号を使ったコミュニケーションを、さらには言語を掌握したその生物は、そうしてつくられた地理的かつ伝記的な物語を他者に伝えるようになっていく。

〈イヌクシュク〉が伝えるメッセージ

トーキーとの狩猟旅行に出てまもなく、わたしは北極の景色のなかを移動するのに慣れない人に起きがちの問題に遭遇しはじめた。目が縮尺を、ひいては距離を知覚できなくなったような気がするのだ。アメリカ東部に暮らすわたしは、視野が背の高い物体——木、ビル、街灯柱——であふれ返るのに慣れている。わたしの脳は無意識のうちにそれを参照ポイントとして解釈し、景色のなかの特定の場所と自分とのあいだにどれくらいの空間があるかを判断する。北極圏では、いちばん背の高い木は30センチのヤナギで、わたしの見慣れたオークやマツよりはむしろ盆栽に近い。丘と山は参照ポイントになるが、ひとたびツンドラに入ると、岩が最大の物体になる。数百メートル先にあると思っていた岩が、実はほんの数十メートルしか離れていなかったこともたびたびあった。景色の単調さが、わたしの脳を攪乱していた。トーキーはこの問題とは無縁だった。「あなたには全部おなじに見えるかもしれないけど、わたしの頭のなかでは、とても細かい違いがある」と彼は言う。「細部を頭に入れるときには、小さなものに注意します。何かを通りすぎたら、後ろを振り返る。その角度からだと、違ったものが見えるからです。細部を残らず、頭に入れるようにするんです」

時速80キロで走っているときでさえ、トーキーは景色を入念に見まわしてライチョウの気配を探すと同時に、スノーモービルを転覆させるかもしれない、前方に迫り来る岩やクレバスに注意を払っていた。わたしは頭のなかでルートを追おうとしたが、すぐに現在位置がわからなくなってしまった。そのうえ、高度が上がるにつれて、気温の低下にも注意を削がれるようになった。顔が凍りはじめたので、わたしはコートを引っぱり上げて鼻を覆った。1分よりも長く手袋を外したままでいると、指が痛みはじめる寒さだ。しばらくして、トーキーがスノーモービルの速度を緩め、止まって地面を指さした。「あれで方向を見極めます」とトーキーは言った。よくよく見ると、いくつかの岩がある。「岩の後ろの雪が見える?」とトーキーが言った。「あれを見れば、卓越風の風向きがわかります」。たしかに、岩の風下側では雪が畝《うね》になっていた。根元が広く、先端へ行くにつれて細くなるその形は、風が岩にぶつかり、その障害物をまわり込んでできたものだ。これは〈ウカルラク〉――海氷の上で見られる、舌の形をした構造――とはまた別の種類の〈サスツルギ〉で、〈キムギウク〉と呼ばれる。地面にある突出物の後ろにできる、先の細くなった畝のような構造だ。このあたりでは、卓越風は北西から吹いている。そして、〈キムギウク〉の畝はどれも、その方角から風が吹いていることを示していた。スノーモービルが進むにつれて、わたしは〈キムギウク〉がいたるところにあることに気づきはじめた。手のひらに収まりそうな小さな岩にさえ、南東を指す小さな畝がある。右手にある大きな丘を通りすぎたときに、その丘の後ろにも巨大な〈キムギウク〉があることに気づいた。山全体なら、倒れた高層ビルサイズの〈キムギウク〉をしたがえているのではないだろうか。わたしは太陽の位置に注目した。1年のこの時期には、太陽は南から昇り、夜遅くに北に沈む。〈キムギウク〉と太陽に挟まれて、わたしは唐突に理解した。スノーモービルでどれだけ曲がりくねったルートを走ったとしても、いまのわたしには、イカルイトのある場所と自分たちの向かっている方向が正確にわかる。その完璧に近い状況では、道に迷うことなどほとんど不可能に思えた。そのときはじめて、わたしは景色を読んでいるような気分を味わった。

やがて急斜面に行きあたると、わたしたちはその上までのぼった。なだらかな椀の縁にあたる位置にいるわたしたちの眼下には、雪に覆われた巨大な平原が広がっている。それが、がちがちに凍ったクレイジー湖だった。縁に沿って進むと、やがて遠くに特徴的な石積みが見えた――〈イヌクシュク〉だ。トーキーはスノーモービルをその脇に寄せ、わたしたちはスノーモービルを降りてじっくり観察した。1メートルにわずかに満たないほどの高さで、6個のメロン大の石の上に、長さ60センチほどの長方形の石がひとつ載っている。てっぺんに置かれた厚みのあるピンクがかったその石は、上面が平らで、緩やかに傾いている。土台の石にぴったりはめ込まれているので、相当な力をかけなければ動かせないだろう。トーキーは両手でその平らな石を撫で、触覚で形を探りはじめた。トーキーによれば、表面のところどころに地衣類が生えているから、これは古い〈イヌクシュク〉だという。北極の気候では、地衣類がそこまで成長するには何十年もかかる。「ほら、真ん中の石、その形が一方向を指しているのがわかるでしょう」。たしかに、その石は片側がやや狭くなり、南西を指しているように見えた。おおむねイカルイトのある方角だ。この〈イヌクシュク〉はイカルイトが恒久的な定住地になる以前につくられた可能性が高いため、もしかしたら海岸の方角を示しているのかもしれない。たしかなところはわからない。

〈イヌクシュク〉の研究に数十年を費やしてきた北極研究家のノーマン・ハレンディは、〈イヌクシュク〉を旅人の記憶術として機能する石と表現している。ハレンディが記録した〈イヌクシュク〉はバフィン島南部だけでも18種類にのぼり、それぞれに違う名前と用途がある。〈アルカリク〉は仕留めたカリブーの場所を示すもの、〈アウラクト〉はカリブーを怖がらせるためのものだ。雪の深さ、食糧の保存場所、危険な氷、魚の産卵場所、黄鉄鉱や石鹸石がとれる場所を示すものもある。ハンターがカリブーの群れをみずからの槍のほうへと導くために、フェンスのようにずらりと〈イヌクシュク〉を並べることもあった。あるいは、骨をぶら下げて風をとらえ、その音が大地を渡って遠くの旅人に届くように設計された〈イヌクシュク〉もある。

〈イヌクシュク〉の重要な目的のひとつが、ナビゲーションの補助だ。石の積み重ねにより、最善の帰路、島から見た本土の方向、地平線の向こうにある場所、季節ごとに移動する動物のいる場所が示される。この目的を達成するために、〈イヌクシュク〉は多種多様なデザインをとる。〈トゥラールト〉は、対象となる何かを指し示している。〈ニウングバリルク〉には窓のような構造があり、そこから景色を覗くと、遠くにある目標にあわせて自分の位置を調整できる。「混乱を取り除くもの」を意味する〈ナルナイクタク〉という名を持つ〈イヌクシュク〉もある。ハレンディは次のように書いている。「(イヌイットにとって)視覚化の能力——風景やそこにある物の細部を残らず頭に刻む能力——は、生存に欠かせないものだった。……このスキルの一角をなしているのが、複数の場所の位置関係を記憶することだ。そして、特徴のない景色が延々と続くところでは、イヌクシュクがおおいに役立った。才能のあるハンターは、長老の知るあらゆるイヌクシュクの形状に加え、それぞれの所在地と置かれた理由を記憶していた。その三つの重要な情報がなければ、イヌクシュクの伝えるメッセージは不完全なものになる」

石を積み重ねただけの構造のわりに、〈イヌクシュク〉には驚くほどの耐久性がある。カールトン大学の考古学者シルヴィー・ルブランは、バフィン島北部のポンド・インレット近くにある〈イヌクシュク〉を研究している。そこでは100個ほどの石の構造が鎖のように連なり、湖から湾の入り口までのルートを描いている。おそらく、ドーセット文化以前からチューレの時代、そしてイヌイットにいたるまでのあらゆる北極圏文化の人々が利用していたのだろう。長さ10キロに及ぶその鎖は、記録に残るこの種のナビゲーション・システムとしては最長のものと見られ、存続期間は少なくとも4500年を超えている。

〈イヌクシュク〉を解読するロゼッタストーンは存在しない。ひとつひとつが独特なその構造は、そのとき使える石を探し、その形と重さを検分し、組みあわせてメッセージを吹き込んだ人物によって組み立てられたものだ。それを解読するためには、そのときはたらいていた知性を推測し、自分自身を創作者の精神に重ねあわせなければならない。どこへ行こうとしていたのか？　何を求めていたのか？　この石をとおして何を言おうとしたのか？　意図を見抜くのに多少の時間がかかるとしても、創作者たちの叡知を絶対的に信じているとトーキーは言う。〈イヌクシュク〉の配置を調べたおかげで、より良いルートを推測できたこともたびたびあったという。この地を移動する別の人たちも、〈イヌクシュク〉を見ると、それが方向指示や狩猟のために使われているものでなくても、深い慰めと安心感を得られると話していた。積み重なった石の姿は、たとえ数百年前だとしても、かつて誰かがたしかにそこにいたことを伝えている。イカルイトに住むある人は、400もの〈イヌクシュク〉が並ぶルートをたどり、イカルイトからパングナータングまで、16日をかけて犬ぞりで移動した。〈イヌクシュク〉には神秘的な性質があると話す人もいる。猛吹雪に巻かれ、絶対に道に迷うという恐怖を感じはじめたまさにそのときに現れるのだという。

持続可能な連鎖

スノーモービルに戻る途中、わたしは石の集まりを指さし、「〈イヌクシュク〉？」とトーキーに訊いた。「違う。あれはただの石だと思いますよ」とトーキーは丁寧に答えた。人間の精神のなせるわざと自然の気まぐれとを見わけるのは、思いのほか難しかった。風、雪、物理的作用、偶然、そして時間は、それぞれ思いのままに一種独特のデザインを生み出す。たとえば、大きな石がそれよりも小さな石の上で危なっかしくバランスをとっていたりする。単純な〈イヌクシュク〉かもしれないものと自然の創造物とを区別するためには、なぞなぞのような人間の創意工夫――微妙で、筋道がとおっていて、独特なもの――を景色のなかからひとつひとつ拾い上げなければならない。

トーキーはまだライチョウを1羽も目にしていなかったが、絶対に仕留めると心に決めていた。そこで、わたしたちはさらに東へ、陸地の奥へと進み、白い翼のはためきが見えないかと絶えず丘の斜面に目を走らせながら、南北の軸に沿って湾へといたる谷底をさかのぼっていった。わたしは二度、「ライチョウ!」と叫んだが、その1秒後に、自分の見ているものは巨大なシロフクロウの翼だと気づいた。地面近くを漂いながら、彼らもまた狩りをしているのだ。「どうりで、鳥が全然いないわけだ」とトーキーは残念そうに言ったが、わたしは興奮していた。1羽のユキホオジロが、目の前の細い踏みわけ道を横切っていった。わたしはふと、ハロルド・ギャティの本で読んだ話を思い出した。グリーンランドを旅していたある探検家が、オスのユキホオジロの歌を聞きわけて霧のなかで帰路を見つけた同行者に驚嘆した話だ。

午後遅く、わたしたちは休憩をとり、谷底で茶を飲んだ。そこでは雪が解けはじめていて、新鮮な水の細流が何本もツンドラを走っている。わたしたちはガンコウランが茂るやわらかい地面に座り、小さな紫の果実をいくつかつまんだ。果実は雪解け水の水分を吸ってふっくらとしていた。わたしたちからそう遠くないところに、古いテントの跡があった。旧世代のイヌイットの旅人たちが残した、打ち捨てられた石のサークルだ。わたしたちはそこで、トーキーが加わっているイカルイトのハンターたちの中核的グループの話をした。彼らにとって、狩りは単なる週末の娯楽ではなく、生活の手段であり、習慣であり、イヌイットの伝統との日々の交流でもある。だが昨今では、ハンターとして生計を立てるのは難しい。イヌイットの伝統では、仕留められた動物は、ハンターの技術と誠実さを称える贈りものとしてみずから身を捧げたのだと見なされる。獲物の肉は個人ではなくコミュニティの財産であり、ハンターが新鮮なアザラシや魚を無償で提供し、高齢者や家族のネットワークを支援することも多い。みずから仕留めた肉を売らずに地域でわけあうハンターたちは、ときに社会福祉に頼ったり、仕事をするために狩りに出る回数を減らしたりすることを余儀なくされる。その結果、ヌナブトでは伝統的な食糧が不足し、それがこの地域をしつこく悩ませる食糧不足の一因になっていると指摘されてきた。

「いまのところ、ハンターは狩りに出て獲物を持ち帰っても、無償で手放してしまいます。それはすばらしいことですが、経済的に持続可能な連鎖をつくる手だてがないのは問題です」。のちに取材したヌナブト準州経済開発交通局のコンサルタント、ウィル・ハインドマンはそう話した。「過去にも、獲物は共有されていました。でも、その一部は犬たちの餌になり、また狩りに出るための資源として使われた。現在では……140キロの魚を持ち帰っても、それでスノーモービルを修理するすべはありません……ここでは、最高のハンターたちが最低の装備を使っています。厳しい状況です。ハンターとして生計を立てることはできないんです」。肉を売って金を稼ぐことに対する抵抗が薄れる兆しは、若干ながら見えている。たとえば、2万人が参加している「イカルイト・スワップ／シェア」というフェイスブック・グループでは、仕留めたばかりの肉が手づくりの子ども服や中古の電化製品と並んでしばしば売りに出されている。

トーキーとわたしは煙草を吸ってから、魔法瓶をしまった。さらに何時間か海岸に向かって移動し、今回の狩りはあきらめようと決めたころ、スノーモービルの跡が縦横に走る小高い丘に行きあたった。トーキーはスノーモービルの速度を上げて急斜面を駆けのぼると、頂上で急旋回させた。一瞬、スノーモービルは地面との接触を失い、重力が胃を揺さぶった。わたしたちは「ポフッ」という音とともに着地し、笑いながら丘のふもとへ戻ると、息が整う間もなく、また同じことを繰り返した。谷の終点、陸と海が出会うところで、わたしたちは険しい崖を下りて氷の上へ出られる道を探したが、結局はあきらめてツンドラに戻った。遠くにホッキョクギツネが見えた。岩陰をぶらぶらと歩き、ときおり立ち止まっては、そちらを眺めるわたしたちを眺め返している。ようやくスノーモービルをアパートの裏手に停めたときには、ふたりともおなかがすいていた。トーキーはボール紙をキッチンの床に置き、以前の狩りの戦利品である生《なま》のカリブーの脂肪のかたまりと赤身を薄く切りはじめた。脂肪はバターのようで、麝香《じゃこう》に似た繊細な香りがついていた。風焼けと寒さでくたくたになったわたしは、借りている部屋に戻ると、薄明かりがいつまでも続く北極圏の春の夜をぐっすり眠って過ごした。

地名がもたらす心象風景

翌日、わたしは800メートルほど歩いてイカルイトの町へ行き、「イヌイット・ヘリテージ・

トラスト」の事務所を訪ねた。ヌナブトが準州として独立したことを受けて1994年に設立された組織で、考古学遺跡の保存や民族学研究をつうじたイヌイットの独自性の保護を使命に掲げている。この組織の持つ権限のひとつが、伝統的なイヌクティトゥト語の地名の記録だ。その目的は、イヌクティトゥト語の地名を公的手続きに耐えるものにし、カナダ政府が今後作成する地図に記載できるようにすることにある。事務所を訪ねたわたしは、地名プロジェクトのマネージャーを務めるリン・ペプリンスキに話を聞いた。長身で熱血タイプのペプリンスキは犬ぞりのベテランで、仕事のためにヌナブト全域のさまざまなコミュニティを訪ねては、延べ数百時間を費やして高齢者やハンターとともに地図を熟読してきた。イヌイット・ヘリテージ・トラストはこれまでに1万にのぼる伝統的な地名を記録したが、その仕事はまだ終わっていない。

地名はイヌイットのウェイファインディングの本質をなす要素だ。地名を覚えれば、旅人が自分の居場所を知り、内陸や沿岸部にあるルートの順序を思い出すよすがになる。そしてイヌイットは、入江、丘、川、小川、谷、崖、キャンプ地、湖などの地形のごく細部に注目した名前を量産してきた。それとは対照的に、フロビッシャーなどの欧州人の関心は、陸地全体に名前をつけることにあったとペプリンスキは言う。その目的は地図作成と征服にあり、多くの場合は人名にちなんだ地名がつけられた。「探検家がほしいのは、その地域全体の地図です。そして、名前をつける必要があるのは、水路を遮る陸地です」とペプリンスキは言う。「土地そのものを使いたいイヌイットにとって、（そうした名づけ方法は）無意味です」

イヌイットの地名のなかには、非常に具体的なものもある。「動物の心臓のような形をした」と呼ばれる島もあれば、「パーカのフードの先端」という名前の島もある。絵で説明するようなそうした描写は、いちども訪れたことのない人がその場所を認識するのに役立ったはずだ。「イヌイットの言葉がわかるイヌク〔イヌイット族の一員〕なら」とペプリンスキは言う。「その場所がどんなようすなのか、名前から心象風景を描くことができるでしょう」。1970年代に作成され、ヌナブトが土地所有権を主張する根拠になった3巻組の報告書に記載された証言のなかで、ある女性が地名のはたらきをこんなふうに説明している。「広さや形をもとに名前をつけることもあります。場所やキャンプ地、湖の名前は、どれもわたしたちにとっては重要です。なぜなら、わたしたちはそんなふうに――名前とともに移動しているからです」とその女性、ドミニク・トゥンギリクは語っている。「場所に名前がついているだけで、たとえ見知らぬ場所でも、どこへでも行くことができるんです……移動中に出会う名前のほとんどは、とても古いものです。わたしたちの祖先がその名前をつけた。祖先たちもそこを通っていたからです」

ペプリンスキを中心とするチームが記録するのは、まだ「生きている」名前、つまり口承で地名を受け継いだ高齢者たちの直接の知識にもとづく名前だけだ。でも、将来の世代のイヌイットは、政府の公式地図やグーグルをつうじてそうした地名の多くを継承するかもしれない。現在のところ、グーグル・マップでバフィン島を検索すると、欧州人の入植者の時代とさほど変わらない概観図が表示される――ほとんど空白なのだ。もちろん、衛星画像の精密さのおかげで、海岸線は細かいところまで表示される。ところが、土地そのものは、小さな島のように点在するイカルイトなどの居住地を除けば、荒涼とした不毛の地のように見える。地名プロジェクトは、それを変えるはずだ。ペプリンスキのチームがまとめた地名をヌナブトの立法機関が認可したら、グーグルはその地名の記載を法的に義務づけられることになる。バフィン島をはじめとするカナダ北極圏東部は、実際の姿と同じように——何千年にもわたって人々が行き来してきた風景として表示されるようになるだろう。

21世紀のいま、そうした地名を公式なものにすることには、象徴的にも実際的にも大きな意味がある。イヌイットの知識と伝統の根本的な正統性が認識されるだけでなく、スマートフォンやガジェットを装備した若者たちでも、祖先がかつてナビゲーションに使っていた名前を覚えられるようになるからだ。理想を言えば、アワやトーキーと同じやり方——その土地をじかに体験するという方法で覚えられるかもしれない。地図や教室での学習は、ウェイファインディングの技の維持という点ではたいして役に立たないとアワは話していた。外へ出て、その土地との自分なりの関係を育み、地勢を記憶する。それこそが、伝統を生かしつづける方法なのだ。教育方針の変化は（おそらくスノーモービルやGPS以上に）若い世代のウェイファインディングのスキルを損ねているとアワは考えている。「きちんとした方法で教わらなかった人は、道に迷いやすい」とアワは言う。「ナビゲーションの方法を学びたいのなら、外へ出なくては」

イヌイットの伝統の復興と運命は、わたしのイカルイト滞在中にたびたび話題にのぼった。多くのネイティブアメリカンやファースト・ネーション〔イヌイット以外のカナダの先住民族〕のコミュニティと同じく、イヌイットもアルコール依存症、糖尿病、鬱病、ドメスティック・バイオレンスの発生率がほかの集団よりも高い。カナダ政府とのあいだで結ばれた土地請求権協定ではイヌイットの自己決定権が法制化されたが、植民地化政策や強制移住、さらには1世代にわたって子どもたちを彼らの生まれた文化から引き離した寄宿学校の影響は、いまもそこかしこで感じられる。

ハンターやイヌイットが完璧に操っていた伝統的なウェイファインディングの技術は、事実上すでに絶滅しているか、そうでなくても恒久的な定住や科学技術の犠牲になって近いうちに姿を消すだろうと語る人も多かった。わたしが町に着いたときには、つい最近あったばかりの捜索活動の話題でもちきりだった。行方不明になっていた3人のハンターは、イカルイトの160キロ南で発見された。これは不可解だった。というのも、彼らはもともとパングナータングをめざし、北へ行くルートをとっていたからだ。ハンターたちの説明によれば、悪天候で方向がわからなくなり、廃屋に身を寄せていたという。その後、スマートフォンのGPSに導かれてまちがった方向に進み、2・3日経ったところでようやく、GPSが正しく動いていないことに気づいた。命を落としていたかもしれない、ぞっとするようなミスだ。捜索活動の費用は34万カナダドルを超えた。

とはいえ、わたしはヌナブトでの経験から、イヌイット文化の存続に関して耳にした暗澹たる予想の多くに疑いを抱くようになった。たしかに伝統は形を変え、変容し、適応してきたが、忘却とはほど遠いように見える。ある晩、わたしはイカルイトにある〈ストアハウス・バー〉へ足を運んだ。薄型テレビとビリヤード台のある人気のたまり場だ。水曜日にしてはびっくりするほど賑わっていた。あらゆる年代の男女が赤や青の光のシャワーの下でエレクトロニック・ミュージックにあわせて踊り、ドリンクを買う列があまりにも長いせいで、誰もがいちどに2杯ずつ注文している。モルソン〔カナダのビールブランド〕とウイスキーを注文してわたしが座ったテーブルには、ショーン・ノーブル＝ノウドルクとその友人のトニーという先客がいた。ふたりは幼いころからの友人どうしで、同じ学校に通っていたという。いまも一緒に狩りへ行く仲で、どちらも北極の太陽の下で長い時間を過ごしてきたことを物語る印を身につけていた——サングラスの輪郭を描く、目のまわりの黒っぽい日焼けだ。

春の狩りが本格化していて、今シーズンはじめてガンを見たとふたりは話した。海氷はとてもなめらかで、時速110キロのスピードを出してスノーモービルで湾を走れるほどだった。まさに飛ぶようなスピードだ。その日はショーンの21歳の誕生日で、良い1日を過ごせたという。狩りが彼らの生活の中心にあるのは明らかだった。ふたりは誇りと敬意のこもった口ぶりで、子どものころに親戚から狩りを教わったことを、そしてこれまでに見てきた数々の場所や動物たちのことを話した。わたしたちはふたりのスマートフォンに入っている写真を覗き込んだ。「これは弟と、やつが初めて仕留めたホッキョクグマだよ」。ショーンはそう言いながら、堂々たる白いクマの写真を指さした。見事な狙いで肺を貫いた1発の弾丸の痕が残っている。このクマを仕留めたとき、ショーンの弟は9歳だった。ふたりは氷の上にいるアザラシの赤ちゃんの写真も見せてくれた。うるんだ大きな黒い目で、カメラをじっと見ている。突然、このアザラシは殺されてしまったのだという哀惜の痛みに襲われたわたしは、それを正直に打ち明けた。「おれたちは、動物を軽視してはいけないと教えられている。絶対にね」とショーンは言った。

わたしたちはドリンクをしばし置き、外の冷気のなかに出た。店の外では、老いも若きも一緒になって立ったまま煙草を吸っている。その多くは、氷点下の気温にもかかわらずTシャツ姿だ。

「あなたたちは、狩りのときにどうやって道を見つけているの？　GPSは使っている？」とわたしは訊いた。「まさか！」とショーンは答えた。その質問に驚いたようだった。「自分の道くらい、自分でわかるよ」。ランドマークと〈サスツルギ〉を使うし、父親からもルートを教わるとショーンは話した。店内に戻ると、ショーンたちは友だちの伝説的な狩りについて熱弁をふるいはじめた。アークティック・ベイやグリスフィヨルドといったさらに北の地域に住むハンターたちや、ときおりトラックで海氷の上に乗り込み、いちどなどは素手でシロイルカの尾をつかまえたという友人の話だ。その物語は、若者らしい法螺と誇りに満ちていた。真夜中ごろ、わたしが店を出て帰ろうとしたときも、ショーンたちはまだ祝杯をあげていた。それなのに、翌朝はまた狩りに行くという。ショーンは5歳のときから狩りに使ってきたライフルのかわりに、新たに手に入れた誕生日プレゼントを持っていく――22口径ルガーのアニバーサリー・エディションだ。アメリカに戻ってからも、わたしはフェイスブックでショーンたちの春の狩りを追いつづけた。「ここ2か月で、すごくたくさん狩りをした」。ある日、ショーンはそう書いていた。「おかげで、町にいるときよりも、外に出ているときのほうが我が家にいるみたいな気がする」

第6章 AIは物語を理解できるか

知能とは?

わたしたちの脳は、体験から物語を引き出すように設計されているようだ。そして悠久の時の流れのなかで、さまざまな文化が筋道のある説明や物語を使い、ナビゲーションの知識を伝承してきた。人類学者のミシェル・スカリース・スギヤマは1年を費やして狩猟採集社会の口承文化を調査し、その現象が世界中に広がっていることを明らかにした。アフリカ、オーストラリア、アジア、北米、南米で集めた3000近い物語を分析したところ、86パーセントに地理情報――移動ルート、ランドマーク、水や狩りの獲物、植物、野営地といった資源の場所――が含まれていた。当初は空間をコード化するように設計されていた人間の知能が、地理情報を物語という形式の社会情報に変換し、口承で伝達する方法を見いだしたのだとスギヤマは主張している。「物語は、生存と繁殖に欠かせない情報を保存し、伝達するための器《うつわ》として機能する」とスギヤマは書いている。「旅の途上にいる人間の行為者または行為集団によるランドマークの創造は、狩猟採集社会の口承文化に広く見られる主題だ。……ばらばらのランドマークを結びつけるそうした物語は、事実上、現場となる地域の地図を描き、物語地図を形成している」

物語地図作成の実践例は、モハーベ族やギックサン族といったネイティブアメリカンの文化で豊富に見られる。1898年、人類学者のフランツ・ボアズ（ちなみに、ボアズの最初の考古学調査の現場はバフィン島だった）は、セイリッシュ族の物語に共通する特徴を指摘した。それによれば、セイリッシュ族の物語では、「文化的英雄」、「改革者」、「トリックスター」と呼ばれるキャラクターが旅をつうじて世界に形を与え、その冒険が世代をつうじて伝承されるという。その少し前には、米国西部で34年を過ごしたリチャード・アーヴィング・ドッジ大佐が1883年の著書『われらが荒野のインディアン（*Our Wild Indians*）』のなかで、口承で伝えられる地理情報に関するコマンチ族の驚くべき記憶能力に触れている。少年時代に誘拐され、コマンチ族に育てられたガイドがドッジに語ったところによれば、コマンチ族には、若い男たちが襲撃に出る数日前に、目的の地域のことを知る高齢の男たちが若者を集めて指示を与える習慣があったという。ドッジは次のように書いている。

全員が輪になって座り、何本もの棒に、それぞれの日を表す刻み目をつけていく。1本の刻み目がある棒を皮切りに、ひとりの老人が1日目の旅路を示すおおまかな地図を指で地面に描く。川、小川、丘、谷、山峡、隠れた水場。そのすべてを提示し、目につきやすいランドマークを丹念に説明する。若者たちがそれを完全に理解したら、次の日の行軍を表す棒を同じように説明し、それを最後の日まで続ける。彼（ガイド）はさらに、若い男と少年からなる集団、最年長でも19を越えず、誰ひとりメキシコへ行ったことのない集団が、そうした棒で表され、頭に刻みつけられた情報の記憶だけを頼りに、テキサスのブレイディ・クリークにあるキャンプ地からはるばるメキシコのモンテレイに奇襲をかけた例を知っていると話した。

人類学者のジーン・ウェルトフィッシュは、中西部の平原を越えるポーニー族の移動をめぐる記述のなかで、それぞれの集団がお気に入りのルートをたどっているが、認識可能なランドマークがほとんどなく、容易に道に迷ってしまうルートもなかにはあると指摘している。ナビゲーションを成功させるために、「ポーニー族は土地のあらゆる面の詳細な知識を持っている」とウェルトフィッシュは『失われた宇宙（*The Lost Universe*）』に書いている。「その地形は、ひとつながりの鮮明な絵図のように頭のなかに刻まれている。それぞれが過去にあの出来事やこの出来事が起きた場所で構成され、それにより記憶に残りやすくなっている。これは特に、その点で豊富な知識を蓄えた老人に言えることだ」。文化・言語人類学者のキース・バッソも、著書『そこにある叡知（*Wisdom Sits in Places*）』のなかで、アパッチ族がしばしば順を追って地名を挙げて旅路を再現すると書いている。ある日、アパッチ族のカウボーイふたりとともに有刺鉄線を編んでいたバッソは、そのうちのひとりが静かにひとりごとを呟き、20分近くにわたって途切れなく地名をずらずらと暗誦するのを耳にした。そのカウボーイがバッソに話したところによれば、彼は四六時中「名前を唱えて」いて、そのおかげで「頭のなかで馬に乗ってその道をたどれる」のだという。数十年にわたってウェスタン・アパッチ族の地名のつけ方を研究してきたバッソは、地名を「ちょっとした複雑な創作物」と表現した。地名は言葉としては小さいが、大きな仕事を成し遂げる。そのうちのひとつがナビゲーションの補助だ。たとえば、〈ティセエ・ビカ・トゥ・ヤアヒリネ〉というアパッチ族の地名は「水がひとつながりの平らな岩を流れ落ちる」を意味し、場所そのものを文字どおり説明している。

シベキューにあるアパッチ族の居留地で、バッソはおよそ120平方キロメートルの範囲の地図を作成し、296の地名を記録した。その「数の多さだけでは、ウェスタン・アパッチ族の会話に地名が頻繁に登場する理由は説明できない」と彼は書いている。「繰り返し地名が出てくる一因は、本拠地から長距離を行き来するアパッチ族の人々が、その旅の詳しい説明をたびたび互いに求めあうことにある。シベキューに暮らす白人たちが同様の報告をする場合とは好対照だが、そうした旅の説明では、必ずと言っていいほど、出来事そのものの性質や結果に劣らず、その出来事の起きた場所に重きが置かれる」。特定の体験と特定の場所を結びつけるのは、その両方の情報を相互的に記憶する効率的な方法だ。そしてその手法は、ウェスタン・アパッチ族のストーリーテリングにも見られる。地名は物語の「場所を定めるための装置」だ。「したがって、とりとめのない設定を説明しなくても、アパッチ族の語り手が地名を口に出すだけで、アパッチ族の聞き手は、そこを訪れたことがあるか否かにかかわらず、そのようすをかなり詳細に思い浮かべることができる」

バッソはウェスタン・アパッチ族の文化について、物語、場所、移動、記憶、そして未来の想像——どれもウェイファインディングに関係する要素だ——のすべてが知恵そのものに欠かせない要素になっていると説明している。バッソはある日、シベキューに住む馬術家ダッドリー・パターソンに、知恵とは何かと尋ねた。「人生は踏みわけ道のようなものだ。注意深く進まないといけない」——バッソの問いに答えて、パターソンはそう語りはじめた。

どこへ行こうが、なんらかの危険が待っている。それが起きる前に、予想できるようにならなきゃだめだ……精神に磨きがかかっていなければ、危険を予想することはできない……精神を磨けば、長生きできる。人生の踏みわけ道が、ずっと遠くまで続く。どこへ行こうが、危険に備えられる。それが起きる前に、頭のなかで予見できる。どうすれば、その知恵の道を歩けるかって？　そうだな、たくさんの場所へ行くといい。そこをじっくり観察しろ。そのすべてを覚えろ。あなたの親戚も、その場所のことを話してくれるだろう。彼らの話すことも、残らず覚えろ。それについて考えろ。そうしなければいけないのは、あなたを助けられるのは、あなた以外にはいないからだ。それをしていれば、あなたの精神は磨かれる。安定して、回復力を持つようになる。厄介事を遠ざけておける。長い道を歩き、長い時間を生きられる。知恵は場所に宿る。けっして干上がらない水のようなものだ。生きるためには、水を飲まなければいけない、そうだろう？　要は、場所にあるものを飲まなければいけないということだ。その場所のことを、すべて覚えないといけないんだ。

パターソンの言葉を読んだとき、なんて聡《さと》い説明だろうとわたしは思った。先史時代の景色を移動してきた人間の知能の起源、そして記憶を保存して物語という形で回想する人類固有の能力の起源に関してわたしが学んできたことのすべてを、その言葉はうまく言い表していた。人生そのものが時間を渡る移動であり、いまいる場所にどうたどり着いたのか、そしてこれからどこへ行くのかをめぐる物語の創造なのだ。わたしはそう思いはじめていた。パトリック・ヘンリー・ウィンストンの研究を知ったのは、ずっとあとになってからのことだ。人工知能研究の先駆者であるウィンストンは、物語を語るという行為を人間の知能のまさに核心ととらえ、それこそが意識を持つ未来のマシンの創造でも鍵を握ると考えている。

人間の言語の特性

わたしがウィンストンに会ったのは、マサチューセッツ工科大学（MIT）キャンパスのステイタ・センターの2階にある彼のオフィスだった。フランク・ゲーリーが設計したステイタ・センターは、『不思議の国のアリス』の世界を思わせる広さ約6万7000平方メートルのシュールなビルで、壁や角が鋭角をなすようにぶつかりあっている。カジュアルな服を着た白髪のウィンストンは、デスクの向こうに座っていた。その後ろには、ウィンストンが趣味として研究している南北戦争に関する種々雑多な本が並んでいるが、わたしの注意を引いたのは、彼の頭上にかかった絵だ。ミケランジェロのフレスコ画『アダムの創造』のレプリカが額に入れられていた。創世の直前の場面を描いたその絵のなかで、神とアダムの指が宙に浮かび、いまにも触れあおうとしている。地上の人間をめぐる聖書の物語が、いままさに動き出そうとしている瞬間だ。

ウィンストンは人生のほとんどをＭＩＴで過ごしてきた。学部生としてここで学び、１９６５年に電気工学の学位を取得したあと、著名な人工知能（ＡＩ）研究者で哲学者でもあるマーヴィン・ミンスキーのもとで博士論文を執筆した。ミンスキーが人工知能研究所を離れ、のちに大きな影響力を持つことになるＭＩＴメディア・ラボを創設したときに、人工知能研究所を引き継いだのがウィンストンだった。「風変わりなＡＩを研究しています」。いまでは60代になっているウィンストンは、自分のキャリアについてそう話した。「わたしの研究は、応用システムの開発ではなく、人間の知能を計算論的に理解することをめざすものです。この分野のだいたい95パーセントは、応用ＡＩが占めているんですが」。その風変わりなＡＩというニッチで、ウィンストンは人間の知能に関する新たな計算理論を組み立てた。単にチェスや『ジョパディ！』〔米国の人気クイズ番組〕に勝つだけのシステムの先へとＡＩを進化させ、人間の子どもの知能に近づく可能性のあるシステムを開発しようとするなら、科学者は積年の哲学的疑問に取り組まなければならないとウィンストンは考えている。厳密にはいったい何が、人間をこれほど賢くしているのか？　理性《ロゴス》か？　想像力か？　推理力か？　１９５０年に「コンピューター機構と知能」と題した先駆的な論文を発表したアラン・チューリングは、人間の知能は表象にもとづく複雑な論理的思考の産物だと主張した。ミンスキーも、論理的思考――階層をなす多様な方法で思考する能力――こそが人間を人間たらしめているものだと考えていた。その後の時代のＡＩ研究者たちは、人間の知能に関わっているのは遺伝的アルゴリズムや統計的手法、あるいは脳の神経網の反復だと主張した。「チューリングとミンスキーはまちがっていたと思います」とウィンストンは話し、そこで言葉を止めた。「それは責められません。彼らは頭の切れる数学者でしたが、たいていの数学者の例に漏れず、論理的思考は鍵だと考えていました。副産物ではなく、ね」

「わたしの考えでは、人類をほかの動物とわけている特性は、ものごとを説明して物語を構築する能力だと思います」とウィンストンは語る。「物語こそが、わたしたちをチンパンジーやネアンデルタール人とは違うものにしているのではないでしょうか。そして、物語の理解力が本当に核心にあるなら、その側面を理解しなければ、知能を理解することはできません」。ウィンストンは人類における言語の進化の経緯を、言語学的概念を使って説明している。具体的には、同じＭＩＴのロバート・バーウィック教授とノーム・チョムスキー教授が提唱した仮説だ。彼らの説によれば、人類は「マージ（併合）」と呼ばれる作業をこなす認知能力を進化させた唯一の種だという。この言語学的な「作業」は、ある人がひとつの概念システムのふたつの要素――たとえば「食べた」と「リンゴ」――を併合してひとつの新しい客体をつくるときに生じる。そうして作成された客体は、さらに別の客体と併合する――たとえば「パトリック」と併合して「パトリックがリンゴを食べた」とする――ことができる。そしてそのプロセスが、複雑な入れ子のようにほぼ無限に連なる階層的概念のなかで繰り返される。それが人間の言語の中心かつ普遍的な特性であり、人間のほぼあらゆる行動に見てとれるとバーウィックらは考えている。「われわれは、そうした複雑な城と物語を頭のなかで構築できる。ほかの動物は、そんなことはしない」とバーウィックは述べている。彼らの仮説は、言語の発達した理由をめぐる一般的な説明を覆すものだ。というのも、この説では、言語は対人コミュニケーションの手段としてではなく、内的思考の道具として発達したとされているからだ。言語は意味を持つ音ではなく、音を持つ意味である——バーウィックらはそう主張している。

バーウィックとチョムスキーはこのテーマを扱った共著『チョムスキー言語学講義』（ちくま学芸文庫）のなかで、前頭前皮質——言語処理に関して重要な役割を担う領域——の進化の経緯を示す脳撮像研究を自説の根拠に挙げている。バーウィックらによれば、大脳化（進化の過程における脳の拡大と再編）をつうじて、後部上側頭皮質（ＳＴＣ）〔語彙の意味と構文の統合を担う〕とブローカ野〔運動性言語中枢とも呼ばれ、言語を組み立てて発話する役割を担う〕をつなぐ新たな解剖学的ループがつくられたという。脳の言語野と運動前野の背側と腹側の経路が幼児期に成熟することで、わたしたちは併合の作業をこなし、記号的言語を使えるようになる。実際、併合機能の実行中に活性化する脳の回路を調べると、４種類の接続経路で処理が行なわれていることがわかる。おもしろいことに、生まれたばかりの赤ん坊にはそうした接続の一部が備わっていない。また、後部ＳＴＣとブローカ野をつなぐ線維束が子ども時代に完全に成熟しなければ、複雑な構文を解釈する能力が低くなることが複数の研究で示されている。「（新生児の脳は）脂肪の絶縁体がなく、配線が整っていない」とバーウィックは述べている。「生後2年のあいだに（ほとんどの子どもが）話しはじめる。それは、進化上のちょっとした変化の結果なのかもしれない。脳が大きくなり、その増加分によりこれらのシステムが配線される。それから先は、ご存じのとおりだ」

ウィンストンの見解によれば、この併合仮説は、人類が物語を理解する能力を発達させた経緯をこれまでで最もよく説明しているという。その一方で、物語を創造する能力は空間ナビゲーションに由来しているともウィンストンは考えている。「人間の理解力の大半は、実体のある世界から生まれてきます。そしてそれには、世界を移動するさまざまなものが関係している」と彼は言う。「ものごとを順序どおりに並べる能力は、空間ナビゲーションから来ていると思います。わたしたちは、すでに存在しているさまざまなものを利用する。そして、順序というのは、すでに存在していたもののひとつです……AI的な観点から言えば、併合のプロセスは、記号的記述を構築する能力を生み出します。人類はすでに、ものごとを順番に並べる能力を持っていた。そして、この新しい記号的能力によりわたしたちが手に入れたもの――それが、物語をつくり、物語に耳を傾け、物語を語る能力、ふたつの物語を融合させて新しい物語をつくる能力、つまり創造の能力だったのです」。ウィンストンはこの説を「強力な物語仮説《ストロング・ストーリー》」と呼んでいる。

自我を持つプログラム

物語を理解するプログラムの開発ははたして可能なのか。ウィンストンはそれをたしかめてみようと考えた。物語を読んだり処理したりするだけでなく、そこから教訓を見つけ出し、さらには主人公の動機をめぐる独自の見解を伝えることのできるプログラムだ。マシンにその能力を与えるために必要な、最も基礎的な機能は何か？　そしてそれは、人間の計算能力の何を明らかにするのか？　ウィンストンの研究チームは、自分たちの開発するマシンをジェネシス〔創始、創世記などの意味がある〕と呼ぶことにした。まず、ジェネシスが機能するために必要な共通ルールを考えた。研究チームの定めた第一のルールが、推論――論理的思考により結論を導き出す能力だ。「推論が必要なのはわかっていましたが、ジェネシス開発に取り組むまでは、それ以外はまったくの白紙状態でした」とウィンストンはわたしに語った。「これまでのところ、物語を扱うには7種類のルールが必要になることがわかっています」。一例を挙げると、ジェネシスには、研究チームが「検閲ルール」と呼ぶものが必要だ。このルールは、何かが真実なら別の何かは真実ではありえないことを意味する。たとえば、ある人物が死んでいるのなら、その人は幸せにはなりえない。

物語を与えると、ジェネシスは「表象の基礎」と呼ばれるものを作成する。これは、物語を分解し、その断片を分類スレッドと格フレーム〔ある語のとりうる格の制約を記述したもの〕により結びつけ、関係や行動や順序などの特性を表したグラフだ。次に、ジェネシスは単純な検索機能を使って、因果関係から浮かび上がる概念パターンを特定する。これはいわば、初読時に読みとったことを熟考する作業だ。ジェネシスはこのプロセスと7種類のルールをもとに、物語のテキストでは明示されていないテーマやコンセプトを割り出しにかかる。ウィンストンの関心をまず引いたのは、比較的少数のルールタイプさえあれば、ジェネシスは人間の理解力に近いと言えそうなレベルで物語を理解できることだった。「研究前は、大量のルールが必要になるだろうと考えていました」とウィンストンは言う。「でも、ほんの少しでうまくいくことがわかりました」

「実際に見てみたいですか？」とウィンストンはわたしに訊いた。わたしは椅子を転がしてデスクの反対側へまわり、ウィンストンがジェネシス・プログラムを開くのを見守った。「ジェネシスのなかにあるものは、どれも英語です。物語も、知識も」とウィンストンは説明した。ウィンストンはプログラムのテキスト欄に、ある一文を入力した。「1羽の鳥が1本の木に飛んでいった」という文だ。テキスト欄の下に、格フレームがリスト表示された。ジェネシスは物語の行為者を「鳥」、行動を「飛ぶ」、目的地を「木」と特定していた。行動の順序を図示する「軌跡」フレームまであった。そこでは1本の縦線にぶつかる矢印が表示されている。次に、ウィンストンは記述を少し変え、「1羽の鳥が1本の木のほうに飛んでいった」とした。すると、矢印は縦線の手前で止まった。

「次は『マクベス』を試してみましょう」とウィンストンが言う。ウィンストンは『マクベス』の本を開き、シェイクスピアが書いた言葉を単純な英語に書き換えた。引用句や隠喩が消え、要約されて100文ほどに縮まったあらすじには、登場人物のタイプと出来事の順序だけが残された。ものの数秒のうちに、ジェネシスはその要約を読み、物語の視覚的表現を表示した。ウィンストンはそうした視覚的表現を「詳述グラフ」と呼んでいる。いちばん上にあるのは、「マクベス夫人はマクベスの妻である」や「マクベスはダンカンを殺す」などの情報が書かれた20ほどのボックスだ。ボックスの下に描かれた線が別のボックスとつながり、物語の明示された要素や推測された要素を結びつけている。ジェネシスは『マクベス』のテーマをどう見たのだろうか？「割にあわない勝利と復讐」とジェネシスはわたしたちに告げた。その単語はどれも、物語のテキストにはないものだ。ウィンストンはメインページに戻り、「セルフ・ストーリー」というボックスをクリックした。すると、「内省」というウィンドウに、ジェネシス独自の物語の理解プロセス、すなわちジェネシスの論理的思考と推論の順序が表示された。「これはすごいと思いますよ。なにしろ、ジェネシスはある意味で、自我を持つプログラムと言えるわけですから」とウィンストンは言う。

複雑な物語を理解できるマシンの開発は、教育、政治システム、医療、都市計画などのモデルの改良に役立つ可能性がある。たとえば、数十のルールによりテキストを理解するだけでなく、数千のルールを長さ数百ページのテキストに適用できるマシンを想像してみてほしい。その手のマシンを、不可解な証拠と多数の犯人候補で混沌とする難解な殺人事件に手を焼くＦＢＩが導入したら、どうなるだろうか。あるいは、そうしたマシンがホワイトハウスの危機管理室にあれば、ロシアのハッカーや南シナ海での中国の好戦的行動の動機をめぐる独自の分析をアメリカの外交官や軍の諜報機関に提供し、数百年に及ぶ歴史の分析から未来の行動予測をはじき出せるかもしれない。

ウィンストンとその教え子たちは、２００７年に起きたエストニアとロシアのサイバー戦争の分析にジェネシスを使用した。また、ジェネシス自身に物語を語らせたり、視点を微調整して心理特性の異なる人物——アジア人と欧州人など——の立場から物語を読ませたりして、ジェネシスの知能をテストする独創的な方法も考案している。ウィンストンが指導する大学院生のひとりは、読者にものを教えたり説得したりする能力をジェネシスに与えた。たとえば、『ヘンゼルとグレーテル』の物語に出てくるきこりを善人に見せるように指示したところ、ジェネシスはきこりの高潔さを強調する文章を追加した。

最近では、ウィンストンの教え子たちは、ジェネシスを統合失調症にする方法も見つけた。「統合失調症の要素の一部は、物語システムの基礎的な部分が破綻した結果として生まれていると、わたしたちは考えています」とウィンストンは説明した。ウィンストンは漫画のようなイラストをわたしに見せた。小さな女の子がドアを開けようとしているが、取っ手が高すぎて届かず、傘を手にとるようすが描かれている。健康な人なら、女の子が傘を手にとったのは、自分に届く範囲を広げてドアを開けるためだと推測するだろう。ところが、統合失調症患者は「過剰推測」と呼ばれることをする——女の子が傘を手にとったのは、雨のなかへ出ていくからだと推測するのだ。こうした統合失調症患者のような思考をジェネシスにさせるには、プログラムのコードを2行書き換えるだけでよかった。物語の各要素を結びつける説明の検索よりも、「女の子は雨のなかへ出かけようとしている」というデフォルトの答えの検索を優先させただけだ。このジェネシスの挙動からすれば、過剰推測は脳内での順序づけの不具合と考えられる。ウィンストンらはそれを「不完全な物語機構推論」と表現している。

言語や身体なしに思考できるか

MITでウィンストンに師事した学生のひとりが、ウォルフガング・ヴィクター・ヘイデン・ヤーロットだ。工学とコンピューター科学を専攻したヤーロットは2014年にMITを卒業し、現在はフロリダ国際大学の博士課程にいる。ネイティブアメリカンのクロウ族であるヤーロットは、あるひとつの考えを持っていた——ウィンストンの「強力な物語仮説」が正しく、物語が本当に人間の知能の鍵を握っているのなら、ジェネシスはクロウ族などの土着文化も含めた、あらゆる文化の物語を理解できると実証する必要があるのではないか？「物語という形で知恵と知識が表現され、世代から世代へと受け継がれてきた——あらゆる文化の物語を理解できないのなら、その仮定がまちがっているか、ジェネシス・システムをもっと改良する必要があるということになる」とヤーロットは論文に書いている。

ヤーロットは五つのクロウ族の物語を選び、ジェネシスに読ませた。そのなかには、モンタナ南部で育った子ども時代にヤーロット自身が聞かされた創世神話も含まれている。ヤーロットの試みの目的は、無関係のように見える出来事の連なりや、医術（クロウ族の伝説ではまじない的な性質を持つ）などの超自然的概念、さらには「トリックスター」的な人格の特性をジェネシスに認識させることにあった。それはいずれもクロウ族の物語に含まれる要素で、そこに英語圏や欧州の物語の規範との違いがあるとヤーロットは考えた。創世神話「オールド・マン・コヨーテが世界をつくる」には、人間と同じようにオールド・マン・コヨーテとコミュニケーションをとる動物たちが登場する。この物語では、オールド・マン・コヨーテの創世を導く力や術が印象的に描かれているが、物語の一部として起きる出来事の内容をはっきりと知ることはできない。たとえば、「彼がそれをどう成し遂げたのか、誰にもわからない」とヤーロットは指摘している。この問題を解決するためには、ジェネシスに新しい概念パターンを与えて認識させる必要がある。たとえば、次のようなものだ。

「創造」の説明を開始。
XXとYYは存在物である。
YYが存在しないことが、XXによるYYの創造につながる。
終了。
「成功するトリックスター」の説明を開始。
XXは人物である。

ＹＹは存在物である。
ＸＸはＹＹをだましたいと思い、それがＸＸがＹＹをだますことにつながる。
終了。
「ビジョンクエスト」の説明を開始。
ＸＸは人である。
ＹＹは場所である。
ＸＸはＹＹへ移動し、それがＸＸがビジョンを持つことにつながる。
終了。

ヤーロットがジェネシスに語った物語は、次のようなものだ。

実験を開始。
「オールド・マン・コヨーテ」は名前であることに注意せよ。
「リトル・ダック」は名前であることに注意せよ。
「ビッグ・ダック」は名前であることに注意せよ。
「シラーピー」は名前であることに注意せよ。
クロウ族の一般的知識ファイルを挿入せよ。
クロウ族の内省的知識ファイルを挿入せよ。

「トリックスター」は人格特性の一種である。

「オールド・マン・コヨーテが世界をつくる」というタイトルの物語を開始。

オールド・マン・コヨーテは人である。

リトル・ダックはカモである。

ビッグ・ダックはカモである。

シラーピーはコヨーテである。

泥は物体である。

「妻泥棒の伝統」は物事である。

オールド・マン・コヨーテが無を目にしたのは、世界が存在していなかったからである。

オールド・マン・コヨーテは無を望んでいない。

オールド・マン・コヨーテは無を取り除こうとする。


ヤーロットの研究の結果、ジェネシスはこの物語について数十の推測を立て、いくつかの発見をする能力を備えていることがわかった。ジェネシスは物語のなかではっきりと語られていない思想を示す概念パターンを生み出し、信仰に背く行為、起源譚、呪術師、創世といったテーマを認識した。テキストからではわからない出来事に加え、まじないの概念、万物の対等な扱い、差異を力の源と見なす考え方などのクロウ族の文学要素も理解しているようだった。ヤーロットはこうまとめている。「この結果は、クロウ族文学の物語を処理する能力がジェネシスに備わっていることを示すものであり、物語の生まれた文化にかかわらず、ジェネシスが物語の理解に関するグローバルシステムであることを証明する大きな一歩だと考えている」

ジェネシスには明らかな欠点もある。現時点では、ジェネシスが理解できるのは、隠喩や対話、複雑な表現、引用句などを取り除いた初歩的な言語だけだ。ジェネシスの理解能力を向上させるためには、さらに複雑な概念パターンが――言いかえれば、さらなる教育が必要になる。子どもはおとなになるまでに、どれくらいの物語を聞き、つくり出し、読むのだろうか？　数千？　もしかしたら、数十万かもしれない。

だが、マシンの潜在能力には基本的な制約もありそうだ。ある11月の雨の日、わたしはウィンストンがMITで受けもっている超人気の学部生向け講座「人工知能入門」に足を運んだ。ウィンストンは数百人の学生に「強力な物語仮説」を説明し、ジェネシスの能力を実演してみせた。「ワトソン〔IBMの開発した人工知能〕にこんなことができる？」とウィンストンは冗談めかして言った。だがそのあと、若い学生たちに次々と質問をぶつけ、自身の発明に疑問を投げかけた。

「われわれは、言語なしで考えることができるだろうか？」

教室に沈黙が広がった。

「たとえば、言語野を失った人は文を読んだり、言葉を話したり、話し言葉を理解したりすることができない」とウィンストンは説明した。「そうした人は知能が低いのか？　彼らはチェスも算数もできるし、隠れ場所も見つけられるし、音楽を処理することもできる。対外的な言語装置が破壊されていても、内なる言語を持っているのだと思う」

ウィンストンはここで一拍おいた。「われわれは、身体なしで考えることができるだろうか？」

沈黙。

「ホルモン系を持たないのだとしたら、ジェネシスに愛の何がわかるだろうか？」とウィンストンは言った。「朽ちる身体を持たないのだとしたら、死の何がわかる？　それでも知能があると言えるのか？」

ウィンストンはまた間をおいた。「物語のこの部分は、次回にしよう」

愛と死。教室からぞろぞろと出て行く学生たちを横目に、わたしは考えをめぐらせていた。それは地球上の数々の壮大な物語で描かれてきた題材だ。時間と空間のなかに実体を持たないジェネシスが、その普遍的な人間のありようのいったい何を理解できるのだろうか？

PART II オーストラリア

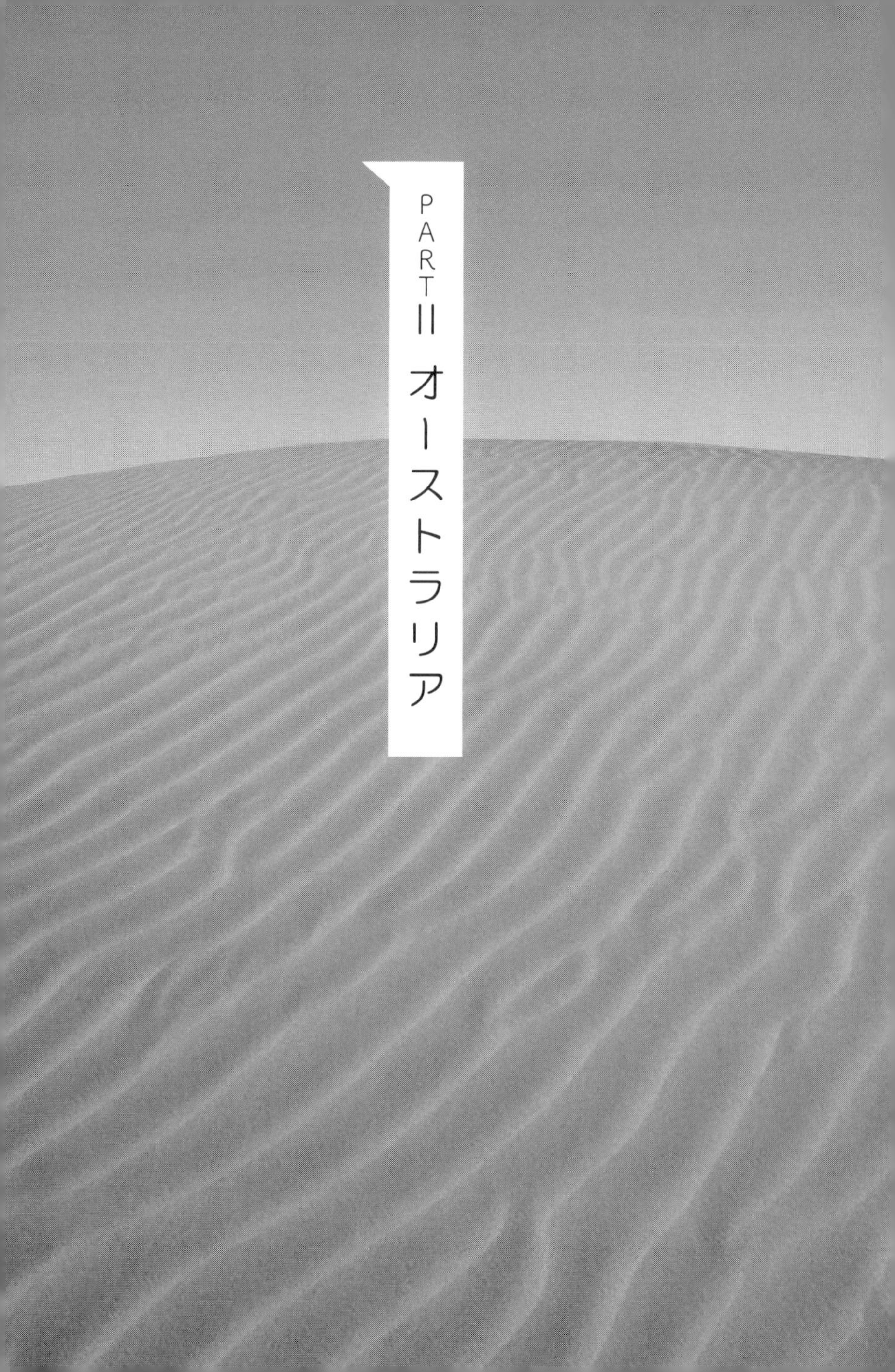

第7章 スーパーノマド

ドリーミングと歌

オーストラリアへ行くといつも、自分がいま走っている道はドリーミングトラックなのだろうかと考える。ドリーミングトラックはアボリジナル〔オーストラリア先住民。「アボリジニ」とも呼ばれるが、差別的などの理由から使われなくなってきている〕の交易路と文化街道のネットワークで、観念上のハイウェイシステムさながらに大陸全土を縦横に走っている。アボリジナルの宇宙観では、ドリームタイムと呼ばれる時代に、動物の姿をとっていた祖先が地上を移動して足跡を残し、それにより土地の地形を創造した〈ドリーミング〉が行なわれたとされる。土地の地形は祖先たちの旅の証であり、〈ストーリーストリング〉や〈ソングライン〉とも呼ばれる。ドリーミングトラックは、地面に印がついているわけではない。前の世代からそのルートを継承した人たちの記憶のなかに息づいている。そして前の世代もまた、さらに前の世代から同じように受け継ぎ、人類史上屈指の古さを誇る記憶の鎖を形づくってきた。自分がいまたどっているこのルートを誰かが歩き、家族のもとへ、儀式へ、市場へ、収穫へ、秘所へと向かっていたのだろうか。オーストラリアの現代的な風景をなすコンクリートの道路を時速110キロで走りながら、わたしはそんなことを考えていた。彼らはどんな物語《ストーリー》と歌《ソング》を頼りに、進むべき道を記憶したのだろうか？

欧州の入植者たちが来る以前のドリーミングトラックは、さまざまなアボリジナルの部族やコミュニティが情報を交換する動脈だった。ひとつのコミュニティに伝わるのは、物語の一部、自分たちの領地の境界までのパートだけかもしれないが、その物語は別のコミュニティの領地へと続いていく。言いかえれば、物語はある集団と別の集団の歴史、地理、法を口承で覚えて共有する手段だということだ。数千キロ離れた場所に暮らす部族の込み入った関係を把握するアボリジナルの存在は、人類学者により記録されてきた。長大なひとつの物語が複数の言語をまたぐこともある。「火の物語」は、ワンガングルとワンガマドゥラの人々をディアマンティナ川とジョージ川に、さらにはアレンテ族に結びつけている。2012年、ワンガジュンガ族のプトゥパリ・トム・ローフォードは、ある口述歴史記録プロジェクトの一環として、ストーリーラインが砂漠に暮らす人々をどうつないでいるかを説明した。「ストーリーラインやソングラインのなかには、どこかの部族を通過し、また別の部族も通過するものがある」とローフォードは話している。「このソングラインはあの地域から来て、この地域を通って、この部族の領地で終わっている、という具合だ。聞く者にはそれがわかる。歌そのものが伝えてくれる。歌をうたうとき、それは物語になる。部族から部族へ、どれほど遠くから伝わってきたかがわかる。それは、西部の砂漠地帯に暮らすすべての民の強みだ。ひとつのソングラインを共有し、それをどこまでもたどっていける。たとえグレートサンディ砂漠の別の地域の出身でもね」

イギリスの船が来た1788年以降、植民地化のための地図とドリーミングトラックが重なりはじめた。西洋の探検家や牧夫たちは、アボリジナルの探索者《スカウト》とその土地や水場に関する知識を利用し、先を競って「新たな土地の地理空間に突入した」。その結果、新たにつくられた道は、しばしばアボリジナルの交易路をなぞることになった。一部の鉄道もドリーミングトラックに沿って敷かれたほどだ。現在でも、クイーンズランド州バンニャ・マウンテンズを走るハイウェイの一部は、ユアーライイ族の星図に重なっている。夜空に浮かぶ星の並びを示すその星図は、特定のルートをたどる旅人の通過目標地点になる星の出現ポイントを伝えるものだ。ノーザンテリトリーを走るビクトリア・ハイウェイは、ワダマン族のドリーミングトラックに沿っている。最も有名な例が、キャニング・ストック・ルートだ。西部砂漠地域を走るおよそ1600キロに及ぶこの道路は、15のアボリジナル語族をまたぎ、無数のドリーミングトラックと重なっては交差している。

キャニング・ストック・ルートの歴史は、欧州人がアボリジナルに加えたおそるべき蛮行を物語ると同時に、そのふたつの文化の地理に対するアプローチに見られる途方もなく大きな隔たりを示している。アボリジナルから見れば、「西部砂漠全体に、祖先の曲がりくねった道跡が縦横に走っているが」と社会人類学者のロナルド・ベルントは書いている。「その道のほとんどは、必ずしも既知の恒久的もしくは一時的な水場《ウォーターホール》を結ぶルートに沿っているわけではない」。1900年代はじめ、アルフレッド・キャニング〔西オーストラリア政府の測量士〕は、その砂漠を渡って肉牛を市場へ運ぶルートを切り拓き、利益を生む全国的な経済動脈を構築しようと考えた。動物とその飼い主の命を支える沼地や泉に関するアボリジナルの知識がなければ、その計画は頓挫するだろう。それを承知していたキャニングは、チャーリー、ギャビ、バンディクート、ポリティシャン、ブンガラ、スマイラー、サンドウ、トミーという名のアボリジナルの探索者たちを拘束し、無理やり知識を聞き出そうとした。首の鎖と手錠を使って逃げられないようにしたうえで、昼間に塩漬けの牛肉を与えて渇きを煽り、新鮮な水を求めるように仕向けたのだ。新たな地域に入り、別の部族のメンバーに遭遇するたびに、キャニングは「その者を捕えてから、別の者を解放するようにしていた。そのうちに、もともといた原住民が、新しい原住民に声をかけるようになった。彼らは進んで別の原住民を連れてくる。そうしたら、われわれはできるだけ素早くその者をつかまえ、別の水場の図を地面に描かせるのだ」

そうして知った水場のひとつひとつで、キャニングはのちに井戸をつくり、水たまりや泉を深く掘り下げ、地中に壁を築いた。おそらくキャニングは知らなかった、あるいは気にとめていなかっただろうが、その水場――そして彼が旅した風景全体――は、アボリジナルの探索者の祖先たちがはるか昔のドリームタイムに創造したものだった。オーストラリアには、アボリジナルの祖先たちが関わっていないものはほとんどない。彼らは川を、水場を、岩を、谷を、丘をつくった。ほとんどの地形にはその創造にまつわる物語があり、それは宗教的儀式や旅のときに歌として語られた。人類学者のデボラ・バード・ローズも書いているように、ドリーミングは永遠であり、あらゆる場所に存在している。時の力で変えることも、洗い流すこともできない。「大地はドリーミングの死と誕生で流れた血の、ドリーミングの活動の性的排出物の、その炎が生んだ炭と灰の所蔵庫なのだ」とローズは『ディンゴがわれわれを人間にした（*Dingo Makes Us Human*）』に書いている。「ドリーミングの生には、変化を許さないそうした性質がある。ドリーミングに由来するもの――土地、境界、法、関係、人間の生活条件――は永遠に持続する」

マルトゥ族のある長老が描いたキャニング・ストック・ルートの図を見ると、東西の軸に沿ったソングラインといたるところで交差していることがわかる。「キャニング・ストック・ルートには井戸があるが、それはみんなの水だ」とローフォードは言う。「アルフレッド・キャニングはある意味で、みんなの土地を、カントリー〔社会的・経済的・霊的に自分たちと結びついた土地〕を侵害した。彼は動物のために、牛を養うために、人々の水を奪った……そう、キャニング・ストック・ルートは、カントリーを引き裂いたのだ」

アボリジナルではない者にとって、ドリーミングは理解するのが難しい概念だ。英語の説明では、矛盾しているように思えたり（たとえば、過去の出来事なのに終わりがないという点）、ニューエイジの原始主義者の非現実的な空想のように聞こえたりする傾向がある。「ドリーミング」という言葉は、単に大意を伝えているにすぎない。この言葉が最初に使われたのは19世紀のことだ。アリス・スプリングスの郵便局長で民族学者でもあったフランシス・ギレンが使いはじめ、のちに生物学者で人類学者のウォルター・ボールドウィン・スペンサーが世に広めた。そもそもは、現実と信仰に関するアレンテ族のある単語をギレンが翻訳しようとしていたときに生まれた言葉だ。1956年、人類学者のW・E・H・スタンナーが別の言葉「エブリホウェン〔everywhen：あらゆる時という意味がある〕」を考案したが、定着したのは「ドリーミング」だった。若いころにラクダでオーストラリアの砂漠を横断したことで知られるロビン・デヴィッドソンは、ドリーミングを「あらゆるものをめぐる理論」と表現したが、けっして完全には理解できないとも書いている。「ドリーミングに関する書物をどれだけ読んでも、理解したという自信がわたしの頭にしっかり根づくことは絶対にない」とデヴィッドソンは21世紀の移動生活者をめぐるエッセイに書いている。「わたしにとって、(ドリーミングは)たとえば量子力学やひも理論と同じで──理解したと思っても、それは自分で説明しなければならなくなるまでのことだ」。とはいえデヴィッドソンは、ドリーミングをこんなふうにまとめている。「目に見える世界に意味がしみ込んだ精神的領域。存在物の基盤。創造の時代。歌や踊り、ペイントなどの儀式をつうじて接触できる並行宇宙。神話上の英雄──現代に生きる人間の祖先にして創造者──たちをめぐる物語のネットワーク」

わたしがオーストラリアを訪ねたのは、ドリーミングトラックがウェイファインディングの記憶装置として機能していた可能性を探るためだ。ドリーミングトラックとそれに伴う歌のサイクルは、旅人がたどるべき方向を言葉で示しているように思えた。アボリジナルは、物語を語るという人間の精神の性質を利用した文化的伝統を築いてきたのではないか。彼らは物語と特定の場所を結びつけ、歌や物語の並びのなかでナビゲーション情報をコード化し、そうした口承地図を暗誦することで情報を記憶しやすくしている。この戦略は、古代ギリシャの記憶の宮殿とそれほど変わらない。違うのは、アボリジナルが想像上の宮殿をこしらえるかわりに、風景を記憶の宮殿として利用したという点だ。デイヴィッド・ターンブルは、『地図こそ領土(*Maps Are Territories*)』にこう書いている。「ゆえに、風景、知識、物語、歌、図的表象、社会的関係のすべてが相互に作用し、ひとつに結合した知識ネットワークを形成している。その意味において、知識と風景が互いを形づくり、互いの構成要素になっていることからすれば、地図の比喩はまったく当を得ている。風景と知識は地図としてひとつになり、すべてのものが空間的な結びつきをつうじて構成される」

大地に感情と意味を注ぐ

人類学の分野では1960年代になるまで、オーストラリア大陸に人類が住みついたのはわずか1万年ほど前のことで、北米や南米よりも遅かったとする見方が一般的だった。1990年代になって、人類学者たちが大昔の人骨の再調査に乗り出した。向上した年代測定技術により明らかになったのは、最初の人類がオーストラリア大陸に到達したのは少なくとも4万年前で、おそらくは7万年前にまでさかのぼることだった。このオーストラリア人の始祖たちの人口は1000人前後だったと見られている。北から、おそらくはティモールかニューギニアから、少人数の集団で船に乗って到達したのだろう。ニューギニアとオーストラリアを隔てる海は、一時期には90キロほどにまで縮まっていた。人類学者のスコット・ケインは『最初の足跡（*First Footprints*）』のなかで、古代アボリジナルの初期の歴史について書いている。それによれば、彼らのオーストラリア大陸への到達は、人類が世界中で爆発的に移動していた時期に重なるという。ほんの3000年ほどのあいだに、人類はアフリカからオーストラリアにいたるまでのあらゆる大陸に住むようになった。5万年前ごろまでにオーストラリア南東部内陸に進出し、4万4000年前までにタスマニア（かつては氷の橋で本土とつながっていた）に到達した。ケインはそうした初期の開拓民を「スーパーノマド」

と呼び、持久力、身体能力、正確なナビゲーション能力を備えていたと説明している。さらに、百科事典さながらの自然の知識も持っていただろうと書いている。17世紀に最初の欧州の入植者に「発見」されるころには、オーストラリアでは250ほどの言語が話され、人口は推定100万人に達していた。多くのアボリジナル部族に伝わる創世の物語は、遺伝学者たちがDNAサンプルから推測した経緯とよく似ている——まず北部に上陸し、大陸全土を南へ下っていったという筋書きだ。多くの物語では、この筋書きは、海から現れて乾いた大地に上陸したひとりの母親の形をとっている。いくつかの物語が伝えるところによれば、その母親は赤ん坊がいっぱい入った手提げ袋と杖を持ち、移動しながら大地に赤ん坊を植え、杖で穴を掘って水で満たしたという。

人類学者のデボラ・バード・ローズは、ビクトリア川沿いのヤラリン族とともに暮らした2年間で、ドリーミングと日常のあいだに時間的な区別があることに気づいた。ローズによれば、たいていの高齢者は自分の系譜を3世代前までたどり、祖父母はドリーミングから生まれたと話すという。一方、日常の時間は100年ほど前にはじまり、日々の時の流れで構成され、老化や季節の移り変わりによる印が刻まれる。つまり、ドリーミングは永遠であると同時に、わたしたちに先行するものでもあるということだ。一見すると矛盾しているこの構造を、ローズは大きな波のイメージを使って概念化し、次のように説明している。「わたしたちの背後に続く大きな波がわたしたちの存在の残滓を消し去り、消えずに残るものたちを同時に起きる一組の出来事として浮かび上がらせる」

ドリーミングトラックは、アボリジナル社会に活気ある経済の場をもたらした。それは欧州の入植者たちがありえないと考えていたことだ。アボリジナルは放浪しながらどうにか生き延び、絶えず食べものと水を探している――欧州の入植者たちはそう思い込んでいた。絶滅の縁にいる貧しい人種という偏見は、数百年にわたってしつこく居座った。だが現在では、アボリジナルの交易路が人類文明を代表する例、たとえばインカ道や香料の道にまったくひけをとらないものであることは反論の余地がなくなっている。グリフィス大学のアボリジナル歴史学者デイル・カーウィンが『ドリーミングの道とアボリジナルの交易路（*Aboriginal Dreaming Paths and Trading Routes*）』で詳細に記録しているところによれば、アボリジナルははかりしれないほどの長い年月にわたり、数千キロの距離をまたいでレッドオーカー、真珠、槍、かご、釣り針、堅果、砥石、斧、ブーメラン、樹脂、そして知的財産――水場や食糧を見つける方法などの情報を含む歌――の交易を行なってきたという。交易用のレッドオーカーが採掘されていた鉱山のなかには、2万年にわたって継続的に使われていたものもある。シルクロードの発祥はほんの2200年ほど前のことで、1600年ほど続いたにすぎない。アボリジナルの交易路のなかでも特に長いのが、ニコチンを含む自生植物、ピチュリの交易のためにつくられた道だ。栽培して砂のかまどで焼いたピチュリは、噛んだり煙を吸ったりすると刺激物になる。このピチュリは、少なくとも約8800平方キロメートルの範囲で取引されていた。ときには500人もの商人が集まって売買することもあった。ピチュリは仮想の「ハイウェイ」、つまりドリーミングトラックに沿って運ばれていた。およそ3700キロにわたって伸びるその道は、地域によってさまざまなバリエーションを持つ物語で構成されている。たとえば、ポート・オーガスタからアリス・スプリングスまでは、その物語はウルンブラと呼ばれるフクロネコのドリーミングだが、シンプソン砂漠周辺では2匹の犬（ディンゴ）のドリーミングとして知られている。カーウィンはシンプソン砂漠出身のアレンテ族の老人、イザベル・タラゴの言葉を紹介している。ピチュリを栽培していたタラゴの母親は、交易路を知る「歌女《ソングウーマン》」だったという。「わたしたちとボロルーラの民は、歌で、犬のドリーミングでつながっています。あそこの部族は、この歌をつうじて祖母や母と結びついているんです。それはわたしも同じです」とタラゴは話している。「わたしたちが広大な距離を越えてつながりあっているのは、このドリーミングと歌が伸びているから。土地は読むべきテキストで、そのテキストを読み解く手段が歌なんです」

カーウィンはドリーミングトラックが空間定位の補助装置になっていたと述べ、「口承やソングラインに伴う記憶術や丸暗記的学習にも、補助的役割がある。この定位テクニックの基礎にあるのは、社会的記憶に刻まれた概念や経験を思い出す能力だ」と書いている。アボリジナルの旅人にとって、自分たちより前に旅をした祖先たちの論理とナビゲーションの技は絶対的に信頼できるものだ。ドリーミングトラックを創造したときに祖先たちが駆使した並々ならぬ知恵について、カーウィンはこう説明している。

(祖先たちは)障害物のどちら側なら通過できるのか、湿原のどこにしっかりした地面があるのか、最善の進路——砂、岩、乾いた土——がどこにあるのかを知っている。精霊たちは最も歩きやすい道を知っている。そして、ドリームタイムの精霊たちは彼らのなした仕事と無限の時を経て、風景を形づくり、カントリーをどう読むべきかを教えた。アボリジナルは風景のなかにカントリーを、そしていたるところにドリームタイムの道を見る。

ときには祖先の過ちが風景のなかに現れ、旅人の教訓として残っていることもある。アレンテ族のあいだでは、トッド川周辺に生えるゴムの木は、ジール山からエミリー山峡へ行こうとして道に迷ったキャタピラ族の民とされている。彼らはエミリー山峡にたどり着けない証拠として、そこに残されているのだ。ソングラインが水場のありかや祖先の野営地だったかもしれない乾燥した窪地の場所を伝えたり、特定の動物や茂みに生える野菜の存在を示したりすることも多い。その意味では、歌は一種の記憶装置と言える。ごくありきたりの姿をした岩や丘を物語に変え、それが生まれたいきさつやそのように見える理由を伝え、大地に感情と意味を注入しているのだ。言いかえれば、心に深く刻まれるランドマークを物語が生み出しているということになる。そうした記憶装置は、おそらくブッシュでの生存率を高めただろう。この記憶装置を表す用語のひとつが、「トーテム地誌（トーテミック・ジオグラフィ）」だ。人類学者のルイーズ・ハーキュースは、「ごく普通の地形に深い意味を与え、記憶しやすいものにする」とそのはたらきを説明している。

口承文化のリズム

ドリーミングの物語が最初に語られたのは、いつなのだろうか？　それを正確に知るすべはない。とはいえ、最も控えめな推定でも、アボリジナルのオーラルヒストリーは世界最古のものと見られている。ごく最近になるまで存在していた一般認識では、意味が完全に変わったり曖昧になったりすることなく人間の記憶を世代間で伝えていける期間は、最長でも５００年から８００年程度とされていた。だが２０１６年、２人のオーストラリア人研究者が、その通説を覆す論文を『オーストラリアン・ジオグラファー』誌で発表した。パトリック・ナンとニコラス・リードは、北はカーペンタリア湾から南はカンガルー島まで、オーストラリア沿岸部の21か所で採集した物語を記録した。どの採集場所でも、現在は海中に沈んでいる海岸線の一部がまだ乾いた陸地だった時代を伝える物語が見つかった。ナンらはその物語を、後氷期の海面上昇を示す地質学的証拠とつきあわせた。その結果、そうした物語は少なくとも7000年にわたって世代から世代へと語り継がれてきたと見られるが、古ければ1万3000年前までさかのぼる可能性もあり、「現存する世界最古級の人類の記憶」を体現しているらしいことがわかった。

なぜそれほど忠実な口承が可能だったのか。ナンとリードはこの信じがたい数字を説明するものとして、アボリジナル文化のいくつかの特性を指摘している。それによれば、アボリジナルは、物語を「正しく」語ることに非常に大きな価値を置いているという。また、全員が物語を語る権限を持っているわけではない。物語を保有し、したがってそれを忠実に記憶する責任を負うのは、一部の者だけだ。「たとえば、ひとりの男性が自分のカントリーをめぐる物語を我が子に教えるときには」とナンとリードは書いている。「彼の息子がその物語の知識を受け継ぎ、それを彼の姉妹の子どもたちが評価する。なぜなら、物語の正しい記憶と語りを守る明確な役目を、特定の親戚が負っているからだ。そして、誰もがそうした責任を真剣に受け止めている」

風景と祖先たちの行動に物語をはめ込むという点で、アボリジナルのソングライン口承の伝統は、アイルランド、ユーゴスラビア、古代ギリシャなどに見られるバラッド、叙事詩、童謡といったほかの口承文化や無数の民間伝承と驚くほどよく似ている。認知神経学者のデイヴィッド・ルービンは著書『口承伝統のなかの記憶（*Memory in Oral Traditions*）』のなかで、そうしたあらゆる口承文化に共通する特徴があると書いている。口承で伝えられる詩や叙事詩は具体的だ。英雄や神などの行為者による行動が題材として扱われ、行為者たちは情景を思い描きやすい特定の行動をとる。叙事詩や歌の題材が、正義やヒロイズムなどの抽象的概念になることはほとんどない。そうした特質は、主人公の行動をつうじて描かれる。第二に、口承の叙事詩はほぼ決まって空間的であり、そのおかげで記憶しやすくなっているとルービンは言う。「一場面で終わる叙事詩はない。移動が原則だ」と彼は書いている。「ホメロスの叙事詩はオイメ（道）を名乗っている。『オデュッセイア』はオデッセイ（冒険の旅）であり、一部の版には想像上の旅の地図が付されている。大部分がトロイアとその近海で展開される『イーリアス』でさえ、戦闘やそのほかの出来事が起きる場所は絶えず変わっている。そうした空間的配置は、たいていは既知の道に沿っているため、道順に関する情報を保存できる。それに対して、ひとつの大きな同時発生的なイメージしかなければ、混乱が生じる可能性がある」

口承文化が発達したのは、抽象的な知識を覚えにくいという人間の記憶の弱点を補い、特定の場面として頭に刻みやすくするためだったとルービンは考えている。さらに、口承では、人間の脳に備わっている別の強みも活用されている。記憶を引き出すきっかけとして、リズムや音楽が利用されているのだ。子どものころに歌いながらアルファベットを覚えた人は多い。旋律が文字と結びついているおかげで、思い出しやすくなっている例もある。「こげこげボート」や「メリーさんの羊」などの有名な童謡や歌も同じだ。なかには、記憶のなかで音楽と言葉が不可分のものになっているせいで、メロディと切り離して言葉だけを抽出するのが難しいケースもある。グレゴリオ聖歌では、音楽が記憶装置として利用され、詩篇や祈りの文句がメロディと結びつけられている。ある学者の推計によれば、グレゴリオ聖歌のレパートリーには、中世までに4000近いテキストが含まれていたという。ルービンは記憶について、頭のなかの抽象的な痕跡という、ごく一般的な意味でとらえるのではなく、伝承に不可欠な身体の動きやジェスチャーからなる、社会的に導かれたリズムとして考えるべきだと主張している。口承文化では、歌やそこに含まれる情報の記憶に使われるそうしたリズムは、「実演されるときにだけ存在し、その実演は言語的であると同時に運動的でもある」とルービンは言う。

ルービンが尊敬する英雄は、1960年に口承文化をめぐる先駆的な著書『物語の歌い手（*The Singer of Tales*）』を発表したハーバード大学教授のアルバート・ロードだ。長年にわたって、夏になるたびにロードを訪ねていたルービンは、わたしにこう話した。「ロードは、記憶という言葉さえ好みませんでした。叙事詩を記憶する人などいない。あれは歌うものなんです」

第8章 ドリームタイムの作図法

ナビゲーション理論を超えて

ある朝、わたしはまだ眠たげなパース南の郊外からタクシーで空港へ行き、4時間の空の旅でダーウィンへ向かった。オーストラリア最北にある熱帯の街ダーウィンは、ティモール海に突き出すこぶのようなところに位置している。わたしの座った窓側の席は西向きで、飛行中、眼下にはほぼ最初から最後まで西部砂漠地帯が広がっていた。およそ130万平方キロメートルに及ぶその砂漠地帯は、ギブソン砂漠、グレートサンディ砂漠、グレートビクトリア砂漠などで構成される。ある欧州の探検家は、この土地を「広大で荒涼とした荒野」と表現した。わたしの目には、羊皮紙にこぼれた水彩絵の具が熱で焼かれた風景のように見える。ピンク、赤、オークルの土が一体となって渦巻いている。静脈さながらの太古の川床と塩湖はすっかり縮み、濃い紫と強烈な白に濃縮されているように見える。その大きさは、わたしの頭を混乱させた。どこであれ「新世界」に赴いた欧州の開拓者たちは、きまって〈テラ・ヌリウス〉――「誰のものでもない土地」を発見したと確信し、熱心に所有権を主張した。オーストラリアも例外ではない。「多少なりとも推理力を備えていながら、この大いなる大陸が創造主の意志により不毛の荒野のまま残されていると主張する人間など、どこにいるのだろうか？」と『シドニー・ヘラルド』紙は１８３８年に問いかけている。上空９０００メートルから眺めると、オーストラリア中央部はいまでもからっぽに見える。この砂漠を人間が支配していることを示す都市も農地もない。だが、〈テラ・ヌリウス〉は、いまも昔も偽りだ。よそ者の目には、この砂漠はいまでも広大で荒涼とした荒野に映るかもしれない。でも実際には、ドリーミング——オーストラリア中央部のピチャンチャチャラ族は〈チュクルパ〉と呼ぶ——と砂漠に残る祖先たちの足跡が、数万年にわたって途切れなく続いてきた人間の営みを物語っているのだ。

パースを離れた飛行機は北東に進路をとり、キャニング・ストック・ルートの起点にほど近いミーカサラの町へ向かった。キャニングに捕らわれていたアボリジナルの探索者たちは、並々ならぬ苦労をして、ドリーミングの聖地でも特に神聖な秘所を明け渡さないようにしていたのではないか。そんなことを、わたしは考えていた。キャニング・ストック・ルートは、南北の軸に沿って大地を縦断しているものの、くねくねと曲がりくねって走っている。「白人たちは、直線だけを認識して進む」。西部砂漠地帯にあるイイルのコミュニティで暮らす牛飼いで芸術家のジャワジ・マーヴィン・ストリートは、キャニング・ストック・ルートについてそう話した。「マルトゥ族にすれば、直線などない。道の途中に特別なものがあれば、まっすぐには進めない。迂回しなくてはいけない。あのストック・ルートはぐるぐると円を描いている。わたしはすぐにこう思った——そこに特別な場所があって、それを迂回することで、ガイドたちがその存在を示したのかもしれない、とね」。絶えず暴力で脅されていながら、探索者たちはカントリーの神聖さを守ろうとしていたのだ。

航路のなかほどで、飛行機はシンプソン砂漠の上空を通過した。１９７２年、医師で探検家のデイヴィッド・ルイスは、アンティカリニャ族のふたりの男性、ウィンティナ・ミックとミック・スチュアートとともにこの砂漠を旅した。この３人の旅は、アボリジナルの実践するナビゲーションの技の記録が試みられた最初の事例だ。これにより、オーストラリアの砂漠で道を見つけてきた人々が人類史上屈指の正確な定位能力を備えていることが明らかになった。

オーストラリアへ赴く12年前、ルイスは世界初の単独大西洋横断ヨットレースに参加し、さらにその後、妻と幼い娘ふたりとともに世界を一周した。イギリスで生まれ、ニュージーランドで育ったルイスは、南太平洋の伝統的ナビゲーションに夢中になり、タヒチからニュージーランドまで、コンパスや六分儀を使わずに渡る船旅を敢行した。１９７２年のルイスの著書『われら航法師（*We, the Navigators*）』は、8年にわたって調査したポリネシアとミクロネシアのナビゲーションの伝統をまとめたもので、およそ2万キロに及ぶ西太平洋の航海や、世界初のカタマラン（双胴船）による世界一周の記録も含まれている。飽くことなく次の冒険を切望していたルイスがオーストラリアを訪ねたのは、アボリジナルのルートを見つける能力に魅了され、空間定位の技を調査する３年間の研究プロジェクトに乗り出したからだった。

ところが、オーストラリアに到着したルイスは、まったく予期していなかったものに遭遇することになった。それまでに記録してきた南太平洋の島民たちのように、環境にある太陽や星などの道しるべを使って定位する人々に出会うことを予想していたルイスだったが、実際に見いだしたのは、それとはまったく違うものだった。「ごくおおざっぱに見れば、わたしが頭のなかでこしらえていた、計器を使わない航海術の鋳型に類似する要素はあるものの」とルイスは書いている。「そうした定式化は、ふたつの点で誤解を招く。なぜなら、それは言外に、特徴のない風景と、天体にもとづく参照システムを示唆することになるからだ」。オーストラリアには「特徴のない風景」などというものは存在しないことを、ルイスは身をもって知った。さらに、アボリジナルの空間定位は、ルイスの知るかぎり、どんなナビゲーション理論にもあてはまらないようだった。砂漠への最初の旅に同行したミックとスチュアートは、間欠的に現れる、ルイスにはなんの変哲もないように見える少数のランドマークを別にすれば、どんな種類のものであれ、外部の参照をいっさい使っていないように見えた。そのかわりに彼らがとっていた方法は、旅の出発点を頭に刻み込み、狙いをつけた丘や水場、あるいは木や岩が現れるまで闇雲に風景のなかを移動するというものだった。ルートを吟味することも、方向を見直すこともほとんどない。にもかかわらず、彼らは寸分たがわぬ精度で広大な距離を移動することができた。数百平方キロメートルにわたって広がる砂漠の風景を記憶しているようにしか見えなかった。彼らは完全記憶能力を持ち、過去に行ったことのある土地の地勢的特徴を残らず覚えているのではないか。ルイスはそう思いはじめた。

「40年前にいちど訪れただけでも、消えない跡を残すには十分のようだ」とルイスは書いている。進むべき方向がどうしてわかるのかと尋ねると、ミックはただこう答えた。「方向感覚がある」。それから、ミックは砂に地図を描いて説明した。「南に10マイル（約16キロ）進んで、そのあと少し東へ行ったのなら、家へ帰るには、北へ10マイル、西に少し進めばいい」とミックは言った。「目印が何もなくても、方角はわかる。アボリジナルは東西南北を知っている。白人がコンパスを持ってくる前からね」。なるほど、でも——とルイスは食い下がった——その日、23・・・マイル（約37キロ）にわたって延々と続いていた同じような砂丘で、どうやって道を見つけていたのか？「北西はこっちだとわかっている」とミックは答えた。「太陽ではなく、頭のなかにある地図が教えてくれる」

その後の3年にわたり、ルイスはキャンベラにあるオーストラリア国立大学の客員研究員としてはたらきながら、ランドローバーや徒歩でおよそ8000キロを踏破し、シンプソン砂漠とキャニング・ストック・ルートをくまなくめぐった。ルイスはアンティカリニャ語、ピントゥピ語、ルリチャ語の話者に協力を仰ぎ、現在位置からは見えない場所を指さしてもらい、その結果をコンパスの測定結果と照らしあわせた。そのたびに、彼らの方向感覚の正確さがたしかめられた。

ある日、西部のルリチャ・アランダ地域にいたとき、ルイスはジェフリー・チャンガラとヤパ・ヤパ・チャンガラという名のピントゥピ族の男性ふたりに連れられ、なんの特徴もないように見える場所を訪れた。背の低いマルガの木と堅くて細いセリ科の草からなる風景が延々と続く地帯だ。のちに旅行記『オセアニア（*Oceania*）』に書いているように、地面は平らで、大きな木や小川や砂丘はなく、視界は100メートルほどしかきかなかった。ピントゥピ族のふたりは〈マル（カンガルー）〉を見かけ、ランドローバーを停めて撃とうとしたが、22口径弾はカンガルーを負傷させただけで、仕留めるにはいたらなかった。ブッシュに逃げ込んだカンガルーを追跡しようと、彼らは車を降り、マルガの茂みにわけ入った。1時間ほど歩いてカンガルーにとどめを刺すと、ジェフリーとヤパ・ヤパは車に戻りはじめた。「ランドローバーにまっすぐ向かっていると、どうしてわかるんだ？」とルイスが訊いた。ジェフリーは自分の額に触れ、それから腕を回しながら、〈マル〉を追ってあたりをぐるりと一周し、そのあとさらに一周したことを説明した。「近道をしている」とジェフリーは言った。「太陽を使っているのか？」とルイスは尋ねた。「違う」とジェフリーは答えた。そして15分ほど歩き、車のあるまさにその場所にたどり着いた。

ルイスはこう書いている。「目立たないランドマークを使ってルートを見つけるピントゥピ族の能力は、不気味なほど正確だった。彼らはどんなときも、自分がいまどこにいるのかをわかっていた。半径数百キロの範囲で、精神的に重要な意味を持つ場所のある方向を把握し、コンパスのように定位していた」。ある晩、ジェフリーは砂に基本方位を描いた。「北、南、東、西が、こんなふうに頭のなかに入っている」とジェフリーはルイスに説明した。そして、野営地から400キロほど離れたディサポイントメント湖近くの自宅までに点在する、ドリーミングの重要な聖地のある方角を残らず指し示した。そのとき、ルイスは理解した。ジェフリーにとって、精神世界、数々の聖地、そしてドリーミングトラックこそが定位の主たる参照であり、彼はそうした精神的な地誌に対して畏怖、恐怖、愛、そしてきわめて強い愛着を抱いているのだ。それを知ったいま、自分はこの先、以前と同じ目で丘やロックホール〔岩にあいた穴。水がたまっていることも多い〕を見ることができるだろうかとルイスは思った。「『陸のナビゲーション』に関してわたしが持っていた考えは、どれもまちがっていたことがわかった」とルイスは書いている。「太平洋諸島のカヌー乗りたちを導く星、太陽、風、波のかわりに、アボリジナルがおもに使っている参照は、西部砂漠全域でネットワークを形成する、ドリームタイムの祖先たちの足跡を刻む曲がりくねった道だったのだ」

歴史に残る革命運動

砂漠で方向を伝える必要が生じると、アボリジナルは泥や砂に図を描くことがある。まず、円をひとつ描く。この円は、水やロックホール、聖地、火を表すこともあれば、その人の懐胎や誕生の場所、自身のドリーミングのイニシエーションを受けた場所を示していることもある。この開始点から、徒歩での1日の旅程を示す線を引く。だいたい5キロから15キロほどだが、それ以上になることもある。そしてまた別の円を描く――これもまた、水、ランドマーク、ドリーミングにまつわる別の聖地、あるいは物語の主人公たる地図作成者の人生で起きた次の出来事にあたる。こうして大地に現れた地図は、まさに大地そのものを表している。その円と線からなるネットワークは、歴史、宇宙観、人生経験、地誌などの抽象的な全体像を描写している。地図作成、神話、芸術が折り重なっているかのようなその象徴的表現を見た部外者が、ウェイファインディングにおける有用性に疑いを抱いたとしても、無理はないかもしれない。「たいていの場合、西洋人が彼らの世界に入るのは難しい」と人類学者のノーマン・ティンデールは書いている。「われわれ西洋人は、コンパスの助けを借りて地図を作成し、角度や距離を比較的正確に測定するように訓練されている。そして、地名の記述や記号の使用をつうじて、おおむね画一的な一連の約束ごとを共有し、利用している」

先住民には定められた領地がなく、したがって土地の所有権もないという考え方に学術界とオーストラリア政府がともにお墨つきを与えていた時代にあって、ティンデールはオーストラリア白人としてはいち早く、アボリジナルが絶えず食糧と水を探しまわる飢えた放浪者などではないことを理解していた。1921年、20歳そこそこのぼさぼさ頭の若者だったティンデールは、オーストラリア北東部のグルートアイランド島で1年を過ごした。当時としては、科学者がそれほど長い期間をアボリジナル社会で過ごすのは異例のことだった。ティンデールによく協力していた人物のひとりが、マロアドゥネイというンガンディ族の男性だ。マロアドゥネイは自分たちの土地の特徴や各語族の境界をティンデールに教え、ある部族に伝わるドリーミングの物語が終わると、そこからまた別の部族の物語がはじまることを説明した。アボリジナルは部族によってはっきり異なるテリトリーで生活しているのだ。そう理解したティンデールは、故郷に戻ってから、各部族の境界を示す地図を作成した。だが、その地図と研究成果を発表する段になって、オーストラリア国立大学の上司に境界線をすべて削除しろと指示された。ティンデールの地図「オーストラリアのアボリジナル部族」がようやく出版されたのは、20年近くが経った1940年のことだ。その地図は、ティンデールのとある同僚の言葉を借りれば、「オーストラリアが〈テラ・ヌリウス〉ではないことを暗に示しているという点で根本的に過激なもの」だった。

19世紀と20世紀をつうじて、オーストラリア政府は土地を放牧地や採鉱地に変えるために、アボリジナルのコミュニティを居留地や牧場、キリスト教布教区、あるいは町や都市に移住させた。アボリジナルが「カントリー」としてなじみ、白人が荒野と見なす土地から移住させるそのプロセスは「参入《カミングイン》」と呼ばれていた。デイヴィッド・ルイスの旅の仲間の一部――おもにピントゥピ語族の出身者――は、砂漠で生まれてイニシエーションを受け、ブッシュを離れて「参入」した最後のアボリジナル世代とされている。彼らの砂漠からの移住は、イギリスがロケット実験を開始し、その飛行経路からピントゥピ族を立ち退かせた1950年代にはじまった。

1962年、ルイスの旅の同行者のひとりだったフレディ・ウェスト・チャカマラは、家族と一団のトラッカー〔動物や人間の残した跡をたどり、食べものや水を探す人たち〕とともに砂漠を離れ、アリス・スプリングスの250キロ西にあるパプンヤの町へ移った。その集団のなかには、アーティストのノスペグ・チュプルラもいた。パプンヤに行くには、マンタティと呼ばれるロックホールから数百キロを歩かなければならなかった。「大勢の子どもたちが走って来て、出迎えてくれました」。フレディの息子で、当時まだ幼かったボビー・ウェスト・チャカマラは、集落に到着したときのことをそう回想している。「わたしは少し興奮していて、大きなコミュニティに入るのが恥ずかしいような気もしていました。だから、小さな槍と小さなウーメラ〔投槍器〕を手にとったんですよ！……わたしは学校へ行って勉強したかった。学校は楽しかったから、毎日行きました。でも、金曜の午後と土曜、日曜には、きまって狩りへ出かけて、カンガルーでもオオトカゲでも、なんでもいいから見つからないかと歩きまわって、また学校に戻りました。みんな、狩りと野営が大好きだったんです」

その学校で、ボビー・ウェストはアボリジナルの歴史に残る革命運動に立ち会った。1971年6月、ピントゥピ族の男性の一団が、学校の壁にドリーミングの物語の絵を描いたのだ。「わたしは10代の少年でした」とウェストは語った。「みんなが集まって、物語を語っては、何を描こうかと話しはじめました。ある老人が立ち上がって言ったんです。『よし――ミツツボアリにしよう』って。それで、みんな一緒になって、その老人が絵を描くのを手伝いました。それは、その壁画は、とても重要なものでした。なにしろ、誰もがその物語を語ることを誇りに思っていましたから」

そのミツツボアリの壁画で描かれたのは、のちに人間となり、パプンヤのソングラインの収束点となったアリのドリーミングの物語だ。数年後に上塗りされてしまったものの、この壁画の創造をきっかけに、西部砂漠アート・ムーブメントとして知られる創造性の爆発に火がついたとするのが現在の定説だ。このムーブメントにより、アボリジナルの男たち――すぐに女たちも加わった――が一致団結し、ドリーミングを表現する現代アートを描きはじめた。絵画の多くは聖なる秘密を守るために手を加えられていたが、絵を描くという行為そのものが、彼らとカントリーとのつながりを分断した数十年にわたる植民地支配を経て噴き出した、アボリジナルの奥深くに潜む反発力と抵抗の表現だった。そうした絵画は、アボリジナルと大地との結びつきの、そしてその創造をめぐる彼らの深い知識の証だった。のちの土地所有権をめぐる訴訟では、土地の一時代にわたる使用と所有を証明する法的文書として、これらの絵画が法廷で使われることもあった。絵画の創造という行為は、歌をうたったりドリーミングトラックを旅したりするのと同じ、大地との関係を存続させるための深い愛情に満ちた行為なのではないか。そんなふうに、わたしは感じた。

文化の隠喩

1972年にパプンヤを訪れたデイヴィッド・ルイスは、それと知らないうちに、いままさにはじまろうとしているそのアート・ムーブメントの震源地に足を踏み入れた。そして、ルイスとともに砂漠を渡り、ウェイファインディングの技を見せた多くの者たち——ロング・ジャック・フィリプス・チャカマラ、ヤパ・ヤパ・チャカマラ、フレディ・ウェスト・チャカマラ、アナチャリ・チャンピチンパ——は、いまや伝説となった集団の一員として、西部砂漠アート・ムーブメントの誕生に関わることになった。最初のアーティスト団体であるパプンヤ・トゥラ・アーティスツ株式会社の創業株主11人のうち７人は、ルイスがそのナビゲーションの技を理解しようと、３年にわたって旅をともにした仲間たちだった。そのうちのひとり、ビリー・ストックマン・チャパルチャリは、１９７３年にルイスとともに西部砂漠を旅した。太い眉と彫りの深い目を持つ小柄なチャパルチャリは、のちにジャスパー・ジョーンズやジョアン・ミロになぞらえられる生命力に満ちた絵を描くようになる。アボリジナル現代アートの巨匠と称されるウタ・ウタ・チャンガラとノスペグ・チュプルラは、１９７４年にルイスをキャニング・ストック・ルートに案内した。そして、全員がミツツボアリの壁画制作に参加した。１９７０年代はじめには、パプンヤの学校で子どもたちに絵画や物語を教えながら、自分たちのチュクルパ（ドリーミング）の物語を、はじめて平らな２次元のカンバスに描かれた絵画として表現し、解釈しようとしていた。

　彼らの絵画は、西洋人にとってはワシリー・カンディンスキーやサルヴァドール・ダリ、あるいはパブロ・ピカソを思い起こさせるものだ。その幻惑するようなシュールな幾何形状を見た者は、解釈しようとせずにはいられなくなる。ウタ・ウタ・チャンガラの初期作品『メディシン・ストーリー』（１９７１年）では、深みのある紫とマスタード色のアクリル絵の具で呪術師の物語が描かれている。２本の男根のような楕円がいくつもの円と線で囲まれている。円と線が示しているのは、１９２６年ごろにウタ・ウタが母の胎内に宿ったギブソン砂漠のングラパラングから、呪術師がみずからの義理の母と不義密通したユマリまでの旅路だ。絵のなかでは、オールド・マンと呼ばれる呪術師の睾丸が、マスタード色の線でふたつの楕円と結ばれている。これは生命を吹き込む水場と、それをつなぐ道を表している。ウタ・ウタは１９７４年、同名の絵画のなかでングラパラングのドリーミングの物語に立ち返った。第二の絵で描かれているのは、ふたりの女性と、オールド・マンから逃れてウィルキンカラへ向かったショート・レッグス（短足）の物語だ。女性たちは踊りをおどって粘土の窪地《クレーパン》をつくり、雨が降るとそこから食物が育った。一方、洞穴に潜り込んだショート・レッグスは聖なる遺物を移動させ、それはやがて丘になった。

デイヴィッド・ルイスによる１９７０年代のシンプソン砂漠の旅行記を読んでいて、気づいたことがある。ルイスの同行者の名前のいくつかが、美術館の壁で目にしたことのある作品を描いたアーティストの名前と同じだったのだ。そうした作品のなかには、オークションで数十万ドルの値がつくものもある。ルイスのナビゲーション研究と西部砂漠アート・ムーブメントに見られるこのつながりは、偶然の一致とは思えなかった。ルイスは熟練のトラッカーとハンターを求めていた。砂漠で生まれてイニシエーションを受け、その地勢を頭に刻んでいる者たちだ。彼らをナビゲーションの達人にしたのは、土地に対する畏敬の念と飽くことのない関心――ドリーミングとの親密な関係とブッシュでの生活に関する百科事典並みの知識――だった。それと同じものが、彼らを創造力あふれる哲人にもしたのではないだろうか。

パプンヤの男たちと砂漠へ出ると、ルイスはいつも彼らの旅に対する情熱に驚かされた。「毎日毎日、夜明けから日没まで、聖なる神話に息づく風景を渡る。その単調なドライブがアボリジナルの友人たちのうちに呼び起こす深い満足感を、わたしは完全には理解することができなかった」とルイスは書いている。「大地の特徴、植物、あるいは動物の足跡は、どんなものであれ慎重な目を向けられ、きわめて活気のある議論を生んだ。そうして豊かに色づけされた旅先の特徴、たとえば砂丘の高さや岩の色、ヤマモガシの低木の茂るようすは、居留地に戻ったときに、妬ましそうな友人たちに伝えられる」

「地図」という言葉は、現代アボリジナル・アートの複雑に重なりあった隠喩や歴史を表すには、おそらく限定的すぎるだろう。とはいえ、アボリジナルの絵画がその土地の地誌と直接的に結びついていることは誰にも否定できない。それはドリーミングの形状を描いた絵だ。そして、ドリーミングは大地の聖なる地誌にあたる。「アボリジナルの道や道跡は地図と言える。それはカントリーとの結びつきであり、人間の動きを表すものであり、旅の隠喩であり、自身の精神と風景をつなぐものでもある」とデイル・カーウィンは書いている。アボリジナルの絵画には法的文書と見なすに足るだけの欧州の地図との類似性があると指摘するのは、美術史を研究するヴィヴィエン・ジョンソンだ。「西洋の地図と同様、アボリジナルの絵画は、地上の調査をもとに土地の特定領域を描いた縮尺の大きな地図であり、地図に記載された各項目間の位置関係という点で、正確さがきわめて重視されている」とジョンソンは主張している。「場所の特定に使用することができる。そして、その精度ゆえに、法的文書としての有効性も備えている——欧州の土地権利証書を図表化した、西部砂漠版の証書と言える」

それに異を唱える者もいる。オーストラリアの人類学者ピーター・サットンは、アボリジナルの絵画は場所の特定には使えないと主張してきた。というのも、その土地になじみがない人には、それを使って道を見つけることはできないからだ。だが、それと同じことは、グーグル・マップにも言えるのではないだろうか。車とは何かを知らず、生まれてからいちども道路に立ったことがなければ、あるいは現代の地図作成法で使われる各種の記号の教育を受けたことがなければ、グーグル・マップもアボリジナルの絵画と同様、場所を特定する役には立たない。どちらのタイプの地図も、移動するその人が地図につけ加える知識の集合体に頼っている。何を難解と感じるかは、見る者によって左右される。「欧州の地図は、そのものだけで成り立っているわけではない」。学者のデイヴィッド・ターンブルは、『地図こそ領土』にそう書いている。「それを読み解けるのは、土地との関わり方について欧州人が語る物語をとおして見た場合にかぎられる」。ターンブルによれば、地図そのものがそれを生み出した文化の隠喩になっているという――30センチ四方のスケールで描かれたものでもないかぎり、地図の精度とリアリティは、中立的もしくは観察主義的な描写ではなく、むしろひとつの視点と考えるべきだとターンブルは主張している。

1972年10月19日、デイヴィッド・ルイスはナビゲーション研究を一時中断し、ヨットで南極大陸を一周する単独航海に乗り出した。危うく命を落としかける過酷な旅だった。ルイスは三度《みたび》転覆し、結局は1974年3月20日にケープタウンでアイス・バード号を放棄した。オーストラリアに戻ったルイスはふたたび砂漠へ赴き、ジェフリー・チャンガラとヤパ・ヤパ・チャンガラとともに新たな旅に出た。できたばかりのアボリジナル・コミュニティのヤヤイからスタートし、600キロほど西のジュピター・ウェルで終わる旅だ。この旅に同行したのが、アメリカの大学院生フレッド・マイヤーズだった。マイヤーズは1973年6月からヤヤイで暮らし、人類学の博士号取得に向けた実地調査をしていた。その当時に居留地で撮影されたドキュメンタリー映像には、茶色い髪に眼鏡をかけ、片手に煙草を、反対の手に取材用ノートを持ち、ピントゥピ族の集会や日々の暮らしを黙々と観察するマイヤーズの姿が背景にしばしば登場する。マイヤーズが特に関心を寄せていたのは、ヤヤイでの絵画制作を記録することだった。そのとき買い入れが進められていた絵画の数々は、のちにアリス・スプリングスで売りに出された。マイヤーズのピントゥピ族や西部砂漠の政治、文化、芸術との関わりあいは、40年以上が経ったいまも続いている。1985年の著書『ピントゥピの国、ピントゥピの本質（*Pintupi Country, Pintupi Self*）』のなかで、マイヤーズは深い愛情をこめてオーストラリアの風景を描写している。

厳然とした土地だ。欧州人には不毛で危険な場所として知られているが、その赤い砂や、まばらな淡い緑に覆われた低木の生える平原や、長い時をかけて浸食されたごつごつとした丘は、おそろしいほど青い空の下に、控えめな美しさを湛えて広がっている。その無限の広がりと静けさから逃れることは誰にもできない。その色の淡さは、いつ見ても、実体があるのかないのかわからない、ぼんやりとした色のすみかを思わせる。……この永遠に続く風景のなかに、アボリジナルは継続性の模範を見いだし、社会生活のなかで実現しようとしている。その構造は、表面で移ろう彼らの動きよりも永続的でリアルだ。

つねに更新される動的な心象地図

気がめいるほど寒い2月のある朝、わたしはロウアー・マンハッタンにあるワシントン・スクエア公園まで歩き、その隣で灰色にそびえ立つ建物をエレベーターでのぼり、ニューヨーク大学のマイヤーズのオフィスを訪ねた。オフィスに入ると、乱雑に散らばる物や本がわたしの気持ちを浮き立たせた。40年以上にわたるオーストラリアでの現地調査でマイヤーズが集めたものだ。マイヤーズはまずファイルの引き出しを開け、パプンヤ周辺の地図を取り出すと、ルイスやチャンガラたちと旅したルートを示した。その旅に出たときにはすでに、マイヤーズはアボリジナルの正確無比なナビゲーション能力に気づいていた。幼い子どもでさえ、自分の位置を見失うことはないように見えた。「わたしの友人たちは、桁外れの記憶力の持ち主です」。マイヤーズはわたしにそう話した。マイヤーズが簡単に道に迷うという事実に、彼らが困惑することもめずらしくなかった。「これは断言できますが、子どもたちは7歳か8歳になるまでに、その能力を身につけます」とマイヤーズは言う。車の運転中にマイヤーズが方向を見失うと、信じられないというように同行者にこう言われることもあった。「行ったことあるだろう。前にも見たことがあるのに！　道はこっちに走っている。それをたどって北へ行け」。マイヤーズは笑い声をあげた。「マルガの低木林のなかを、タイヤがパンクするんじゃないか、トランスミッションが壊れるんじゃないかと心配しながら運転していると、彼らが『北だ！　北だ！』と言うんです。いったいどうしろと？　どっちが北なのかも、わたしにはわからないのに」

マイヤーズはコンピューター上にあるファイルをスクロールし、1974年のルイスとの旅で撮影した写真のデジタル復元版を探した。ある写真では、20代のジェフリー・チャンガラが前夜の焚き火でできた灰の前に立ち、片手で白い琺瑯《ほうろう》のカップを持っている。朝に撮影された写真で、その日の出発を前にキャンプの解体が進められているようだ。ジェフリーはピンク色の格子縞のシャツに暗色のジーンズという格好で、銀のバックルがついた年季の入った茶色の革ベルトを締め、1枚の服をヘッドバンドのように黒髪に巻きつけている。ジェフリーの後ろでカメラに対してやや斜めに立っているのが、ヤパ・ヤパ・チャンガラだ。ヤパ・ヤパはデニムのジャケットに身を包み、つばの広いフェルトの帽子が目の上に影をつくっている。ふたりとも、ザ・ジミ・ヘンドリックス・エクスペリエンスのメンバーだと言ってもおかしくない雰囲気だ。「ジェフリー・ジェームズとヤパ・ヤパは、わたしの親友でした」とマイヤーズは話した。「ジェフリーは数年前に亡くなりました。とても素晴らしい人でした。ほとんど独力で、キャニング・ストック・ルート上のカントリーに仲間を連れ戻したんです」

アボリジナルのコンテンポラリー・アート作品は、地理的な地図というよりは、むしろ概念的な地図に近いとマイヤーズは考えている。「風景に特徴のある場所とその並びが実際の地理的配置にあわせて再現されることは、まったくとは言わないまでも、ほとんどありません」とマイヤーズは言う。「むしろ、場所の記憶術に近い。なかには、明らかに有益な情報が含まれた絵もありますが、個人の「知識のほとんどはその人固有のもので、以前にそこを歩いた経験から来ているのでしょう。ほかの方法もありますが、たいていは親と一緒に歩いたときのことを記憶しています」。ドリーミングの物語そのものにも多次元の目的があるとマイヤーズは続ける。「（ドリーミングの物語は）知識と方向、環境をコード化するひとつの形式です。さらに、人々はそうした物語をつうじて土地に対するみずからの正当性を手に入れる。物語は人と人とをつなぎ、遠く離れた場所の風景を理解するよすがにもなっています。大量の地理的知識を配置できる骨格のようなものです。それをどうやって記憶するのか？　たとえば、わたしの父はここで育った、そこはこのアリたちがいた場所だ、という具合です。要するに、知識を凝縮させるひとつの方法なんです」。そうした知識の複雑さには目をみはるものがある。数十年をオーストラリアで過ごし、複数のアボリジナル言語を流暢に話すマイヤーズでさえ、アボリジナル同士が方向を教えあうときに使う言葉を理解するのはいまだに難しいという。

　ルイスがヤヤイに着いたあと、一団は西へ向かう7日間の旅に出た。その旅のなかでマイヤーズの記憶にとりわけ強く残っているのが、まさに異例の事態が起きたときのことだ――チャンガラたちが方向を見失ったのだ。ルイスも驚いたようで、のちに複数の日誌のみならず、回想録『風のかたち（*Shapes on the Wind*）』にもそのエピソードを綴ったほどだ。一団はチュリュルンヤと呼ばれる場所をめざしていた。ディンゴがふたりのトカゲ人間《リザードマン》を地下に追いやり、三角形に配置された黄色い石をあとに残したとされるドリーミングの聖地だ。チャンガラたちは、槍にする〈ムリャルティ〉の木を刈り、聖なる石をいくつかヤヤイに持ち帰りたいと考えていた。野営地からチュリュルンヤまでの距離は40キロほど。ルイスはそのドリーミングの聖地をめざして進んでいるあいだ、スピニフェックス〔豪州に自生するイネ科の多年草〕に覆われた草地、低い砂丘、そして「丘という名にはとうてい値しない起伏」を抜けるルートを慎重に記録していった。

1 やや南よりの西に7キロ進み、ナムルンヤ・ソークにいたる。そこは水のたまる小さな穴で、わたしにはなんの特徴もないように見える。
2 南西に13キロ進み、カンティ（石のナイフに使われる火打石）が見つかる場所にいたる。地面が低く盛り上がった場所の隣にある。
3 南東に5キロ進み、砂丘の端をぐるりと回ると、聖地ルンガラチュンクにいたる。
4 低い砂丘を縫って、おおむね西南西に16キロ進むと、小さな丘の隣にあるチュリュルンヤ・ロックホールにいたる。聖地はそこからさらに2キロ行ったところにある。

チュリュルンヤに到着すると、一団は聖なる石をいくつか集め、その夜の野営地の計画を練った。ところが、アボリジナルたちが心配しはじめた。白人をドリーミングの聖地に連れて来たのは、まちがいだったのではないか？　もしかしたら、石を動かすべきではなかったのかもしれない。最終的に、できるだけ早く前夜の野営地に戻るのが最善だということになった。全員が2台の車に乗り込むと、悪いディンゴの精霊が入ってこないように窓をぴったりと閉めた。まさに災厄に襲われそうな瞬間だった。

「真っ暗だったので、道を見失いました」とマイヤーズは話した（車のヘッドライトが暗視力を弱め、周囲のようすを覆い隠したのではないかとルイスは推測している)。「車を走らせていたら、ぐるりと回って元の場所に戻ってしまったんです。アボリジナルたちは怖がりました。精霊につきまとわれていると思ったんです。今度はジェフリーが運転しましたが、また同じことが起きて、彼らはすっかり怯えきってしまいました」。結局、アボリジナルではない機械工のデイヴィッド・ボンドが車を運転し、南十字星がつねに右側の窓に見えるようにして東向きの進路を保ちながら道を探り、一行はどうにか前夜の野営地にたどり着いた。ピントゥピ族の完全無欠なナビゲーション能力にもかかわらず、彼らは星を頼りに道を見つけることができなかったとルイスはまとめている。だが、問題は星ではなく、彼らが運転していた車の速度にあったとマイヤーズは見ている。「歩いているときには、方向感覚を失うことはありません。彼らは星がどこにあるのか、どこに現れるのかを知っています。でも、それは彼らには必要ないのだと思います」とマイヤーズは言う。「彼らは身体的な方向感覚を使って、歩きながら(方向を)処理します。立ち止まって、『北はどっちだ?』なんて聞いたりはしない。計算とか、あるいは単純な認知といった問題ではありません。それはまさに、絶え間ない追跡《トラッキング》なんです」

ともに旅をしたアボリジナルたちのウェイファインディング能力は、突きつめれば「なんらかの動的なイメージもしくは心象『地図』に帰結する——オーストラリアでの調査を終えるころには、ルイスの胸のうちにそんな確信が芽生えていた。「それらは時間、距離、方角という点でつねに更新され、もっと言えば方向が変わるたびに再調整される。それにより、ハンターはいついかなるときも、出発点と目的地の正確な方向を認識できる」。ルイスには知るよしもないが、彼がパプンヤの男たちと砂漠を歩きまわっていたのと同じころ、1万5000キロ近く離れたロンドンでは、人間のナビゲーションを脳内の心象地図で説明する、ルイスの見解とよく似た学説がふたりの神経学者により打ち立てられようとしていた。

第9章 脳のなかの空間と時間

「場所細胞」の発見

1970年代はじめ、ジョン・オキーフという名の若いアメリカ人科学者がある研究に着手したが、道に迷って別のことを発見するにいたった。多くの科学的大発見の例に漏れず、オキーフにノーベル賞をもたらしたのは、好奇心と技術、幸運の助け、そしてこのケースでは偶然だった。オキーフの関心は、情動学習に関わる扁桃体にある個々のニューロンの活性を記録することにあった。ある日、ユニバーシティ・カレッジ・ロンドンの研究室で、オキーフは微小電極をラットの視床（体性感覚などの知覚が処理される領域）に埋め込もうとしていた。ところが、まちがった座標を使っていたせいで、ラットの海馬に電極を挿入してしまった。その細胞の発火を記録していたオキーフは、発火パターンの奇妙さに気づいた。その細胞の活性は、ラットの移動と強く相関しているように見えたのだ。興味をかきたてられたオキーフは、扁桃体の研究を投げ出し、ラットの摂食中や毛づくろい中、探索中の海馬細胞の活性を記録しはじめた。

海馬細胞の活性を記録したのは、オキーフが最初ではない。１９７０年にウサギの海馬細胞の活性を記録したオルガ・ヴィノグラードワという名のロシア人神経学者は、海馬細胞は刺激に反応しているのではないかと考えていた。オキーフはそれとは別の意味があると推測し、次のように書いている。「数か月にわたって観察するうちに、これらの細胞の活性はラットの行動の内容やその理由に左右されるのではなく、その行動をどこでしているかに関係しているのではないかと疑うようになった。そしてある日、電気に撃たれたかのようにひらめいた。この細胞は、環境中のラットの位置もしくは場所に反応しているのだ」

オキーフはラットの環境の要素を変え、海馬細胞の活性に及ぼす影響を観察しはじめた。なじみのある迷路で明かりを消してみたときも、その細胞は変わらずに発火した。ラットがどの方向を向いていても、報酬が撤去または変更されても、影響は見られなかった。その細胞に影響していると思われる刺激は、ラットのいる位置だけだった。その細胞は刺激の変化に反応するのではなく、空間という抽象的概念を伝える信号を出しているのだ。オキーフはその細胞を「場所細胞」と名づけた。

それから数十年にわたり、場所細胞は適応力の高い、ほとんど魔法のような特性により研究者たちを魅了してきた。場所細胞の発火パターンは、環境における位置に対応している。したがって、なんともおもしろいことに、場所細胞の発火率だけを使って動物の位置を割り出すことができる。つまり、ラットの神経活性を追跡すれば、その情報だけをもとに、現実の空間にいるラットの現在位置をリアルタイムで正確に推測できるのだ。新しい空間を体験すると、場所細胞が２分以内にその空間をコード化し、ひとたびコード化のプロセスが終わったあとは、数か月にわたって同じ発火パターンが維持されることが複数の研究で明らかになっている。この知見は、場所細胞が空間記憶を担っていることを示唆している。また、ラットの睡眠中に場所細胞の活性を記録したところ、以前の体験と同じパターンで発火しているらしいことがわかった。そうしたことから、最近探索した空間の記憶の固定化に睡眠が関与しているとする仮説が立てられた。さらに、場所細胞には地図を書き換える能力もある。要するに、別の環境に置かれると、同じ細胞が違うパターンで発火するのだ。

オキーフは場所細胞を発見してすぐに、この細胞がそれまでほとんど知られていなかった学説の正しさを証明しているのではないかと考えるようになった。その学説は30年以上前、技術の進歩により研究者が個々のニューロンの活性を記録できるようになるはるか前に提唱されたものだ。「次の日、この結果について考えていたときに」と、オキーフは自身の発見について書いている。「この発見の持つ潜在的な意味をめぐるアイデアが、モンタージュのように次々と襲ってきた。最初に浮かんだのは、海馬が（エドワード・）トールマン（行動主義心理学者）の言う認知地図の存在する神経領域である可能性だ。トールマンはその（認知地図という）漠然とした仮説上の構造物を用いて、迷路における齧歯類の行動の特性を説明していたが、その説は動物学習の分野ではあまり受け入れられず、1960年代にはほとんど論じられることがなかった」。オキーフは「アルキメデスがひらめきの瞬間に感じたような、古典的な長い多幸感」を味わった——ひょっとして、自分は認知地図を発見したのではないか。

「迷宮《ラビリンス》」という言葉は、「双頭の斧」を意味するギリシャ語の〈ラビリス〉を語源としている。双頭の斧は、クレタ島で栄えたミノス文明の女神の象徴だった。そして、怪物ミノタウロスを閉じ込めておける複雑な迷宮の設計をダイダロスに依頼したのが、ほかならぬミノス王だ。のちにミノタウロスを退治したテセウスは、アリアドネのくれた糸をたどって外へ出る道を見つける。「迷路《メイズ》」という言葉には、もともとは「考えにふけってわれを見失う」という意味があったようで、中世英語では「混乱する」、「途方に暮れる」、あるいは「夢を見る」を意味していた。ラットを迷路に入れて行動と空間認知に関する知見を集めるという手法は、1世紀以上の歴史を持つ伝統的なものだ。1890年代、シカゴで心理学を学ぶ若い研究者が、父親の農場にいるラットがつくった、古い小屋の玄関ポーチ下から巣へと続く通路を観察した。その通路はまさに迷宮そのものに見えた。心理学研究でこの手の迷路を使えば、ラットの帰巣能力と呼ばれるものの正体を詳しく調べ、ラットの記憶と学習をテストできるのではないか？

その研究者の同僚のひとりが、実験心理学者のウィラード・スモールだった。同僚との会話から発想を得たスモールは、ラットの迷路を設計した最初の科学者になった。スモールがヒントにしたのは、17世紀末にロンドンのハンプトンコート宮殿につくられた有名な生け垣の迷路——曲がり角と行き止まりだらけの台形の迷路だった。スモールは1・8×2・4メートルの土台の上に金網を置き、そこに6本の袋小路状の道をつくった。そして、迷路を探索するラットの歩みを一歩残らず慎重に記録した。驚いたのは、目の見えない複数のラットも、ほかのラットと同じようにやすやすと道を見つけられたことだ。以来、同じような実験が行なわれることが増えていった。1937年には、エドワード・トールマンが、同業者の集まる会議でこんな発言をしたほどだ。「心理学の重大事はすべて……基本的には、迷路での任意のポイントにおけるラットの行動を継続的に測定し、実験的かつ理論的に分析すれば調べられる」

トールマンの時代の典型的な実験は、食餌を抑制したラットを迷路に入れるという手法で行なわれていた。迷路には先の見通せない複数の曲がり角があり、正しい経路の終点に餌の入った箱が置かれている。研究者はラットが餌を見つけるまでの所要時間を測定し、24時間ごとに同じラットを何度もテストする。どのラットも最終的には、先へ進める曲がり角のある場所を覚え、最短距離で迷路を通り抜けて餌にたどり着くようになる。だが、そうした実験では、ときに心理学者には説明のつかない行動をラットがとることがあった。１９２９年のある科学者の報告によれば、迷路の道順を覚えたラットが、またその道を通って餌にたどり着くかわりに、スタートボックスの蓋を押しのけ、迷路の上を横断してまっすぐ餌のある場所へ向かい、実験を完全に出し抜いたという。この行動は、チュニジアのサバクアリを研究していたフェリックス・サンチが抱いたものと同じ疑問を呼び起こした。近道をするための空間的関係を、どうしたらラットが推測できるというのか？　その当時広く支持されていた学説では、動物のあらゆる行動はラットが迷路で見せたものも含め、刺激反応の結果とされていた。環境にある刺激要因を見たり、そのにおいを嗅いだり、音を聞いたりすると、感覚器官をつうじて情報が処理され、その信号が筋肉に伝えられる。そうした行動の条件づけの結果、迷路の左折や右折を覚えるというわけだ。

マサチューセッツ工科大学を卒業したトールマンは、その説にいち早く疑問を抱いた心理学者のひとりだ。トールマンはその説の信奉者たちを、機械的な単純化を揶揄して「電話交換機派」と呼んでいた。ラットの脳には、ルートを学習して環境表象を構築する能力があるとトールマンは考えていた。ラットは入力と出力によって機械的に動く自動装置ではなく、その頭のなかには「環境の認知的地図」が含まれているとトールマンは説明した。さらに、この認知地図は餌へといたる特定の経路を示す単なる進路図ではなく、餌の位置とその周囲の空間が含まれる総合的な地図であり、新たなルートの発見を可能にしている。空間の認知表象というその考え方は、ラットのナビゲーションに関する従来の説明とは根本的に異なっていた。トールマンはさらに踏み込み、人間でも同様のメカニズムがはたらいているとも主張した。1948年に『サイコロジカル・レビュー』誌で発表されたこのテーマに関するトールマンの古典的論文には、「ラットとヒトの認知地図」というタイトルがついていた。

その論文の最後で、トールマンはみずから「そっけなく、傲慢で独断的」と形容した主張を展開している。多くの人に見られる社会的不適応を、限定的で狭すぎる認知地図から生じた結果として解釈することは可能なのだろうか——トールマンはそう問いかけている。その一例として挙げられているのが、外部の集団を攻撃対象にしがちな人間の傾向だ。貧しい米国南部の白人は、地主や経済や北部人に対するフラストレーションを黒人へのいらだちにすり替える。総体としてのアメリカ人は、攻撃対象をロシア人にすり替える。逆もまた同様だ。トールマンはこう書いている。

わたしの唯一の答えは、理性の美徳を改めて説くことである——それは広い認知地図の美徳とも言える。……そうしてはじめて、子どもたちは前後を見ることを覚え、本来の目標にいたる回り道やより安全な道がしばしば存在することを学ぶ——それはつまり、白人と黒人の、カトリックとプロテスタントの、キリスト教徒とユダヤ教徒の、アメリカ人とロシア人の（さらには男性と女性の）幸福は互いに依存しあっていると理解することにほかならない。自分自身であれ他者であれ、過度に感情的になったり、過度に腹をすかせたり、着るものにこと欠いたり、過度に煽動されたりするのを許してはいけない。それでは狭い進路図が育つだけだ。

トールマンが最初に提唱してから数十年が経っても、認知地図は曖昧な概念のままだった。動物行動学者は言うまでもなく、心理学者でさえ興味を抱いた者はほとんどいなかった。おそらくトールマン自身は、そうした地図が神経的な基礎を持ち、脳内の特定領域にある認知地図作成システムから生まれている可能性を考えたことはなかっただろう。残念ながら、トールマンは1959年、オキーフがラット海馬で場所細胞の記録をはじめるはるか前に世を去った。

頭方位細胞・格子細胞・境界細胞

ロンドンへ移る前、当時の生理心理学のメッカだったモントリオールのマギル大学心理学部で研究に励んでいたオキーフは、同じく大学院生だったリン・ネーデルと親しくなった。ふたりともニューヨーク育ち——オキーフはハーレム地区、ネーデルはクイーンズ地区の出身——で、ともに心理学者ドナルド・ヘッブのもとで研究し、認知の神経的基礎を理論化してアイデアを検証しろと師に励まされた。オキーフとネーデルの友人関係はモントリオールを離れたあとも続いた。ネーデルは博士研究員としてプラハへ渡り、1968年にソビエト連邦がチェコスロバキアに侵攻したときには、ヨーロッパを車で横断し、ロンドンに住んでいたオキーフの家に妻と子どもたちを避難させた。ネーデルは海馬に対する関心をオキーフとわかちあい、ユニバーシティ・カレッジ・ロンドンでオキーフの認知地図研究に協力した。

オキーフとネーデルは当初、海馬こそがトールマンの認知地図の源であると提唱する1本の論文を書くつもりだった。論文は数百ページの長さに膨らんだ。ふたりはその過程で、動物の学習は刺激反応だとする従来の説を論破するためには、まずその説を熟知しなければならないと悟った。自分たちの研究結果を50人の同業者に送ってフィードバックを集めたふたりは、6年後、1本の論文ではなく、1冊の本を書き上げた。続く40年の神経科学の軌跡に影響を与えることになるその本は、『認知地図としての海馬』という書名で1978年に出版され、「ラットとヒトの認知地図を最初に夢見た」トールマンと、「脳内の認知地図を探せと教えてくれた」ヘッブに捧げられた。

オキーフとネーデルの大著は、ごく基本的な主張ではじまる――空間はヒトの精神を形づくるきわめて重要な力である、という主張だ。

空間は、われわれのあらゆる行動においてなんらかの役割を果たしている。われわれは空間のなかに住み、空間を移動し、空間を探索し、空間を防御する。空間の一部を指し示すことは容易だ。部屋、天を覆う空、2本の指の隙間、ピアノの鍵盤が動いたときに残される場所。だが、そうした具体的な認識の先へ進もうとすると、空間を理解するのは至難の技だと気づくことになる……空間は単なる容器、つまり知覚可能な世界にある物体のいれものなのか？　そうした物体は空間なしでは存在しえないのか？　逆に、空間は物体なしでは存在しえないのか？　ふたつの物体のあいだには本当に空隙が存在しているのか、それともよくよく調べれば小さな気体粒子やその他の物質が姿を現すのか？……空間とは、実体のある物理的宇宙のひとつの要素なのか？　それとも、われわれの精神が生んだ便利な虚構なのか？　仮に後者なら、どのようにして生まれたのか？　われわれは空間を、空間のない感覚から構築しているのか？　それとも生まれつき備わっているのか？　それにはどのような使い道があるのか？

オキーフとネーデルの見解によれば、海馬の目的は、わたしたちの存在する物理的宇宙のモデルを処理し、構築することにあるという。この主張は物議を醸した。認知神経科学で扱われる多くのプロセスは、相互に接続する複数のシステムのあちらこちらに散らばっているとされてきた。ところがオキーフとネーデルは、こと空間地図作成システムに関しては、内側側頭葉の奥深くにあるたったひとつの回路の生理的機能が空間表象の作成と保存に特化して進化したと主張したのだ。だが、彼らが冗談まじりに「脳の建設者」と呼ぶ精神の創造主は、いったいなぜ空間地図作成を脳の特定領域で行なうようにする必要があったのか？

その理由は、空間そのものが特別だという点にあるとオキーフらは主張した。物理的宇宙に存在する物体の色や動きなどの特徴は取り去ることができるが、空間には独自の特性がある——空間は「われわれの世界の体験を構成する、除去不可能な特性」だというのだ。『認知地図としての海馬』の最初の50ページでは、西洋哲学のありとあらゆる空間理論が掘り下げられている。著者らはアイザック・ニュートンからゴットフリート・ライプニッツへ、ジョージ・バークリーからイマヌエル・カントへと縦横無尽に飛びまわり、そうした哲学者やそのほかの物理学者、あるいは数学者の多くがふたつある陣営のいずれかに属していると指摘した。物理的空間を絶対的なものととらえる陣営と、相対的なものと見る陣営だ。ニュートンは17世紀に、空間を絶対的なものとする見方を支持した。それによれば、空間は固定された枠組み——いわば容器——であり、そのなかに物体が存在しているという。それに対して、空間を相対的なものとする見方では、空間は物体と物体のあいだの関係で構成され、そうした関係から独立して存在することはできないとされている。バークリー、ライプニッツ、デイヴィッド・ヒュームは、人間の精神は物理的世界を認識できないとまで主張していた。というのも、彼らは物理的世界の存在（実体）そのものを疑問視し、空間とは人間の精神によりこしらえられたものだと考えていたからだ。カントは生涯にわたってふたつの陣営のあいだで揺れていたが、最終的には１７８７年に出版された『純粋理性批判』（岩波文庫ほか）のなかで、空間は絶対的なものだが、それは精神が生来的に空間をそのように整理する仕組みになっているからにすぎないと主張した。つまり、オキーフとネーデルの表現を借りれば、「空間は知覚する対象ではなく、知覚する方法である」ということだ。カントの発想は、数世紀後にこの問題に取り組んだふたりの神経学者にとって、示唆に富むどころではなかった。生来的な空間認知能力というカントの哲学モデル——その神経的基礎を自分たちは発見したのだとオキーフとネーデルは感じた。

オキーフとネーデルは著書のなかで、絶対的と相対的どちらの空間の見方も人間にとって重要なものだと述べている。「脳の建設者」は「リスク分散戦術をとり、みずからの発明物に両方のシステムを組み込んだ」とオキーフらは書いている。生物は空間を自分との関係のなかで(自己中心的に)体験するが、脳はオキーフらが「非自己中心的認知」と呼ぶもの、つまり3次元の空間のなかで環境を客観的に表象する他者中心的な認知能力も備えている。そしてそれこそが、海馬の認知地図なのだ。

オキーフとネーデルは、いわゆる「損傷文献」の数百にのぼる研究を根拠に自説を組み立てた。そうした研究では、海馬に損傷を負った動物、一部のケースでは人間をさまざまなタスクによりテストし、認知機能のどの要素が影響を受けているかを調べる。空間の統合を担う脳の領域が除去されたケースでは、きわめて甚大な影響が生じた。たとえば、オキーフとネーデルは1975年、複数の教え子とともに、32匹のオスのラットを使った実験を行なった。ラットのうち16匹の頭蓋を切開し、ジュエラーピンセットで脳弓——海馬からのアウトプットとして機能する神経線維——に損傷を与えた。その後、すべてのラットを喉が乾くまで絶水させ、室内にある水をどれだけ早く見つけられるかを繰り返しテストした。水のある場所は変わらなかったのに、損傷を与えられたラットは、水の場所やそこまでのルートを記憶すること(場所学習と呼ばれる)ができず、毎回はじめてテストを受けるかのように水を探しまわった。つまり、認知地図作成能力を失っていたのだ。このような研究は、海馬の主要機能をめぐるオキーフとネーデルの仮説の足場になった。海馬の細胞は他者中心的（非自己中心的）な枠組み、つまり地図のなかで空間をコード化している。そして、ラットはその地図をナビゲーションに使用し、ランドマーク間の距離と方向を計算し、自分の現在位置を見定め、空間的関係を推測しているのだ——それがオキーフらの主張だった。

オキーフが１９７０年代はじめに場所細胞を発見する前から、神経学者たちのあいだでは、海馬が記憶に関係していることは知られていた。とはいえ、それがどのような種類の記憶なのかという点は、論争の的になっていた。マギル大学でオキーフとネーデルを教えた教授のひとりに、神経心理学者のブレンダ・ミルナーがいる。ミルナーはＨ・Ｍと呼ばれる患者を最初に研究し、重度のてんかんの治療として側頭葉の一部を除去されたあとに生じたＨ・Ｍの記憶喪失の性質をめぐる論文を執筆した人物だ。記憶システムと学習には複数のタイプがあるが、Ｈ・Ｍの記憶喪失は本質的にはエピソード記憶の喪失だとミルナーは認識していた。その一方で、のちの海馬と記憶をめぐる仮説のなかには、海馬は別のことも担っているとするものもあった——意味記憶、すなわち一般的な事実の記憶だ。海馬をめぐるそうした説やミルナーの知見とどう折りあいをつけるのか。それが、オキーフとネーデルが直面した大きな課題のひとつだった。オキーフらの仮説では、海馬はひとつの神経システムの中核であり、そのシステムが特定の場所で起きたことの記憶を保存する空間的枠組みを提供していると予測されていた。つまり、記憶されるのは事実ではなく、出来事だ。「基本となる空間的枠組みの上に、ほかの高次認知機能における直線的な時間の感覚を追加することにより、エピソードが構築されると考えられる」

ナビゲーションや記憶の想起の際に活性化される脳の領域が完全に解明され、それによりオキーフらの説が裏づけられたのは、1990年代に仮想現実――大規模環境のコンピューターシミュレーションを作成する機能――が登場し、MRIを使って静止した状態の被験者でそうした領域を調べられるようになってからのことだ。最初期の仮想現実試験では、一人称視点のシューティングゲーム『デューク・ニューケム』が使われた。ただし、銃や戦闘の要素はすべて省き、被験者が道を探しまわることのできる迷路のような環境だけを残したものだ。2001年には、オキーフをはじめとするユニバーシティ・カレッジ・ロンドンの複数の研究者が、てんかん患者を対象とする研究を設計した。右または左側頭葉を切除したてんかん患者に、ビデオゲーム環境内の町を1時間にわたって探索してもらうというものだ。探索中、被験者はさまざまなキャラクターと遭遇する。その後、ゲーム内環境の地図を描く能力と、ゲーム内で起きた出来事の記憶をテストする。その結果、右側頭葉を切除された患者ではナビゲーションと空間記憶の能力が損なわれているのに対し、左側頭葉を切除された患者ではエピソード記憶テストの成績が低下することが明らかになった。この知見は、海馬〔側頭葉の内側にあり、その硬化がてんかんの要因となる〕がたしかに認知地図作成とエピソード記憶の両方を担う重要な領域であることを示している。

続く数年で、場所細胞とは別の重要な海馬の細胞や、海馬の生理機能の驚くべき可塑性が次々に明らかになった。海馬細胞のひとつである頭方位細胞は、水平面上で頭が向いている方向に応じて電気を発する。格子細胞は環境を歩きまわると発火し、ナビゲーションのための座標系を構築している。さらに、環境の豊かさと複雑さが海馬ニューロンの質に影響を与えることを示す証拠も見つかっている。たとえば1997年には、ソーク研究所のラスティ・ゲージをはじめとする3人の研究者により、豊かな環境――紙管、巣づくり用の素材、回し車、並べ替え可能なプラスチック管――を探索するマウスのニューロン数が対照群よりも4万ほど多いことが明らかになった。このニューロンの増加の結果、豊かな環境にいたマウスでは海馬の体積が15パーセント拡大し、空間学習テストの成績が大幅に向上した。ニューロン、シナプス、脈管系、樹状突起の増加が成績の上昇につながったと研究チームは結論づけている。

各海馬細胞の相互作用や、定位とナビゲーションのための空間表象の構築方法については、現ではその全貌がさらに詳らかになっている。ケイト・ジェフリーとエリザベス・マロッツィが『カレント・バイオロジー』誌で説明しているところによれば、視覚、触覚、嗅覚といった複数の感覚系が海馬の上流で集合し、「ランドマーク、方位の手がかり、境界、直線速度といった超感覚的表象に統合され」、それが場所細胞に伝えられるという。同時に、頭方位細胞が方向感覚を生み出す。頭方位細胞は、頭が特定の方向を向いたときにだけ発火し、一種の神経コンパスのように機能する。境界細胞は、障害物やギャップ、階段といった境界となりうるものまでの距離とその方向を伝えているようだ。格子細胞は、環境と自発運動に伴う情報をもとに距離に関する情報を生成し、さまざまなスケールで空間を表象していると考えられている。環境中で発火する格子細胞は、六角形の格子が全方向に広がるという興味深いパターンをとる。また、格子細胞は場所細胞のシナプスひとつぶん上流にある。各種の細胞の相互作用についてはまだ謎が残されており、多くの研究のテーマになっているが、どうやら格子細胞は、経路積分に使われる情報を場所細胞に送る一方で、場所細胞から情報を受けとってもいるようだ。きわめて正確なナビゲーション能力を持つ人は、海馬の活性や関与の程度が大きい傾向にある。ナビゲーションの経験それ自体にも、ロンドンのタクシー運転手の研究で示されたように、脳の体積を大きくするはたらきがあると見られている。意外なことに、認知地図作成システムは視覚に頼っているわけではない。目の見えない人が認知地図を作成していることを示す証拠も存在する。目の見えない人は運動感覚信号と運動信号をデッドレコニングに使っており、その点では目の見える人よりも能力が高いようだ。

ＭＩＴの神経学者マット・ウィルソンは、迷路でラットを走らせて脳細胞を調べる古典的な研究を「盗み聞き」と呼んでいる。ウィルソンは数十年にわたって「盗み聞き」を続け、脳細胞システムが記憶とどう関係しているのかを解明しようと試みてきた。そうした関係を調べるには、創意工夫が求められる。「人間でも齧歯類でも、海馬に損傷を与えたら、実体験の記憶を形成する能力が損なわれます。ところで、そうした実体験をめぐる質問をラットにするのは難しい。それでも、別の種類の記憶について、ラットをテストすることはできる。そのためには、すでに行ったことのある場所に戻るように、ラットにお願いするだけでいい。ラットはきわめて優れた空間記憶を持っているのです」。空間ナビゲーションと実体験のつながりは、ウィルソンによれば、時間にあるということ。「両方（ナビゲーションと記憶）ともひとつの重要な機能に依存し、時間のなかでものごとを結びつけている」とウィルソンは言う。「そんなふうに断片をつなぎあわせ、実体験の内なる物語をつくっている。体験をただ記録しただけのレコードやビデオテープではありません。評価、選択、分類が関わっています。ラットは空間を動きまわった体験の記憶をつくり出す。そして人間がつくり出すのは、人生の物語です」

時間細胞

場所細胞の最大の関心事が空間だと、なぜそれほど確信を持って言えるのだろうか？　20世紀以降、ラットは何万回もの迷路実験の研究対象になってきた。ラットにとっては空間が重大だというだけで、海馬が敏感に反応する体験はほかにもあるのでは？　海馬細胞が空間表象よりもずっと幅広い人間の認知機能に関わっていると見る神経学者もいる。人間の脳が他者中心的な地図と同じ構造の表象を実際に構築しているという説を疑問視する意見もある。もしかしたら、認知地図はそれよりもはるかに柔軟性が高く、海馬は空間のみならず、人間の体験のさまざまな次元――時間から社会的関係、音声周波数、さらには音楽までのあらゆるもの――をコード化し、その地図を作成しているのかもしれない。

ある暖かな秋の日、わたしはＭＩＴのキャンパス――エドワード・トールマンがかつて研究に勤しみ、Ｈ・Ｍと呼ばれる記憶喪失患者が膨大な時間を費やして観察された場所――から、チャールズ川対岸のボストン大学へ向かった。認知地図説の反対勢力を代表する科学者で、記憶・脳・認知神経生物学研究センターの所長を務めるハワード・アイヘンバウムに会うためだ。わたしは階段をのぼって2階にあるアイヘンバウムのオフィスへ行き、ドアをノックした。口髭をたくわえた白髪の男性が、デスクの向こうからわたしを迎えた。デスクは書類の山に覆われている。おそらく、科学誌『ヒポキャンパス』の編集長としての仕事に関係する書類だろう。アイヘンバウムの背後の壁に、カール・ラコシの詩「ラットの実験」が額に入れられて掛かっているのが見えた。

わたしがあのバネを押すたびに
ベルが鳴り
ひとりの人間が勤勉かつ敏捷に
われわれの同類のように
ケージから歩み出て
わたしにチーズを運んでくる
彼はいかにして
わたしの支配下に収まったのか？

アイヘンバウムは椅子から立ち上がり、わたしに問いかけた。「そもそも、ナビゲーションとはなんだろう？」

わたしは笑い声をあげた。このうえなく単純な質問だ。でも、何年にもわたってほとんどそればかりを考えてきたにもかかわらず、わたしはまだ単純なひとつの答えを見つけられていなかった。基本的には、ナビゲーションとは、ある場所から別の場所へ行くタスクを意味する。だが、動物にしても人間にしても、その戦略があまりにも多様で、あまりにもさまざまなスケールや視点があるせいで、ひとつの行動やプロセス、あるいはスキルに収まるとはとうてい思えなかった。それどころか、ナビゲーションには多種多様な認知テクニックが絡み、複数の問題解決手法が関わっている可能性もある。科学者たちはこれまでに多数のカテゴリーをつくり、その正体をとらえようとしてきた。たとえば、ベクトル・ナビゲーションは、ある手がかりに対して一定の方位を維持しながら移動するタイプのナビゲーションだ。その手がかりは磁気でも天体でも、環境のなかにある何かでもいい。パイロッティングは、なじみのあるランドマークとの関係から進路を決める手法と定義される。トゥルー・ナビゲーションは一般に、遠くにある見えない目標に向かう道を見つけることを指す。経路積分とも呼ばれるデッドレコニングは、行程のすべての段階を追跡して現在位置を算出するテクニックだ。

ラットもヒトも、経路積分を最も苦手としていることがわかっている。経路積分は、認知地図説でまさに海馬の機能として提唱されている種類のナビゲーションだ。この点はきわめて問題だとアイヘンバウムは指摘する。「経路積分説に対するわたしの不満のひとつは、われわれがそれをうまくできないことにあります」とアイヘンバウムは話した。デッドレコニングは局所的なスケールで短距離に適用するなら役に立つが、累積誤差が生じやすいため、現実世界のナビゲーションにはあまり勧められない戦略だ（ただし、北極圏のツンドラやオーストラリアの砂漠のような、複雑な環境に精通している者は例外かもしれない）。人間のナビゲーション能力は、海馬の認知地図説ですっかり説明できるのか？　それとも、ほかにも何かがあるのだろうか？

アイヘンバウムは、ナビゲーションをナビゲーション本来の意味とは違うものとして説明している。「わたしが思うに、ナビゲーションはデカルト座標系の地図に関係するものではありません。むしろ、物語や記憶に関わるものです」。アイヘンバウムによれば、海馬は空間記憶ではなく、「記憶空間」に関係しているという。この言葉の違いの意味するところは重要だ。アイヘンバウムの説明によれば、トゥルー・ナビゲーションが行なわれるのは、まだ見たことのない場所へ移動するときだ。そのためには、未来の計画（行きたい場所の想像）、そこまでのルートの計算または記憶（順番もしくは物語）、そして正しい道を維持するための定位が求められる。定位は多くの場合、空間内の移動に伴う現実の知覚と記憶（もしくは説明された内容）を照合することで行なわれる。「ナビゲーションという問題を解くには、膨大な記憶力が求められます」とアイヘンバウムは話す。「記憶は、あらゆる瞬間に絡んできます」

空間と、海馬機能におけるその役割は過大評価されてきたとアイヘンバウムは語る。アイヘンバウムに言わせれば、空間はわたしたちが記憶をしまっている多くの「骨組み」のひとつにすぎない。場所細胞と呼ばれる海馬細胞はそれよりもはるかに柔軟で、さまざまな次元に適応する能力を備えているとアイヘンバウムは考えている。そうした次元のひとつが時間だ。そんなわけで、アイヘンバウムはその細胞を場所細胞ではなく、時間細胞と呼んでいる。「時間は哲学的にも興味深い問題です。われわれは、時間をつくることができるのか？」とアイヘンバウムは考え込むように言った。「ナビゲーションの際には、空間と時間のなかをともに移動します。海馬は、その両方の地図を作成しているんです」。人間のエピソード記憶の構造化は時間細胞に支えられており、時間のなかでの記憶の順序を示す地図の作成は、地理的空間地図の作成に劣らずナビゲーションに欠かせない。アイヘンバウムは研究のすえに、そんな結論にたどり着いた。厄介なのは、時間と空間の違いを実証する実験を設計することだ。というのも、「空間と時間を解剖することはできない」からだ。

アイヘンバウムは手招きでわたしをデスクのそばに呼び寄せ、コンピューター上である動画ファイルを開いた。そこには、黒いマークのついた、ふっくらとした健康そうな白いラットのぼんやりとした輪郭が映し出されていた。ラットの頭は、脳に挿入された電極につながるケーブルでよく見えない。廊下の反対側にある研究室でアイヘンバウムがこの実験をしたのは数年前のことだ。その実験は、一見するとほかの多くの実験とよく似ている。終点に報酬を置いた8の字の迷路にラットを放すというものだ。だがこの実験では、迷路の主要路に回し車が配置されていた。報酬につながる道を探すためには、ラットは回し車に乗らなければならない。回し車はランダムに加速したり減速したりするようにプログラムされている。ラットがさまざまなスピードで足踏みをはじめると、脳内の電極が3種類の海馬細胞の発火を記録し、その結果が画面上のカラーピクセルで表示される。「よく見て」とアイヘンバウムは言った。「まず青い点、次に緑、最後にピンクの点が見えるでしょう」

ラットが走りはじめると、各細胞がアイヘンバウムの説明した順に発火した。実験から4年が経っていてもなお、アイヘンバウムがこの動画を見て興奮しているのがわかった。でも、このカラーピクセルで表されたニューロンは、いったい何を証明しているのだろうか？　行動（走ること）と位置（回し車での足踏み）を一定に保ち、回し車の速度をランダムに変化させることで、アイヘンバウムはラットの移動距離とラットが走るのに費やした時間を分離したのだ。これにより、どのニューロンがどの変動要素をマッピングしているのかを追跡できるようになる。そしてその結果は、海馬が時間と距離の両方を同時にコード化していることを示していた。その後、回し車が止まり、ラットが迷路を進むと、それまでとまったく同じニューロンが発火をはじめた。そのニューロンが空間も時間もコード化しているという証拠だ。海馬細胞が複数の次元を「地図化」していることを示すこの実験は、海馬には物理的空間を構造化するだけでなく、「時間的に構造化された体験をもとに、時間における各瞬間の表象を」作成する機能も備わっているとアイヘンバウムが考える根拠になった。

数十年にわたるラットの迷路研究を経て、アイヘンバウムは海馬を脳の「偉大なるオーガナイザー」ととらえるようになった。「文脈を持つ枠組みのなかで、ありとあらゆる情報を整理し、統合している」とアイヘンバウムは説明する。「海馬はたしかに地図を作成しています。本来の意味においての認知地図の存在については、わたしも全面的に支持しています。つまり、情報を配置し、それぞれの関係を記憶するための地図ということです。ここで言う地図が意味しているのは、地理的な空間の移動という、具体的かつ限定的で明確に定まったもの、つまり『ここからあそこへどうやって行ったのか？』というようなことです。それとは別に、地図には抽象的な意味もある。たとえは、『大学院をどうやって渡りきったのか？』とか、『大統領就任までの道のりは？』とか。人間の言葉では、どちらの意味も通用します。だが、海馬はどちらなのか？　限定的なほうか、汎用的なほうか？　わたしの考えでは、海馬は時間という枠組みのなかで情報を地図化しているのだと思います。そしてそこには、幾何学的な空間のほかに、別の空間も存在している。必ずしも、ユークリッド幾何学的なものや直線的なものとはかぎらない。それらは海馬の機能をよく表している一例ではありますが、海馬にはほかの機能もあるんです」

別の空間とはどのようなものなのか。それを探るためのテストの設計が、ここ5年で熱を帯びている。数年前、ニューヨークとイスラエルの科学者からなる研究チームが、海馬は社会的空間を地図化できるのだろうかと考えた。社会的空間とはつまり、さまざまな役割や権力を持つ個人のあいだの関係や相互作用を意味する。研究チームは複数の被験者にロールプレイング・ゲームをさせた。ゲームのなかで、被験者は新しい町へ引っ越し、住む場所と仕事を見つけなければならない。この研究では、海馬がそのタスクの際に活性化することが明らかになった。それはつまり、社会的関係を「ナビゲート」するうえで、海馬の回路が重要な役割を担っていることを示唆している。サンディープ・テキらが２０１２年に発表した「聴覚情景のナビゲーション」と題された別の研究では、プロのピアノ調律師にロンドンのタクシー運転手との共通点があることが明らかになった――海馬の灰白質が増加していたのだ。ピアノ調律の経験が長い人ほど、海馬の体積は大きかった。このケースでは、海馬の地図化している空間は音だと考えられる。さまざまなピッチや振動がランドマークとなり、すでに調律された音から次の音へといたるルートが作成されるというわけだ。その2年前に同じ雑誌で発表された研究では、音楽の訓練が実際に海馬の可塑性を誘発すると報告されている。音楽学校の学生の海馬をｆＭＲＩで調べたところ、わずか2学期の訓練を受けただけで、音を聴くことに対する反応の増強を示す証拠が見つかったのだ。彼らの海馬細胞は音楽細胞になったのだろうか？

そうした研究結果は認知地図説よりも、むしろ１９４８年にトールマンが説明した最初の認知地図の概念に忠実なのではないかとアイヘンバウムは考えている。いまや歴史となったトールマンの論文をよく読むと、認知地図には複数の次元があり、さまざまな実体験を地図化する機能を備えているかもしれないと考えていたことがうかがえる。そして、最近の研究の数々は、アイヘンバウムがわたしに最初に投げかけた疑問――「そもそも、ナビゲーションとはなんだろう？」という疑問に対する答えに関係するものでもある。時間細胞、社会的空間、そして音楽の研究から得られた知見は、脳内での人間のナビゲーションがいかに複雑かを浮き彫りにしている。そこでは、デカルト座標系の地図を読んで計算するだけでなく、記憶や物語の順序、人間関係、感覚体験、個人史、あるいは将来への道のりも展開されている。「海馬系は」とアイヘンバウムはかつて書いている。「空間的文脈のなかでの物体や行動の関係地図として出来事をコード化し、移動した場所の順序により定義されるエピソードとしてルートを表象している」

順番に並んだ物語が地図のようになることもあれば、エピソードが出会った人や語られた言葉で構成されることもある。そして記憶はときに、わたしたちの旅を導く音楽でもあるのだ。

「地図」というより「音楽」

移動を導く地図という概念は社会に深く浸透し、西洋ではそうした暗喩がさんざん使われてきたせいで、その概念を超越するのはほとんど不可能のように思える。いったいどうすれば、地図なしで道がわかるのか？　わたしたちのほとんどが、ほんの子どもでさえ、なじみのある場所の地図的な表象をやすやすと描けるのは、頭のなかにもともと地図が備わっているからとしか考えられないのではないか？

科学者たちは歴史をつうじて、この世界のプロセスを理解するための暗喩として人工物を引きあいに出してきた。ケプラーは宇宙を時計と表現した。デカルトは反射の比喩として、16世紀に一般的だった押し引きで動くタイプの機械を用いた。トールマンは電話交換機を地図に昇格させることに貢献した。現在では、人間の脳をコンピューターに、海馬をGPSになぞらえるケースをたびたび目にする。だが、そうした比喩で生物学の複雑さを本当に表せるのだろうか？　それとも、わたしたちがそうした比喩に頼るのは、実際に起きていることを想像する力を欠いているからにすぎないのか？　「認知地図は、脳がしていることを表す比喩ですが」と神経学者のヒューゴ・スピアーズは言う。「地図の問題は、そもそも地図そのものが複雑な概念だという点にあります。地図がすでに、ある種の比喩なのです」

哲学者のウィリアム・ジェームズは、この問題を心理学者の誤謬と呼んだ。科学者はしばしば、人間の体験を熟考・分析して得られた産物を直接的な体験の特徴と誤解する。ジェームズはそれを問題視していた。だが、体験を熟考・分析し、それを説明しようとするとき、わたしたちはすでに直接的な体験の範囲の外に踏み出し、比喩を探るプロセスをはじめている。それでも結局は、比喩で体験をとらえることはできない。多くの場合、わたしたちがたぐり寄せる比喩やモデルは、内的な認知プロセスではなく、人間の使う道具に影響を受ける。このジェームズの哲学は「根本的経験論」と呼ばれている。そして、人間は世界を直接的にも客観的にも知覚できるとジェームズは考えていた。

地図がウェイファインディングの理解をめぐる心理学者の誤謬なのだとしたら、どんな比喩ならもっと正確なのか？　自宅から仕事へ行くときのことを想像してみてほしい。そのルート全体を俯瞰図として思い浮かべ、経路を地図として描くことはできるだろうか？　おそらく、できないだろう。あなたが把握しているのは、俯瞰図ではなく、スタート地点と、道の途中で下すひとつながりの判断だ。そこから生じるルートを、あなたは視覚的に記憶している。その体験はメロディの想起に似ているかもしれない。そうわたしに指摘したのは、オハイオ州のデニソン大学で心理学と環境学を研究するハリー・ヘフトだ。「職場への道のりを思い浮かべようとするのは、歌を口ずさんだり鼻歌をうたったりしたくなったときに似ています。歌いはじめる前に、歌全体をハミングしたりはしない。どういうはじまりだったっけ、と考えますよね」とヘフトは説明した。「メロディを歌っているうちに、どこかの時点でわからなくなるかもしれない。そうしたら、いったん止まって、続きを考えます――このあとは、どうなるんだっけ？　ナビゲーションと音楽の類似性は明白だと思います。どちらも情報が時間的に構造化されていますからね」。だとすれば、ナビゲーションの核心を表す比喩は、地図をたどることではなく、音楽を聴き、その進行を直観的に理解することなのかもしれない。

ヘフトの学者としての系統は、ウィリアム・ジェームズにまでさかのぼる。ヘフトは環境心理学の草分けであるジェームズ・ギブソンに師事した。ギブソンの教師だったのが心理学者のE・B・ホルトで、ホルトはウィリアム・ジェームズの弟子だった。ヘフトは師のギブソンと同じく、認知地図がウェイファインディングに関わっているとは考えていない。たしかに、わたしたちはやれと言われれば、周囲の環境を地図のように配置し、概念化することができる。だが、そうしたユークリッド座標的な地図は、人間の空間知識の基礎ではないとヘフトは言う。「ある場所から別の場所へ移動するときに、地図が頭のなかに絵のように存在しているわけではありません。もちろん、わたしたちには、頭のなかであらゆる種類のイメージをつくり出す能力が備わっています。その場にいない家族の姿を思い描くこともできる。でも、家族がその場にいるときには、本人をじかに認知します。わたしたちに思い描けるのは、自分の直接的な体験から離れたところにいる人のイメージだけ。認知地図もそれと同じです。認知地図は、現在進行形でわたしたちを導いているわけではありません。定位のための地図を作成しようとすることはできますが、それがウェイファインディングの基礎ではないのです」

ヘフトによれば、配置にもとづくユークリッド式の地図という観点から思考する人間の能力は、歴史をつうじて発達してきたものであり、プトレマイオスの『地理学』に代表される地図の文化的発明や、15世紀から16世紀にかけての欧州の経済力と政治力の拡大に由来しているという。地図がいたるところに存在し、わたしたちが絶えずそれにさらされている現在では、昔よりもいっそう、地図が基礎的な心的プロセスを表していると見なしやすくなっている。「動物や昆虫に関する文献を読んでいるときに認知地図の話が出てくると、頭を掻いてしまいます」とヘフトは言う。「わたしの考えでは、それがジェームズの言う心理学者の誤謬だと思います。要は、研究対象のプロセスに特定の概念を押しつけているんです。海馬をＧＰＳと表現するなんて――ばかげていますよ。自然界のずっと高い次元にある概念に、ふさわしくないレベルの機能を押しつけているだけです」

ヘフトは心理学を専攻する大学院生だった１９７０年代なかばに、ジェームズ・ギブソンの

1966年の著書『生態学的知覚システム』に出会った。生態心理学を扱ったこの本では、人間は世界をじかに知覚できるとする説が論じられている。同時代人の多くは、学術的な規範から大きく逸脱しているとしてギブソンの研究を無視もしくは批判したが、人間の体験をめぐるきわめて重要な問いの答えをついに見つけたと感じる者もいた。ヘフトもそのひとりだ。「宗教的な体験のようでした」。この本を読んだときのことを、ヘフトはそう語った。「絶対的に正しいと感じました」。40年が経ったいまでも、ヘフトは感銘を受けた節を正確に思い出せる。視覚の基礎は、感覚入力や刺激を集めてこしらえた心的表象ではなく、じかに接する生態学的情報にあるとするギブソンの主張を読んでいると、「ヴァイオリンを聴いているような気分」になったとヘフトは言う。「これまでずっと押しつけられてきたもろもろの仕事から、脳が解放された」とヘフトは感じた。1975年、博士論文を書き終えたヘフトはギブソンに手紙を出し、コーネル大学のギブソンのもとで1年間、生態心理学を学ばせてもらえないだろうかと頼んだ。ギブソンはその願いを受け入れた。その年の秋にコーネル大学へ赴いたヘフトが出会ったのは、自分とまったく同じ志を抱き、同じ行動に出た巡礼者たち――老齢の教授の唱える説の教義と含蓄を理解しようと、ギブソンのもとに集まった者たちだった。

ある晩、ギブソンの妻で、自身も著名な生理学者でコーネル大学教授でもあるエレノアが自宅でパーティーを開き、ヘフトにある頼みごとをした。当時、70代前半になっていたギブソンは、週にいちど、ニューヨーク州立大学ビンガムトン校で夕方の時間帯に講義をしていた。その送り迎えをしてほしいと頼まれ、ヘフトはふたつ返事で引き受けた。「週にいちど、車のなかで、彼と2時間過ごすことになりました」とヘフトは話した。「わたしはこの分野ではまったくの新参者だったので、前の週から未熟なりに気どった質問をいくつか練っておいて、往復するあいだ、ひっきりなしにおしゃべりをしました。たとえば、いまのこの行為をどうやってしているのか？　どうやって（コーネル大学のある）イサカからビンガムトンまでの道を見つけているのか？……というような疑問です。わたしが学んできた課程では、いたるところで認知地図が言及されていましたから」。当時、ギブソンはまだ『生態学的視覚論』を執筆している最中だった。ギブソンはこの本のなかでウェイファインディングに触れ、一連の推移《トランジション》、すなわち時間のなかでわたしたちの目に映るものが順番につながった連続体が「景色」と結びつき、ウェイファインディングを成り立たせていると説明した。この説明が頭から離れなかったヘフトは、学生たちとともに一連の16ミリフィルムを撮影し、経時的に知覚される生態学的情報とウェイファインディングとの関係を探る実験を行なってきた。そのうちのある実験では、ひとつのルートに沿った推移だけが10秒間隔で提示される「推移」動画を作成した〔たとえば、道路脇の木立や建物などの視界を遮るものが道を進むにつれて変化し、視界が開けてゆくような推移〕。それとは別に、同じルートの景色だけがそのまま10秒間隔で提示されるフィルムも撮影した。この「推移」動画か景色動画、または未編集のフィルムのいずれかを3回見せてから、被験者をルートの開始点に連れて行く。すると、「推移」動画を見た人は、ほかの被験者群よりも正確にナビゲートすることができた。ヘフトはこの結果から、推移をルート学習のかなめとするギブソンの説は正しいのだという確信を強めた。

地図は人間の思考にきわめて大きな影響を与えてきた。そのせいで、環境を移動する際の経時的な視覚情報の取得がナビゲーションに関わっている事実が見えなくなっている――ヘフトはいま、そう考えている。「特定の目的地までのウェイファインディングには、特定のルートに沿った移動が関わっている。そのなかで、時間的に構造化された情報の流れが作成または再現され、それが目的地までの経路を一意的に特定している」とヘフトは書いている。「この時間的なアプローチでは、ナビゲーションをめぐる一般的な考え方から離れることが求められる――そうした頭の切り替えを容易にするためには、ナビゲーションに関する情報を地図に結びつけるよりも、ルート構造の知覚を音楽構造の知覚になぞらえるほうが適切である可能性を認識する必要があるだろう」

第10章 雷の民のあいだで

あらゆる星が語りかける

ナビゲーションはもしかしたら、地図をたどるというよりは、歌をうたうようなものなのかもしれない。それならば、ソングラインに頼るアボリジナルのナビゲーションは、この戦略の典型と言えるのではないだろうか。わたしはビル・イドゥムドゥマ・ハーニーという名のアボリジナル男性に会うために、オーストラリア・ノーザンテリトリーのダーウィンへ飛んだ。ハーニーは「ワダマンとその他のオーストラリア先住民文化におけるソングラインとナビゲーション」と題された2014年の論文の著者のひとりだ。その論文のなかで、ハーニーはノーザンテリトリーで育った子ども時代について語り、東西南北を導き出す方法や、ドリーミングの物語の記憶装置として星を利用する方法を教わったと述べている。およそ1万3000平方キロメートルにわたって広がる先祖伝来の土地を故郷とするワダマン族は、夜に旅をすることが多かった。夜が距離を縮めると信じられていたからだ。夜の旅で道を見つけるために、彼らは星座と結びついた物語を記憶し、ワニやナマズやオオイヌワシのドリーミングにまつわる星の動きをたどって時間を測っていた。「われわれはエミューとカンガルーのことを、万物と星々のことを、ヤブツカツクリとヨコフリオウギビタキのことを、ありとあらゆることを、天の星のなかで語る。そのすべてに、アボリジナルの名前がついている」

オーストラリア行きに先立ち、わたしはハーニーの論文の共著者レイ・ノリスと電話で話をした。豪州連邦科学産業研究機構の宇宙物理学者であるノリスは、宇宙の進化の解明をめざし、遥か彼方の銀河から放射される電波の検出に取り組んでいる。その一方で、手のあいた時間には、天文考古学もしくは民族天文学と呼ばれる、あまり知られていない分野の研究もしている。古代や現代の土着文化が天空をどう理解しているのかを探る学問だ。ノリスがこの分野に興味を持ったのは、1970年代にケンブリッジ大学で理論物理学の学位を取得していたときのことだった。ハリスはその時期にストーンヘンジについて調べ、最終的にはイギリスにあるストーンサークルのほとんどを調査した。わたしがノリスと話したいと思ったのは、わたしに見つけられたかぎりでは、過去40年でアボリジナルのナビゲーションに的を絞った論文を発表した数少ない学者のひとりだったからだ。さらに言えば、オーストラリアの数百にのぼる語族のウェイファインディングについて、20世紀に記録を残した数少ない人たちのひとりでもある（そのなかにはデイヴィッド・ルイスも含まれる）。

わたしが最初にノリスにぶつけたのは、このテーマの文献がなぜそれしか見つからないのかという疑問だ。ノリスの話によれば、人類学の文献を読みあさっていると、ナビゲーションにおけるソングラインの重要性をほとんど掴みかけていながら、どういうわけかあまり興味を持たない学者に出くわすことがあるという。もしかしたら、怖じ気づいてもいるのかもしれないとノリスは言う。ドリーミングにまつわる物語や場所のほとんどは神聖なもので、イニシエーションを受けていない者は知ることができず、外部の者に明かすと重大な結果を招く（場合によってはたちまち死ぬ）おそれがあるとされているからだ。

ドリーミングの物語と歌をアボリジナルの若者に教える儀式については、いくつかの文献が見つかった。なかでもあざやかな描写は、あるオーストラリア白人の書いた本に出てくるものだ。その著者であるハーニーという人物は、最初は奥地の牛追いとして、その後はオーストラリア政府の先住民局の職員として、最終的にはウルル（エアーズロック。オーストラリア中部の巨大な岩で、アボリジナルの聖地・文化の象徴とされる）の初代レンジャーとして、人生のほとんどをアボリジナルとともに過ごした。ソングサイクル〔歌として口承で伝えられる場所や旅の歴史〕を記録したA・P・エルキンとの共著を含め、多くの著作も残している。『アボリジナルとの暮らし（*Life among the Aborigines*）』では、アーネムランド〔ノーザンテリトリー北部の地域〕における文化破壊とドリーミングの歌の伝承について書いている。

伝えるのに何週間もかかる長大な歌「ソングサイクル」も死に絶えた。ソングサイクルは、長老たちにより、イニシエーションを受ける若い男に伝授されていた。儀式の夜、長老たちは若者を聖地へ連れ出し、その歌を何度も繰り返し歌って若者の身体と頭に吹き込む。やがて若者のなかがその旋律でいっぱいになり、ほかのことをすべて忘れたら、若者は長老たちの歌を復唱する。そこにいたると、長老たちは歌をやめ、耳を傾ける。そして、若者が単語や音節をひとつでも抜かしていたら、また長老たちが歌いはじめ、若者が完璧に覚えるまでそれが続く。こうして一節一節を教え授けていく。数年にわたる伝授を経て、最もよく記憶している者が「ソングマン」となり、部族の伝統を継承する。

著者の名前はウィリアム（ビル）・ハーニー。イドゥムドゥマの父親でもある。現在は80歳を過ぎている息子のビル・イドゥムドゥマ・ハーニーは、ノリスの調査の協力者として、ドリーミングトラックが大地のルートを記録して水場、ランドマーク、境界、山脈、湖の場所を説明するだけでなく、空の星々の動きにもしたがっていることをノリスに教えた。たとえば、ニューサウスウェールズとクイーンズランド南部に暮らすユアーライイ族に伝わるオオイヌワシのソングラインは、アリス・スプリングスからバイロン・ベイまで、およそ２４００キロにわたって伸び、アケルナル、カノープス、シリウスといった星々にしたがっている。やはりユアーライイ族のソングラインであるブラックスネーク／ボゴン・モスのソングラインは、天の川に沿って走り、カーペンタリア湾からスノーウィー山地までの約２７００キロを結んでいる。

そうした星々とソングラインの知識を、子どものころにどうやって覚えたのか。それを説明するハーニーの話はほほえましい。ほかの子どもたちや長老たちと一緒にブッシュに横たわって夜を過ごし、星々の語る物語を長老たちが翻訳するのだという。「真夜中に仰向けになると、またたく星々が残らず見える。そのひとつひとつが、どれも語りかけている」

ノリスは電話でこう説明した。「長老というのは、単なる名誉称号ではありません。そうなるためには努力が求められる。思春期から40代になるまで、四六時中、いろいろなことを記憶して過ごすんです。彼は肉眼で見える星をひとつ残らず名指しできるそうですよ」

「本当に？」とわたしは大声で返した。「あなたは、どれくらい名指しできますか？」

「宇宙物理学者としてのわたしの星の知識は、たいていのアマチュア天文学者にも及びませんよ」とノリスは答えた。「名指しできるのは、20くらいです。ごくごく熱心な天文学者でも、100程度でしょう。彼は何千、何万を名指しできるんです」

「でも、信じられない」とわたしは言った。

「かつては、記憶はきわめて重要なスキルで、論理的推論に劣らず大切なものだと見なされていました。ところが、いまではまったく重要視されていません。すぐグーグルに頼ってしまうからです」とノリスは言う。「ビルに匹敵する者を挙げるなら、古代ギリシャ人でしょうね」

土地の収奪と虐殺

ワダマン族伝来の土地は複数の川が境界をなし、北はデイリー川とフローラ川、東はキャサリン川、西はビクトリア川に区切られている。このあたりはユーカリ、ブラッドウッド、アイアンウッド、ホワイトバークなどが生える熱帯サバンナで、岩がちの急斜面や峡谷が点在する。5月から10月までは乾燥した晴れの日が続くが、11月になるとモンスーンのもたらす雨で水があふれ、気温は35℃前後まで上がる。ダーウィンに到着したわたしはまとわりつくような湿気の波に迎えられたが、ノーザンテリトリーの内陸部に向かって2車線のハイウェイを南に走っているうちに、空気が乾燥しはじめ、木々の緑がどんどん少なくなっていった。モンスーンが訪れる前の月だったので、あたりはからからに乾き、木々は雨が来るまでどうにか生き延びるために葉を落としていた。

水はワダマン族のドリーミングの物語の中心にある要素だ。ワダマン族の伝説によれば、虹蛇（レインボー・サーペント）が海を運び、大地に洪水をもたらしていたという。やがて、ヨコフリオウギビタキとチャイロハヤブサとハヤブサが、強い力を持つ精霊の雷男（ライトニング・マン）と共謀し、虹蛇の退治に乗り出した。雷男たちはグレゴリー山頂のバーナンガヤから槍を投げ、虹蛇の頭を切り落とした。頭から転がり落ちた目玉は数キロ先に着地し、イマムと呼ばれるふたつの水場をつくった。だが、虹蛇が退治されたあとも、この地域では雨が降るとたちまち洪水になった。そこで、ズグロニシキヘビとミズニシキヘビが土を掘るための棒を手に入れ、すべての川を掘って水をとどめられるようにした。その作業のあいだに、場所に名前をつけ、ソングラインをつくったとされている。

わたしはハーニーに会うために彼の牧場――キャサリンという内陸の町のすぐ西にある先祖伝来の土地――に向かったが、パースからノーザンテリトリーまでのおよそ3200キロにわたるその旅は、どこかあてずっぽうのようなところがあった。わたしはハーニーに手紙を書いたが、返事は来ないままだった。短い電話でわたしの訪問について彼の家族と話しあったときは、不安定な電話回線が片言英語での会話をいっそう難しいものにした。ハーニーがこの訪問を快く受け入れてくれればいいのだが、そもそもわたしが来るのを知っているのかどうかもあやしかった。訪問までのあいだに、わたしはハーニーの人生と家族に関して読めるだけの記録を読んだ。その大半は、ハーニーの自叙伝『ニアウリの木の下に生まれて（*Born under the Paperbark*）』に書かれていたものだ。ワダマン文化の誕生譚の多くは、周囲にある植物や景色の特徴からはじまる。赤ん坊の名前が、性別を表す接頭辞と、いちばん近くにあった草や木の名前で構成されることもある。そうすることで、この世界への赤ん坊の到着とそれが起きた場所とを結びつけているのだ。ハーニーはニアウリの木の下で生まれた。紙のような層状の樹皮と緑の葉を持つメラレウカ属のこの木は、薬、容器、避難場所として利用されてきた。第一次世界大戦時に欧州で戦ったハーニーの父親は、戦闘のトラウマから逃れようとオーストラリア内陸部に移り住んだ。1932年、ロバの一団をひいてノーザンテリトリーに道路をつくっていた父ハーニーは、ルディ・イブルマというワダマン族の女性と出会った。ルディとその両親のプルートとミニーはハーニーとともにはたらき、ウィレルーののどかな牧場から遠くビクトリア・リバー・ダウンズまで、距離にしておよそ240キロの道をつくった。その仕事には40年近くを要し、そのあいだにハーニーとルディはふたりの子をもうけた。ダルシーと、その弟のビル・ジュニアだ。父ハーニーが仕事のためにその地を去ったあと、ルディはジョー・ジョモンジという名のワダマン族の男性と結婚し、一家はウィレルーの牧場で暮らした。ジョモンジは幼いハーニーの養父となった。雨季が来て牧場の仕事ができなくなると、そこではたらく者たちは洋服をしまい込み、数か月のあいだブッシュに戻った。その季節のあいだに、ハーニーはジョモンジと祖父からワダマンの狩り、法、そしてドリーミングの物語を学んだ。

オーストラリア政府は「混血」の子どもたちに対して露骨な政策をとっていた。アボリジナルの家族から引き離して孤児院に入れ、オーストラリア白人の言語と文化に同化させようとしていたのだ。ハーニーの祖母ミニーは我が子をひとり奪われていた。その娘たちも同じ目に遭った。いずれのケースでも、彼女たちは二度と我が子に会えなかった。1940年、ハーニーの姉が警官に連れ去られ、孤児院へ送られた。ハーニーが見逃されたのは、まだごく幼かったからだ。そのときから、ルディはハーニーを手元にとどめるために、できることならなんでもするようになった。警官から隠し、明るい肌色をごまかすためにブラックプラムの果汁と炭を混ぜたものを身体に塗ることまでした。父ビル・ハーニーが息子について何も書かなかった裏には、そうした事情もあったのかもしれない。息子のことを書いたら、息子を孤児院に入れる根拠を福祉当局に与えることになってしまうからだ。1996年に出版された口述自伝のなかでハーニーが語っているところによれば、父親は訪ねてくるときまって、「息子にあなたがたの歴史と物語を教えて、文化を守りつづける」ようにルディを励ましていたという。

ブッシュで子ども時代を過ごし、10歳で牧夫として馬で牛を追いはじめたハーニーは、その人生をつうじて、アボリジナルと白人のアイデンティティの境界に折りあいをつけていかなければならなかった。ハーニーの暮らすノーザンテリトリーは、オーストラリア人にとって、アメリカ人にとっての米国西部のような地域だ。最初の入植者たちが牧畜用地を求めて到来した1850年代以降、そこはぞっとするような暴力に満ちた場所になった。ワダマン族は自分たちの土地への侵略行為に抵抗し、入植者たちは大量殺戮、毒殺、奴隷労働という手段で先住民を抑えつけた。ダブル・ロック・ホールと呼ばれる場所で起きた虐殺では、アボリジナルの女性と子どもが銃で撃たれたり、崖から突き落とされたりして殺された。ルディ・ハーニーの父方の祖母もそのなかのひとりだった。彼女とその子の遺体は、ほかの大勢の遺体とともに山積みにされ、燃やされた。イバダバという名の息子はどうにか生き延び、養子にもらわれた。その子が、プルートの別名を持つビル・ハーニーの母方の祖父だ。

わたしにその話をしたのは、アメリカ人の言語人類学者フランチェスカ・マーランだった。長年にわたってノーザンテリトリーで研究を続けているマーランは、１９８９年にハーニーの親戚のひとりであるエルシー・レイモンドから最初にこの話を聞いた。「彼らが暮らしていた地域は、牧畜をする入植者たちによる土地収奪の際に、きわめて暴力的な接触の歴史の現場になりました」。プリンストン高等研究所の客員研究員であるマーランは、プリンストン大学のオフィスからわたしにそう話した。「入植者たちの真の狙いは、可能であればアボリジナルを排除することにありました。エルシーや同年代の人たちは、そうした虐殺が終わるか終らないかの境目の世代にあたります。この世代の親たちが直接の犠牲者、そして生存者でした」。マーランは学生だった１９７６年に奨学金を得て、ワダマン語を研究するためにノーザンテリトリーへ赴いた。１９６０年代をつうじて、アボリジナルは「牧場《ステーション》」から追放され、ほとんどの人がキャサリンや町辺縁のキャンプで暮らしていた。白人の牧場主は所有地からアボリジナルを遠ざけ、狩猟採集や儀式をさせないようにしていた。牧場主たちは、マーランがその地にいることにも反感を抱いていた。マーランの有力な情報源は、町に住む人たちだった。町にはレイモンドのような雄弁な語り手たちがいた。細りつつあるコミュニティの歴史、系譜、伝承を語ることのできる人たちだ。マーランは彼らとの対話やブッシュへの冒険旅行をつうじて、ほとんどの人が百科事典さながらの景色の知識を持っていることに気づいた。「いつも、絶対の確信を持って動きまわっていました」とマーランはわたしに話した。「彼らはどんなときも、自分がどこにいるかを正確に把握していました。4日間歩きつづけたときでさえ、そうでした。道に迷うなんてことは、ありえないでしょう」。そして、虐殺が起きた場所が忘れられることもない。記憶は鮮明なまま残っていた。「エルシーとその両親からは、銃を向けられた話が果てしなく出てきました」とマーランは言う。「そのうちに、気づかざるをえませんでした。それがきわめて意図的な戦略だったことに。入植者たちは、目についた人をひとり残らず殺そうとしていたんです」

心に刻む

ダーウィンからキャサリンまで車を走らせるうちに、あたりの景色がいままで見たどんな景色とも違うことにわたしは気づきはじめた。わずかな傾斜と岩の露出部はあるものの、道の大部分は、「ガム」の木とも呼ばれるユーカリがまばらに生える、永遠に終わらないかのような林のなかを走っていた。およそ300キロのあいだ、ほとんど葉を落として裸になった高いスカーレットガム、ポプラガム、ゴーストガム、リバーレッドガム、ホワイトガムの木が延々と車窓を通り過ぎていった。木々のあいだには長い黄色の草が高く茂っているが、ところどころに火で焼かれて黒くなった場所がある。その焼け焦げた景色は、わたしの目にはなかば死んでいるように映るが、アボリジナルは満ち足りた誇りを持ってそれを眺める。野焼きは美しい。なぜなら、それはその土地が世話されていることを、祖先の創作物が維持されていることを示す証だからだ。

植民地化以前のオーストラリアの野焼きを詳しく論じた歴史学者のビル・ギャメッジは、火をアボリジナルの盟友と表現し、彼らが「人間に可能なかぎりの親密さで」土地を扱ってきたと書いている。高い評価を受けた著書『地球最大の地所（*The Biggest Estate on Earth*）』のなかで、ギャメッジは次のように述べている。「（火を使えば）植物の育つ場所を選ぶことができる。彼らはどの植物がいつ、どれくらいの頻度で、どれくらいの温度で燃えるかを知っていた。それを実践するためには、1回の野焼きだけでなく、タイミング、強さ、持続期間を変えた多数の野焼きが求められる。自然発生する野火では、そうした複雑なバランスは維持できない。1788年当時の人々がどうやってそれを管理していたのかと不思議に思うかもしれないが、実際に管理していたのは疑いようがない。オーストラリアの持つ性質が、火を管理のための道具に変えたのだ」。オーストラリアにたどり着いた欧州の入植者たちが出くわした景色は、どのような意味においても荒野ではなかった。その特徴――イギリスの高級化した田園地帯に劣らず美しいと言われることも多い――は、地理と生態系に関する知識を応用して生み出されたものだったのだ。そして、その知識のすべては、アボリジナルの法とドリーミングの歌として符号化されていた。ギャメッジによれば、ドリーミングの鍵となる真理は、技術と環境の融合だという。「（ドリーミングの）時間と魂の概念、世界を見いだしたままの姿に保つことを求め、陸と海をトーテムに対する責任でくまなく覆う慣習のなかには、環境志向の意識がある。アボリジナルの風景認識には宗教的な感性がしみわたっているとされる。それは正しいが、ドリーミングは環境意識に満ちているとする見方も等しく正しい」

わたしは日没のころにキャサリンに着き、町から数キロ離れたところにある、地元の医師とその妻、ふたりの娘たちが暮らす家に泊まった。そのオープンエアの家はキャサリン川まで広がる数十エーカーの低木林地帯《ブッシュランド》にあり、わたしたちはほとんど真っ暗ななかで夕食をとった。わたしの泊まった寝室の先に屋外のバスルームがあり、オリーブパイソン〔ニシキヘビの一種〕を踏まないように懐中電灯を点けたまま地面に置いておくようにと注意された。シャワーの熱を吸収しようと、コンクリートの床に這いのぼってくるのだという。わたしは夜明けに起き出し、町を離れる途中でスーパーマーケットに立ち寄って食料――パン、アボカド、チーズ、バター、茶――を調達すると、ビクトリア・ハイウェイに乗って西へ向かった。ハーニーの祖父プルートが建造に手を貸したハイウェイだ。プルートがドリーミングトラックに沿ってブルドーザーを動かすあいだ、まだ幼い少年だったハーニーはその横を歩きながら、祖父の語る物語に耳を傾けていたという。

160キロほど走ったところで、古い石油ドラム缶と、その上に載った「Menngen（メンゲン）」と書かれた色褪せた木片が目に入った。わたしは右に曲がって車を停めると、牛用のゲートを開けた。やわらかい赤土の未舗装道路が、ガムの木をいっそうやせて見せている。そこから30キロほどは、見えるものといえば、ぽつりぽつりと散らばる牛と壊れた車、それに草の上に横たわるミイラ化したいくつかのロバの死骸だけだった。次々と牛用ゲートを開けては閉め、曲がり角を抜けてようやく、木陰をつくる木立と家屋にたどり着いた。家は古い機械類に取り巻かれ、馬たちが囲いに入れられている。誰もいないようだったが、しばらくすると、ハーニーその人がペールブルーのピックアップトラックを脇に停めてわたしを出迎えた。ハーニーはわたしの手紙を受けとっていたようで、わたしの姿を見てもまったく驚いたようすはなく、嬉しそうだった。83歳のハーニーは想像していたよりも小柄で、髪はわたしが見た写真よりも白に近い灰色だった。細い編み紐の飾りがついた茶色の油布製コート、年季の入ったカウボーイブーツ、グレーのズボン、格子縞のシャツというういでたちだ。その日の朝は町へ行き、わたしとの旅に備えてビールとウイスキー、食料を調達してきたとハーニーは話した。メンゲンに数百ある岩石画《ロックアート》のひとつで、ドリーミングの聖地でもある場所をわたしに見せたあと、水場の近くで夜営するつもりだという。

わたしは自分のスワッグ（寝袋を意味するオーストラリア英語）とエスキー（クーラーボックス）をつかむと、ハーニーのトラックの助手席に飛び乗った。アームレストには古いペン、櫛、噛み煙草の缶がところ狭しと置かれている。ハーニーが運転席に乗り込むと、わたしたちはメンゲンの奥地へと切り込む迷路のような未舗装の道をゆっくり走りはじめた。ハーニーは運転のかたわら、周囲の植物や動物や景色にまつわる自然史の手ほどきをしてくれた。わたしたちが見ているものをひとつ残らず、ひらたい英語で熱を込めて説明しては物語るハーニーは、ほとんどわたしのために景色を翻訳しているようなものだった。わたしは考古学者イザベル・マクブライドの文章を思い出した。アボリジナルと旅をすると、「（わたしたちが）見ている景色の大きな違いにいつも驚かされた。彼らの見ているものは、神聖な精神の景色だ。そこには永遠に存在するドリーミングの生きものたちがひしめき、その行動が彼らの創造した景色の特徴によって大地に刻まれている」とマクブライドは書いている。わたしが見ているものは、熱と太陽に漂白された単なる木や草や土にすぎない。だが、ハーニーの目には、歴史や食べもの、薬、避難所、道具、物語に満ち満ちた景色が映っているのは明らかだった。

ハーニーはあらゆる木を名指し（「あれはクーラバーの木、あそこにワトルの木がある、ほら、ストリンギーバークだ、あれはブラッドウッド……」）、人間や動物がそれをどう利用できるかを説明した。木々のあいだにある、ものによっては1メートルを超えるアリ塚を指さし、その形を人間や物になぞらえた。「隣に小さな子どもが立っているみたいに見える！　あっちのを見て——あれはおもしろい！」。ハーニーによれば、出産後の女性は、母乳の出をよくする薬としてシロアリを利用するという。「（シロアリを）火にくべて熱して、押しつぶして粉みたいにする」とハーニーは説明した。「特別な草をとってきて、その草をシロアリの上に置く。それを通って出てくる蒸気で、乳房を温めるんだ」。わたしたちはビクトリア・ハイウェイの建設に関わったハーニーの祖父、プルートの話をした。「じいさんは歩きながら、あらゆる場所の物語をしてくれた。わたしらはそんなふうに育ったんだ」とハーニーは言う。「ハエのドリーミングの聖地のこと、ポッサムのドリーミング、フクロネコやハトのドリーミングの物語を聞きながらね」

ティーンエイジャーになるかならないかのころ、ハーニーは荷馬で牧場まで郵便を配達する仕事をはじめた。「そのころ歩いたアボリジナルの踏みわけ道には、物語があった」とハーニーは振り返る。「ウィレルーからキャサリンまでずっと、歩いて行った。4日で30キロくらいだ。ひたすら歩く。車はない。たくさん歩きながら、記憶して、歌う。ゆっくり時間をかけて、朝も急いで起きたりしない」。車を運転しているときでも、そんなふうに歌えるかとわたしは尋ねた。「車で移動すると、カントリーのたくさんのこと、たくさんの物語を見落としてしまう」とハーニーは答えた。そのカントリーに関する知識のおかげで、ハーニーはわたしたちがいままさに移動している土地の権利を主張することができた。マーランから聞いた話によれば、彼女が研究を続けるために１９８０年代にキャサリンに戻り、最終的に１９９４年にワダマン語の最初にして唯一の文法書を出版したころには、ワダマン語を日常的に話すのはわずか30人ほどになっており、全員が40歳を越えていたという（現在では、ひと握りほどの人しか残されていないとマーランは見積もっている）。それと同じころ、ハーニーはキャサリンに住み、農夫兼機械工としてはたらいていた。最初の妻とのあいだにふたりの息子がいて、最初の妻が診断未確定のまま脳腫瘍で亡くなったあと、ディキシーという名の女性と再婚した。当時、オーストラリアの裁判所は１９７６年の土地権法にもとづき、先祖伝来の土地に対するアボリジナルの所有権を認めはじめていた。ハーニーは自伝のなかで、ディキシーにこう言ったと回想している。「ほら、みんな土地の権利を主張しているじゃないか。ついてこい。おれも自分のカントリーの、あのフローラ（川）の奥の権利を主張したいんだ」

アボリジナルが先祖伝来の土地の所有権を主張するには、自分がその土地に住んでいた人々の子孫であり、その土地に対する精神的な結びつきと責任、さらにはそこで食糧を採集する伝統的な権利を有していると証明しなければならない。そうした要件を満たして裁判所を納得させるために、人類学者の協力を得てドリーミングの物語とカントリーの歴史を採集し、争点の土地の地図や測量図を作成することもたびたびあった。デイリー川上流全域の土地所有権訴訟に関わっていたオーストラリア人の人類学者ベディ・ミーハンとアソール・チェイスは、ハーニーにも助力を持ちかけた。あなたはフローラ川の奥の土地とつながりがあるのか？　そう訊かれたハーニーは、自伝『ニアウリの木の下に生まれて』のなかで振り返っているように、こんなふうに答えた。「ああ、あそこは正真正銘、わたしのドリーミングの地だ」

「歴史をすべて知っていますか？」と人類学者たちは尋ねた。

「ああ、すべての歴史を知っている」

「だったら、所有権を主張できますよ。あの土地の所有権を主張したいですか？」

「もちろん」とハーニーは言った。「子どもたちも生まれたし、あのブッシュに連れて帰って、カントリーの歴史と遺産、物語、歌を教えて、いろんな儀式をしないといけない」

「それなら、政府と闘って、土地を取り戻すのに越したことはありません。でないと、政府はあの土地にあるあなたのドリーミングの物語を、残らず破壊してしまいますよ」とミーハンとチェイスは言った。

ハーニーは飛行機やヘリコプター、自動車で移動しながら、人類学者たちに自身のドリーミングにまつわる場所を見せてまわった。裁判所の判事の前で、昔から伝わる歌をうたった。最終的な判決が下るまでのあいだ、判事はハーニーと家族にその土地で暮らす権利を与えたが、当時の所有者は土地を手放すのを拒み、毒入りの餌を撒いてハーニー一家の犬を殺すことまでした。判決を待つあいだに、ハーニーの母ルディは93歳で世を去った。そして、権利の主張が認められたおよそ4400平方キロメートルの土地がワダマン・アボリジナル・コーポレーションの管理下に置かれたときに、ようやくハーニーとその子孫に260平方キロメートルほどの土地の所有権が与えられた。ハーニーはその土地に、母親のドリーミングであるタイハクオウムを意味する「メンゲン」という名をつけた。

　ワダマンの伝統では、タイハクオウムは潜水ガモやオナガイヌワシなどのほかの重要な鳥たちを見張る鳥とされている。そしてタイハクオウムに見張られている鳥たちは、人間たちに伝統を守らせ、雨季がはじまる10月からの聖なる儀式に備えさせる役目を負う。鳥たちは力をあわせて法を守護し、秘密がそれにふさわしくない人間に漏れないように、タブーが破られないように、特定の境界が越えられないようにしているのだ。夜空では、タイハクオウムはフォーマルハウト星で表される。この星は7月下旬に北東の空に現れ、季節の変わり目を告げる。空全体に広がる天空のソングラインの一部でもある。北の「創造の犬」からはじまるこのソングラインは、「岩のタラ」、「ワシ」、「大法廷」、「赤アリの医師」、「白い顔の草原ワラビー」、「ナマズの法」といった星々を経て、南の空の「コウモリたち」で終わる。「コウモリたち」は古代ギリシャ人がプレアデスと呼んだ星団で、成人儀礼《イニシエーション》を受ける子どもやティーンエイジャーを表している。この天空に連なる星々をたどっていけば、儀式が行なわれる伝統の場所へたどり着けるというわけだ。

　ハーニーがイニシエーションを受けたのは12歳のときだったという。養父のジョー・ジョモンジがみずからの血でハーニーを飾り、ハーニーの身体に羽根を置いた。ハーニーは3夜を眠らずに過ごし、ディジュリドゥと杖を打つ音にあわせて男たちと女たちが踊るのに耳を傾けていた（とはいえ、ハーニーはそのあいだ毛布で覆われていたため、音が聞こえるだけで、何が起きているのかを見ることはできなかった）。3夜目の夜明けに、身体を抑えつけられ、石のナイフで割礼を施された。そのあとは毎年儀式に参加し、さらに多くのドリーミングの歌を覚えた。「わたしは歌とともに育った。腰を下ろして歌えば、これから行く場所の名前がまちがいなくわかる。わたしらは歌う。それは幸せなことだ」とハーニーはヒュー・ケアンズとの共著『闇に輝くものたち（*Dark Sparklers*）』のなかで語っている。「自分たちがいまいる居場所がわかっているかのように、わたしらは歌う。すべての場所を正確に知っているかのように歌う。歌の終わりまで、移動するルートの名を並べていく。そう、わたしは歌うとき、自分のドリーミングをたどっている。わたしのドリーミングが終わると、そこから別のドリーミングが続く。何が起きようとも、わたしらはともに歌う」

1時間ほど車を走らせたあと、ハーニーは「いい日陰を探し」はじめ、昼食をとるためにクーラバーの木のそばに車を停めた。ハーニーはゆで肉をパンにのせたものを食べ、わたしはチーズとアボカドをハーニーとわけあってから、また未舗装の道に戻ってさらに1時間ほど走りつづけた。わたしはとうの昔に方向感覚を失っていた。ハーニーは最初の結婚のこと、法の教育のこと、父親と母親のドリーミングの物語のことを話した。木々の密度が高くなり、前方の道が分厚い藪に隠れて見えなくなった。突然、動物たちの集団――アカカンガルー、野生馬、幸運を告げるオーストラリアヅル（オーストラリアに自生する美しい白いツル）――が集まる小さな泉が現れ、わたしたちを驚かせた。「近くに寄れたら」とハーニーはオーストラリアヅルを指して言った。「彼らに歌をうたってやろう」。だが、トラックに驚いたのか、動物たちは散り散りに去っていった。

ハーニーはその泉のすぐ向こうにトラックを停め、わたしたちは鬱蒼とした木々や蔓や葉のなかを歩きはじめた。すぐには気づかなかったが、植物に覆い隠されるように、高さ18メートルを超えようかという巨大な岩が立っていた。岩の周囲をぐるりと歩いていくと、むきだしの岩面が現れた。そこにあったのは、赤、白、黄、黒のオーカーで描かれた大昔の壁画だ。地面から4メートルくらいの高さまで広がっている。1匹のカエルの絵が見えた。カエルの腹には口を大きく開けたヴァギナがあり、その輪郭は岩にある自然の裂け目をなぞっている。列をなす「雷の民」の頭からは光線が突き出ている。ハーニーはわたしたちの頭よりも上にある、岩に残された足跡を指さした。その足跡は、ドリームタイムにここを歩いた祖先たちが残したものだという。近くで見たわたしは、足跡に2種類の大きさがあることに気づいた。おとなサイズの足跡の横に、もっと小さな幼い子どもの足跡が並んでいる。わたしはぞくぞくとした震えを感じた。この足跡は、祖先を表す象徴として解釈すべきものではない。文字どおり、大昔にここを歩いた人たちの痕跡なのだ。この場所では、ドリーミングはタンザニアのラエトリにある火山灰に残された足跡化石〔人類の祖先たちによる最古の足跡化石〕と同じくらいリアルだった。

わたしたちは岩の下にあるふたつの石に腰をおろした。わたしたちの足元には、石器の破片や槍の穂先の残骸が散らばっている。ハーニーはある物語をワダマン語で語りはじめた。数分ごとに話を区切り、わたしのために英語に翻訳しながらハーニーが語ったのは、人々がカントリー全域を移動してまわっていたころの物語だ。女が左側、男が右側になり、「おおいなる創造の歌をつくり、あらゆる場所に名前をつけ、子どもら全員にペイントをした。毎日、誰もが幸せだった」とハーニーは語った。「そう、いい時代だった」。やがて、オールド・レインボーがその音を聞きつけ、人々は「オールド・レインボーを殺そう」と決める。かくして、洪水、闘い、天気と大地と空の創造をめぐる1時間にわたる歴史物語がはじまった。ハーニーはその物語の込み入った順序と細部をひとつひとつ語り、大地そのものの誕生の経緯をたどった。わたしは話に釘づけになり、混乱し、なじみのない役者たちが織り成す歴史物語に圧倒された。それが単純な物語、おそらくは幼い子どもやイニシエーションを受けていない者のためにこしらえられたものであるのはわかっていたが、そんなことはほとんど気にならなかった。

その夜、わたしたちはリバーガムの木に囲まれた美しい池のような水場のほとりでキャンプをした。火を囲んでビールを飲み、食事をとった。わたしがアメリカにいる2歳の息子のことを話すと、ハーニーは息子にワダマン語の新しい名前をつけてくれた。「母親が遠くへ行き、子が残る」を意味するワジャリというその名に、ハーニーは大笑いした。暗くなって星が空に現れると、ハーニーは2本の棒を手にとり、ぱたぱたと拍子を刻みながら歌いはじめた——人間のような動物たちが大地を歩きまわる長大な物語だ。眠りについたあとの真夜中に、わたしは何度か顔に雨を感じて目を開けた。けれど、あたりを見まわしても、頭上で輝く何千何万の星が見えるだけだった。すぐそばでハーニーも自分の寝袋のなかで身を起こし、静かに空を眺めていた。「ふむ」とハーニーはつぶやいた。快晴の空から雨が降ってきたことに、わたしと同様に当惑しているようだった。翌朝、わたしたちは土の上に雨の跡が残っているのを目にした。夢を見ていたのではないという証拠だ。朝食のあと、わたしたちはワトルの木の下に座り、燻したような香りのするビリー・ティを飲みながら話を続けた——祖先のこと、旅のこと、方向を表すワダマン語、ブッシュで迷ったときに生き延びるためのテクニック、釣りのこと、薬のこと、そして法のこと。「何か描いてくれませんか?」とわたしは頼んだ。わたしはメンゲンを走るドリーミングトラックを見たかった。ハーニーはわたしのペンと紙を手にとると、牧場の境界線を描いた。それから、ドリーミングトラックの線を次から次へと引きはじめた。「これはバッタのドリーミング」とハーニーは言った。「これはウォーターパイソンのドリーミング。これは潜水ガモ人間」

ページの余白が尽きるまで、ハーニーは全部で42のドリーミングトラックを描いた。

以来、わたしはそのノートをなくさないように気をつけている。何日かキャサリン周辺に泊まったあと、わたしは車でダーウィンに戻ってからシドニーに飛び、およそ1万6000キロの帰路についた。わたしにとってそのノートは、別の世界を垣間見たことを思い起こさせる大切な記録だった。その別の世界の現実感は、予想していたとおり、おなじみの生活に戻るとともに薄らいでいった。ノートを見ると思い出すのが、ユクルティ・ナパンギャティの絵だ。グレートサンディ砂漠に暮らすピントゥピ族の彼女は、ブッシュから「参入」した最後のアボリジナルのひとりで、1984年に14歳でブッシュを離れた。ナパンギャティの絵画は、カンバスの表面全体を行き来する無数の線で構成されている。その絵はまるで、2次元の表現形式に反抗しているかのようだ――表面が動き、波打っている。ある作品では、ギブソン砂漠に位置するキウィルクラの西、ユナラにあるロックホールが描かれている。そこはジェフリー・チャンガラ、ヤパ・ヤパ・チャンガラ、フレッド・マイヤーズ、そしてデイヴィッド・ルイスが砂漠の探検で訪れた場所でもある。ナパンギャティにとって、ユナラはドリーミングの祖先の女たちがかつて夜営し、穴を掘ってブッシュバナナの根茎を探した場所だ。その絵をじっと眺め、目の焦点をやや緩めると、砂漠のありとあらゆる場所を無数の線で表した地形図のように見えてくる。その絵は、場所の記憶を丹念に視覚化したものなのだ。

ハーニーの、ナパンギャティの、そしてそのほかの大勢の人たちの驚異的な記憶力の鍵はどこにあるのだろうか？　それは、親密さなのではないだろうか。わたしたちは自分の愛するもののことを知ろうとする。ジャーナリストのアラティ・クマール＝ラオは、インド・ラジャスタン州のタール砂漠の遊牧民と旅をしたときの経験を綴った文章のなかで、遊牧民たちの土地の記憶は言葉、地名、歌、象徴をつうじて受け継がれており、それができるのは彼らが徒歩で移動し、キロメートルではなくセンチメートル単位で地図化しているからだと書いている。アリストテレスは、記憶は蝋《ろう》に押された封印のようにわたしたちに刻まれると考えていた。アリストテレスによれば、知覚はまず心が受けとり、そのあとで脳に送られて保存されるという。のちの時代に生まれた「思い出す」を意味するラテン語の動詞〈レコルダリ〉は、〈レウォカレ〉（呼び戻す）と〈コル〉（心）を組みあわせたものだ。12世紀の中世英語の〈ハーテ（herte）〉には「記憶」という意味もあった。いまでも、何かを完璧に記憶することは、「心に刻む《ノウ・バイ・ハート》」と表現される。

第11章　あなたが左なら、わたしは北

言語が違えば、世界も違って見える？

わたしたちの話す言語や空間を表すために使う言葉は、現実の認知の仕方に影響を与えているのだろうか？　心理学者のジェームズ・ギブソンは、知るという行為を知覚の延長と表現した。子どもはあたりを見まわし、耳を傾け、感触をたしかめ、においを嗅ぎ、味わうことで世界を知っていく。それと同時に、他者が介入し、装置や道具、玩具、絵、言葉をつうじて子どもに世界を認識させていく。だが、そうしたもろもろのもの——とりわけ言葉——は、その人の生まれた文化によって異なる。違う文化のなかで育った人は、同じ世界を見ているのだろうか？

ギブソンがプリンストン大学で心理学を研究していたのと同じころ、イェール大学のアメリカ人言語学者ベンジャミン・リー・ウォーフは、人間の精神による体験や現象の処理方法が、その人の使用する言語体系によって変わる可能性を突き止めようとしていた。ウォーフは恩師エドワード・サピアのもとでネイティブアメリカンの言語を研究し、その成果はサピア＝ウォーフの仮説とし

て結実した。人間の思考と知識は言語により決定され、制限されるとする説だ。この仮説に影響を与えたのが、ドイツ生まれのアメリカの人類学者フランツ・ボアズの研究だった。ボアズはバフィン島で暮らしていた1880年代に、イヌイットが雪を表現するために使う単語の多様性に目を留めた（その後、サピアがボアズに師事した）。サピアが人間の思考の形は言語に影響されるとする説を唱えた一方で、ウォーフはさらに一歩踏み込み、言語が違えば、時間の基本的概念などの世界の概念もまったく異なると主張した。

サピアは1939年に死去し、ウォーフもその2年後に世を去った。続く数十年にわたり、言語学者の大多数は、サピア＝ウォーフの仮説とは別の言語理論を支持していた。ノーム・チョムスキーが中心となって提唱した普遍文法仮説だ。普遍文法の支持者たちの考えによれば、各言語は生得的な基本概念を表現するものであり、空間や時間といった事物に関する知識は人間に生まれつき備わっていて、その知識は人類共通の生物学的特性、身体的な境界、認知構造により形成されているという。

サピア＝ウォーフの仮説が甦るまでには数十年を要した。その復興に一役買ったのが、ジョン・ハヴィランドというアメリカ人の言語人類学者の研究だった。ハヴィランドはオーストラリア北東部のケープ・ヨーク半島で、800人ほどからなるアボリジナル・コミュニティで生活していた。1970年代はじめに博士課程の研究のためにそのコミュニティを訪れたハヴィランドは、研究の手はじめとして、ビリー・〝ムーンドゥー〟・ジャックという老人からグーグ・イミディル語と呼ばれる現地の言語を習った。ジャックは自宅の一室をハヴィランドに与え、最終的には彼を養子に迎えることになる。グーグ・イミディル語を学んでいるうちに、ハヴィランドはあることに気づいた。欧州諸言語の多くは「〜の前」や「〜の後ろ」といった言いまわしに頼っているが、グーグ・イミディル語の話者の文法には、それが存在していなかったのだ。欧州諸言語のそうした言いまわしは自己中心的な座標系に頼り、話者や物体の位置を定位ポイントとして使用する。「彼女は木の左側にいる」や「その木は岩の左側にある」といった文は、相対的な空間概念、つまり話者の視点から見た木や岩の景色にもとづいている。グーグ・イミディル語の話者は、「右」や「左」や「後ろ」にあたる語彙を持たない。東西南北の基本方位だけを使って空間を表現しているのだ。彼らの基本方位は四つの四分円からなり、コンパスの磁針が指す方角からは時計回りに17度ほどずれている。その四つの基本方位を示す言葉は、彼らの会話や物語に広く浸透している。誰かにキャンプ用コンロの火を消すように指示するときは、「そのノブを西に回せ」と言う。脇へどいてほしいのなら、「ちょっと東へ動いて」と言う。

１９８２年、ケンブリッジ大学のイギリス人の言語人類学者スティーヴン・レヴィンソンは、オーストラリア国立大学の特別研究員としてオーストラリアへ赴いた。レヴィンソンの関心は、認知と言語の関係を扱う心理言語学、とりわけ人間の思考における言語の力の限界を探ることにあった。ハヴィランドの発見はレヴィンソンの興味をそそった。ウォーフは人間の精神が言語体系のみに頼って現象を整理していると考えていたが、空間に関しては但し書きをつけていた。「おそらく、空間の理解は言語に関係なく、体験によりおおむね同じ形式で得られるのだろう」とウォーフは書いている。だが、レヴィンソンは、グーグ・イミディル語のコミュニティがそれを反証する可能性があると考えた――空間を表現する言葉が違えば、世界の認知の仕方も違うのではないだろうか？

1992年、研究を続けるためにクイーンズランドに戻ったレヴィンソンは、グーグ・イミディル語話者の周囲環境の認知に基本方位が深く根ざしていることを明らかにした。グーグ・イミディル語の話者は、本の読み方やテレビの見方までもがインド・ヨーロッパ語族の話者とは異なっていた。レヴィンソンはのちにこう書いている。「われわれが1枚の絵を仮想空間としてとらえ、（閉鎖空間として見ていることを前提に）絵本のなかの木の後ろにゾウがいる、と表現するのと同じように、グーグ・イミディル語の話者は、方位の定まった仮想空間として絵本をとらえる。わたしが北を向いて本を見ているのなら、ゾウは木の北にいる。本のページを先へ飛ばしてほしいときには、もっと東へ行ってほしいと頼む（ページは東から西へめくられるからだ）」。レヴィンソンはひとつの実例として、10人の男性に6分のフィルムを見せ、フィルム内の出来事を別の人に説明してもらった実験を挙げた。フィルムを見ていたときに南を向いていたのなら、彼らは画面上でこちらに向かってくる人を「北に向かって動いている」と表現するのだ。「内容を説明させれば、テレビを見ていたときにその人がどの方位を向いていたかが必ずわかる」と話す人もいた。

グーグ・イミディル語の話者は、絶対的な参照枠を空間認知に使用しているのだとレヴィンソンは考えた。彼らの視点は、自分が空間を移動するのに伴って変わるのではなく、固定された参照ポイントから見たものだ。この体系では、自分自身の身体でさえ、ときに無関係なものとして扱われる。グーグ・イミディル語の話者はときどき自分の胸を指すことがあるが、それは自分自身を指しているのではなく、自分の背後にある何かの方角を示すための行為だ。そうした言語体系は、さまざまな認知に影響を及ぼすのではないかとレヴィンソンは考えた。グーグ・イミディル語の話者は、基本方位とともに記憶をコード化しているのではないか。彼らは絶えずそうしていなければならないはずだ。どの記憶があとで必要になるかは前もってわからないのだから。その結果、グーグ・イミディル語の話者は、自己中心的な参照枠で空間を表現する人たちとは違う、独自の記憶力を発達させたにちがいない。グーグ・イミディル語の話者であることから生じる違いのひとつが、基本方位をつねに把握しておく必要があるという点だ。そしてそれゆえに、彼らはデッドレコニングをきわめて高精度で行なう能力を備えているのではないか――レヴィンソンはそう推測した。「われわれが自分の身体の参照枠（「左」「前」など）にもとづく座標を使っているのに対し、基本方位（「北」「東」など）を使う言語の話者は、どちらが（たとえば）北なのかをしっかり把握しておかなければならない」とレヴィンソンはまとめている。「それだけでなく、正確な心的地図を維持し、その上でみずからの位置と方位を絶えず更新する必要がある」

この仮説を実証するにあたり、レヴィンソンはデイヴィッド・ルイスがその20年前にオーストラリア西部砂漠で実践した手法を採用した。総勢10人のグーグ・イミディルの男たちとともに、徒歩や車でブッシュをめぐる旅に出たのだ。レヴィンソンは同行者たちに、そのとき立っている場所から島や牧場や山脈などの場所のある方角を指し示してもらった。対象となる場所との距離は、3キロほどのこともあれば、数百キロ離れていることもあった。方角を示してほしいと頼むと、同行者たちはしばしば即座に、要求された場所を指さした。レヴィンソンはコンパスで方角を測定し、彼らが示した位置を記録した。その後、同行者たちの示した方角を測量図と照らしあわせた。レヴィンソンの集めた合計160地点の記録の分析結果は、驚くべきものだった。彼らのデッドレコニングとレヴィンソンのコンパスの角度のずれは、平均すると13・5度しかなかったのだ。「こうした結果は、欧州の集団ではとうてい得られない」とレヴィンソンは『空間と言語（*Space and Language*）』に書いている。

つねにデッドレコニングが求められる言語の話者は、その経験に鍛えられ、インド・ヨーロッパ語族の話者よりも優れたナビゲーターになるということだろうか？ クイーンズランドでの調査から、その答えはイエスだとレヴィンソンは確信した。だが、それを証明するためには、オーストラリア以外で同様の「絶対的な」空間言語が使われている地域を調べる必要がある。レヴィンソンは世界各地のさまざまな言語集団における認知、行動、空間を探るべく、学生たちからなる調査グループを組織した。その後の数年で、レヴィンソンが実施したようなデッドレコニング実験を再現した研究が次々と発表された。

メキシコのチアパス山地では、レヴィンソンと彼の妻でアメリカ人の心理言語学者ペネロペ・ブラウンにより、テネハパの亜高山や農村に暮らすマヤ語系の先住民族、ツェルタル族のフィールド調査が実施された。ツェルタル語の語彙には、絶対的なものと相対的なものの両方が存在する。だが、ツェルタル族の生活する地域はきわめて狭いので、彼らはしっかり整った道を使って山地を移動している。ツェルタルのデッドレコニングのスキルをテストしたところ、グーグ・イミディルのレベルには達していなかった。どうやら、絶対的な言語体系だけに頼っている民族は、たしかにそれ以外の民族よりも定位の能力が高く、ひいてはナビゲーション能力にも優れているようだった。

女性は空間認知で劣るのか

レヴィンソンの実験の再現に乗り出した学生のひとりが、人類学を専攻するトーマス・ウィドロックという名のドイツ人だった。ウィドロックはサン族に関心を抱いていた。サン族はかつて「ブッシュマン」と呼ばれていた狩猟採集民族で、ボツワナ、南アフリカ、ナミビア、ザンビアに分布している。ウィドロックは1993年にナミビア北部に赴き、ハイ‖オム（Hai‖om）・サン（「‖」はサン語で使われるクリック音を表す。このケースでは、歯のあいだに挟んだ舌を引き抜いて出す音）の人たちとともに定位の研究を実施した。ハイ‖オムはカラハリ盆地に暮らす1万5000人ほどの民族集団で、サン族のほかの集団と同様、ほとんど神秘的なまでのナビゲーション能力を持つことで知られている。ウィドロックも、サン族の能力を記録した文献を読んだことがあった。あるハンターの話によれば、サン族のガイドの方向感覚は、そのハンターの持参した携帯型GPS装置よりも優れていたという。また、20世紀なかばに勃発したアンゴラとナミビア北部の国境紛争では、介入した南アフリカ軍がサン族のそうした能力を取り込む巧妙なイデオロギーをひねり出し、ブッシュでの敵の追跡に利用した。ウィドロックによれば、「ブッシュマン」という表現は、彼らが超人的な技を持つ、もっと言えば獣に近い存在であることを意味するものだったという。実際、白人の軍幹部は、19世紀の人類学者と同じように、サン族に獣性を投影していた。外部の者にとって、「彼らは自然とともにある人々ではなく、自然に掴まれたまま、まだその手を完全に離してもらえない人々だった」とウィドロックは書いている。

ウィドロックはみずからの経験から、自分には不可能と思える定位タスクでもハイ＝オムにはこなせることを知っていた。彼らはたとえば、いちども行ったことのない場所をやすやすと見つけられる。だが、そうした能力に関して、ハイ＝オムの言語はどの程度の役割を果たしているのだろうか？　ナミビアの西マンゲッティ地域にGPSを持ち込んだウィドロックは、さっそく調査にとりかかり、成人男性6人、成人女性3人、20歳の青年1人とともにサバンナに繰り出し、14キロから40キロほどの距離を歩いた。その途中で、近くは1・6キロ、遠くは160キロ以上離れた20の場所を指し示してもらった。ブッシュの視界は18メートルほどで、目につくランドマークはない。Xのある場所をここから指さしてほしいと頼み、彼らが指さした方向をメモし、GPSの表示と照らしあわせた。その結果、ハイ＝オムのデッドレコニングスキルがグーグ・イミディルの研究対象グループと統計的にほとんど差がないことが、再三再四たしかめられた。

ウィドロックのデータは、別のことも明らかにしていた。レヴィンソンのケースとは異なり、ウィドロックは調査対象に女性も加えていた。ハイ＝オムの文化では、男性が熟練の狩猟・追跡スキルを獲得するケースが多い。にもかかわらず、ウィドロックの調査では、女性のほうが男性の参加者よりも優れたデッドレコニングスキルを示した。この性差はサンプル数が大きくなればなくなるのではないかとウィドロックは推測した。だが、それ以外のことを意味している可能性もある。

西洋の研究者は昔から、性別を空間定位と記憶の重要な要素と見なしてきた。ウェイファインディングや空間認知能力を要するタスクでは、全体として男性のほうが女性より良い成績を出すことも複数の研究で示されている。実際、インディアナ大学の心理学者キャロル・ロートンが指摘しているように、空間認知能力をめぐる研究は、認知の性差を実証するためにしばしば心理学者に利用されてきた。その理由はおもに、それ以外の方法ではごく小さな差しか得られないことにある。心理学者たちは性差の証拠として、メンタルローテーション課題（物体を頭のなかで回転させ、どのように見えるかを判断する課題）や空間での定位テストで、男の子のほうが女の子よりも良い成績を出すことを示す研究結果を挙げている。女の子が男の子の成績を上回るのは、物体の位置の記憶をテストしたときだけだ。この性差が存在する理由をめぐっては、ホルモンの違いやそれが海馬に及ぼす影響から、脳の半球の構造、さらには進化的な要因まで、さまざまな仮説が提唱されている。大昔の男性は狩猟、繁殖相手の探索、戦闘などでより遠くまで移動する必要があったのに対し、採集や子どもの保護を担っていた女性は移動範囲がかぎられていたとも考えられる。だが、ロートンも指摘しているように、先史時代にそうした役割分担があったことを示す明確な証拠は存在しない。そして興味深いことに、社会経済的に下位にあたる集団の少年少女を対象とした研究では、ナビゲーションの性差はなくなる傾向があるようだ。さらに、女性に指示を与えたり空間視覚化を訓練したりした場合には、男性との能力差は見られなくなる。空間認知能力の狩猟採集由来説を検証したモントリオール大学のアリアン・バークの研究では、同程度の経験を積んだ男性と女性なら、身体的な差を考慮に入れればナビゲーションタスクの能力も同程度になることがわかった。

絶対言語の研究で示唆されたのは、性差が性別によるものではなく、むしろ文化に左右される可能性だ。おそらく、絶対座標系により空間を表現する言語を使い、したがってコミュニケーションをとるためにつねに定位が求められる女性は、男性と同様の能力を持っているのだろう。この仮説が勢いを増したのは、グーグ・イミディル、ツェルタル、ハイ‖オムに加えて、オランダ人と日本人でもデッドレコニングスキルがテストされたときのことだ。男女差が示されたのは、ほぼ相対的・自己中心的な空間語彙だけに頼り、被験者が絶対的参照枠を使用するのに苦労したオランダの研究対象グループだけだった。

グーグ・イミディルと同じく、ハイ‖オムも「左」や「右」にあたる一般語を持たないが、英語を話せる人はその種の単語を完璧に正しく使いこなせる。実のところ、自己中心的な視点ではなく絶対的な参照枠を使う文化はきわめて多い。グーグ・イミディルにかぎらず、ほぼすべてのアボリジナル語族は絶対的な言語参照枠を使っている。インドのドラヴィダ語族、メキシコのトトナコ語族、インドネシアのバリ語の話者もそうだ。そして、必ずしもどちらか一方というわけではない。ボツワナのカラハリ語、パプアニューギニアのキリヴィラ語の話者のように、両方の参照枠を使うグループも存在する。

空間と定位という点で言語的な多様性が生まれる理由については、まだ完全には解明されていない。わたしたちの生活する環境が言語を形づくり、それが個人の成長と発達に伴って認知構造を築いていくのだろうか？　どのような環境や文化が相対参照枠、もしくは絶対参照枠につながるのか。その決定的な関係はまだ立証されていないが、関係があるのはたしかだ。『トレンズ・イン・コグニティブ・サイエンシズ』誌で発表された２００４年の研究では、10のコミュニティを調べた結果、都市環境での生活と相対参照枠の使用、田園環境での生活と絶対参照枠の使用にそれぞれ関連があることがわかった。ただし一部には、メキシコのユカテックのように、田園地方のコミュニティが相対参照枠を使用しているケースもある。全般的な基本原則としては、狩猟採集社会はほぼすべてが絶対参照枠を使用しているようだ。

この2004年の研究の著者たちによれば、空間を絶対的に表現する言語がさまざまな文化で使われている事実は、特定の生得的な空間概念が人間の認知機能に組み込まれているわけではないことを証明しているという。イマヌエル・カントの提唱した相対参照枠が、人間にとってより「自然」というわけではないのだ。むしろ、相対的言語を身につける子どもは絶対的言語の話者よりも空間概念の習得に苦労し、習得の時期も大幅に遅い傾向が見られる。英語、イタリア語、トルコ語圏の子どもたちは、11歳か12歳になるまで、「右」や「左」などの相対的表現を確実に使いこなすことができない。それに対して、ツェルタル語を話す子どもは、3歳半には絶対的な空間語彙を使えるようになり、8歳には完全にマスターする。2004年の研究の著者らは、次のように書いている。「言語は、人間の認知の再構築において中心的な役割を果たしている可能性がある」

文化の社会理論

ハイ＝オムの追跡とナビゲーションスキルの説明としては、人類学の世界にはふたつのまったく異なる、互いに矛盾する仮説が存在している。心的地図説と実践的熟達説だ。前者の仮説では、物体と物体の空間的関係を示す抽象的な認知表象が頭のなかで構築され、それがナビゲーションを導いているとされる。それに対して、後者の仮説によれば、ルートに沿って移動する際の景色を記憶することでナビゲーションが成功しているという。一方はサーベイ知識、つまり配置に関する知識にもとづくのに対し、他方はルート知識、つまり順序に関する知識を基盤としている。ウィドロックが現地調査の結果を論じた1997年の論文では、ハイ‖オムのナビゲーション・システムを実践的熟達の一例ととらえているような印象を受ける。ハイ‖オムのシステムは、地図をもとにみずからの移動経路を参照したり、方向を定めたりするたぐいのものではない。その一方で、空間における自分の位置の表現と定位に使う手法に関しては、ハイ‖オムにはきわめて多様な選択肢があるともウィドロックは感じていた。そうした手法は、環境刺激に対する自動的な反応ではなく、「長期にわたる社会的相互作用」により構成されたものだとウィドロックは書いている。たとえば、彼らは「フス（!hus）」システムと呼ばれるものを使っている。このシステムは、さまざまな生態学的景色と、そのひとつひとつに暮らす民を分類するための手段だ。石の土地の民もいれば、丘の民、キビ畑の民、やわらかい砂の民、細かい砂の民もいる。そうした景色を表す用語は、空間について話し、考え、移動するための手段であり、そこにはさまざまな次元の社会史、個人の記憶、生態学的知識が組み込まれている。

ウィドロックはさらに、言語そのものや会話のなかで使う空間表現が、ハイ‖オム語の話者の定位スキルを強化していることにも目を留めた。ハイ‖オムは日ごろから、空間に関する知識をしきりに交換しあっている。ウィドロックはそれを「地理的ゴシップ」と呼んだ。この習慣は理にかなっている。実体のある地図が存在しないかわりに、ハイ‖オムはほとんど途切れることのない日々のコミュニケーションの流れのなかで、特定の場所や民、物語、資源の所在地に関する情報を共有しているのだ。特定の場所への旅について語るとき、彼らは基準としてフス・システムの景色用語を使う。だが、そこで使われる用語はどれも、自己中心的な身体に焦点をあわせたものではなかった。ハイ＝オムは共通の空間言語を使用し、地理座標系にもとづいて定位していたのだ。これは彼らが心的地図を使っているということなのか？　ウィドロックは心的地図説に疑問を抱いていた。非西洋的な定位手法を理解しようとする学者たちは、心的地図という概念に縛られているように見えた。そうした学者たちは「過剰に地図化」されている、とウィドロックはわたしに話した。地図を利用するためには、非指標的情報（地図の情報から予期されるもの）と指標的情報（実際に見ているもの）を使うことが求められる。つまり、地図を使ったナビゲーションは、地図が手のなかにあろうが心の「目」のなかにあろうが、自分の現在位置を絶えず地図と照らしあわせるプロセスと言える。それは、ウィドロックがハイ＝オムの現地調査で見たものではなかった。多くの場合、景色の分類は、植物に関する個人の知識、地形、グループ間の関係、個人の人生の歴史や記憶と結びついていた。彼らが移動するときには、そのすべてが作用していた。つまり、彼らは距離と速度を高精度で測る能力を持つ一方で、膨大な量の情報も利用しているということだ。そして、その情報を構成しているものが、「名前のついた場所をつなぐなじみのルートと交わる、パッチワークのような景色」なのだ。

ウィドロックは現在、ケルン大学でアフリカ研究の教授を務めている。わたしは大学のオフィスにいるウィドロックに電話で話を聞いた。ウィドロックはそのなかで、フランツ・ボアズの北極研究にはじまる人類学の重要な革命が起きた経緯を説明した。その革命により、人類学者たちは民族の違いを生物学的特性の結果として説明するかわりに、文化を強調するようになった。だが、文化とは厳密には何なのだろうか？

ウィドロックの研究は、文化の概念そのものを見直し、文化と個人がどう混ざりあっているかを再考する第二次革命の一翼を担っている。「わたしたちは、文化を容器と見なすモデルから脱却しつつあります。そうしたモデルでは、個人としてのわたしたちは単一の文化の一部であり、その文化が複数の要因によって個人の行動を決定づけると考えられています」とウィドロックは説明した。「それにかわって注目されているのが、実践と社会的関係です。わたしたちやサン族の持つスキルは、どんなものであれ、人種的な違いとは関係ありません。それぞれの文化や言語が行動を決めている、というような単純なものでもない。人間が複数の知識体系を出たり入ったりしていること、そしてそうした体系を組みあわせられることを示す証拠はたくさんあります」。この文化の社会理論は、文化の社会関係理論もしくは実践志向理論とも呼ばれる。ここで強調されているのは、人間の知識と文化はスキル、行動様式、交流、生活習慣、学習、具体的な実践のなかで築かれるという点だ。知識と文化は、社会的関係に組み込まれた個人から生まれる。文化とはプロセスであり、わたしたちに受け渡されるものではなく、わたしたち自身の関与により再形成されるものである。それが文化の社会理論の考え方だ。

文化が認知の核にある――そして認知そのものが文化に左右される――とするこの考え方は、西洋の哲学者や科学者が自分たちの認知特性を普遍的なものと長らく誤解してきたことを暗に示している。「スペクトルが広がりました」とウィドロックは言う。「多くの人が可能とは思っていなかったことが、突如として、人類と社会が生み出してきたもののスペクトルに加わったんです」。そして、人間の空間認知の多様性を示す証拠は、人間の体験をめぐるほかの既存の仮説にも疑問を投げかけている。

ティム・インゴルドの「ウェイフェアリング」

人間は日々のウェイファインディングをどのようにこなしているのか。その理論的説明については、人類学者たちの意見はいまだに一致していない。ナビゲーションの心的地図説と実践的熟達説のあいだで割れているのだ。マックス・プランク研究所の人類学者キリル・イストミンとケンブリッジ大学の地理学者マーク・ドワイヤーはこう書いている。「このふたつの仮説をめぐる議論の核心は、心的地図が存在するのか、そして存在するのなら、それで人間の空間定位を説明できるのかという点にある」

実践的熟達説を支持する人類学者たちは、ウェイファインディングが視覚的記憶に支えられ、文化的実践、習慣、知識、環境の直接的な知覚と深く関わっていると考えている。この説の核となる考え方は、ピエール・ブルデューというフランスの社会学者に由来する。ブルデューは１９７０年代に出版した本のなかで、空間的環境に熟達していく過程は、「デカルト座標系の」空間ではなく、「実践的な」空間を熟知することから生じるとする説を展開した。ブルデューによれば、実践的な空間は個人の知覚と活動をつうじて構築されるという。それに対して、デカルト座標系の空間は、見る者の視点とは関係のない、物体間の絶対的な空間的関係だと主張した。１９８５年には、イギリスの人類学者アルフレッド・ジェル（罠と人類進化の関係を著した人物でもある）が、ブルデューの説をもとにナビゲーションの実践的熟達説を組み立てた。その仮説は、頭のなかの地図の存在を否定するものだった。

この議論を理解するべく、わたしはアバディーン大学の社会人類学教授で、実践的熟達説の支持者でもあるティム・インゴルドに話を聞いた。インゴルドの考えによれば、ウェイファインディングとは、空間的関係の抽象的な表象ではなく、経路に沿って観察される景色が生むプロセスだという。インゴルドはウェイファインディングを、「過去の体験をもとに微調整された知覚と行動力を持つ移動者が、目標に向かって『手探りで進み』、進行中の周囲の知覚的観察に対応してみずからの動きを絶えず調整する技能」と定義している。オーストラリアのアボリジナルの旅人たちは、そんなふうにして砂漠で道を見つけている。大海原を渡るミクロネシアの船乗りや、海氷を横断するイヌイットの犬ぞり使いたちもそうだ。

ウェイファインディングという概念に対するインゴルドの興味は、子ども時代に端を発している。子どものころのインゴルドは北極に魅了され、極地探検家の本や未知の場所に赴いた偉大な冒険家たちの物語に夢中になった。博士課程の学生として人類学の実地調査をはじめたインゴルドは、フィンランドのサーミ族と生活をともにし、彼らの親族関係、家庭経済、そして環境への適応を記録した。すぐに気づいたのは、サーミが絶えず移動しているということだ。恒久的な住居を構えてはいるものの、彼らの生活のすべては、遊牧しているトナカイを見つけるためにたどる広範囲のルートに沿って、野外に存在しているように思われた。インゴルドはほどなくして、彼らがナビゲーションの手段として、木、丘、沼、岩などの自然のランドマークの順序や重要な場所に関連する名前を記憶していることに気づいた。彼らはしばしば、小川や川の流れる方向、丘の連なりをもとに定位していた。太陽が使えないときや星が見えないときには、木の枝やアリ塚を使って南北を見極めていた。自分たちの動きの順序を記憶することも重要だった。それを記憶しておけば、あとでその順序を逆にたどって帰り道を見つけたり、自分の旅を別の人に説明したり、旅の物語を語ったりすることができるからだ。インゴルドはヌッチオ・マッズーロと共同執筆した論文のなかで、サーミの存在のあり方について、こんなふうに述べている。「何かのなかに存在するのではなく、何かに沿って存在している。場所ではなく経路こそが、存在することの、もっと言えば何者かになることの主要条件なのだ」

サーミ族とともに移動した研究人生初期の体験が、ウェイファインディングについて考える最初のきっかけになったとインゴルドは言う。とはいえ、そこで観察して学んだことの意味が形をとって現れるまでには何年もかかった。「ウェイファインディングは、あからさまに話されるたぐいのものではありません。サーミの現地調査をしていたときには、ウェイファインディングのことはまったく考えていませんでした」とインゴルドは話す。「自分の学んだことや、自分がなぜそう考えたのか、なぜ別の考え方をしなかったのかを本当に理解するまでには、何十年もかかったと思います」。インゴルドはその後、空間における移動と居住の方法は人間の存在の重要な一面であり、そうした行動の多様性は、自然、社会、人間の境界をめぐる西洋の根元的な前提に疑問を投げかけていると考えるようになった。インゴルドにとって、ギブソンの『生態学的視覚論』との出会いはまさに啓示だった。ギブソンの理論にしたがえば、知覚は身体における心の作用の結果ではなく、環境のなかにいる生物全体が生み出すものであり、「世界を移動するその生物の探索行動に等しい」。インゴルドにとってこの理論は、生物学的生活と社会における文化的生活とをつなぎあわせるひとつの方法だった。われわれはただそこにある世界と出会う自己完結した個人ではなく、もつれあういくつもの関係に巻き込まれながら、環境のなかで発達していく生物なのだ。空間を移動すると、わたしたちの知識は連続的に調整される。ウェイファインディングという行為は、移動に先立って知識を得ることではなく、インゴルドの表現を借りれば、「移動しながら知識を得ること」なのだ。

最近では、インゴルドは「ウェイファインディング」という言葉を再考し、「ウェイフェアリング (wayfaring)」という言い方を好んでいるという。この用語の見直しは、ナビゲーションや単なる移動という概念から離れて人間の旅路を表現しようとする試みだ。「AからBへ行くという考え方から脱却したかった。ウェイフェアリングは、ふたつの言葉の組みあわせです。「ウェイ (道)」は生き方、つまり人生を進める道のようなものを意味します」とインゴルドは説明した。「英語の『フェア (やっていく)』は素敵な単語です。『ハウ・アー・ユー・フェアリング (How are you faring?)』と言えば、『最近どう?』という意味になります」

世界の構造の各要素がそれぞれに相応する精神の構造に地図としてコピーされ、その地図がつねに更新されているとする考え方は、インゴルドに言わせればナンセンス以外のなにものでもない。そうした考え方は、インゴルドがサーミの郷里 (「行き来の多い、きわめて多彩な地域で、移動する者の周囲でつねに形を変えると同時に、移動者の動きがその形成に寄与している」）などで目にした、景色のなかを移動して道を見つけるときの絶えず変化する複雑さとそれに関わるスキルを説明できないし、地図がそもそも文化的な発明品であるという点で、理論としても不十分だ。地図作成というおおいなる神話では、地図はどのような視点からも独立しており、見る者がどこに立っていようが等しく有効であるとされている。だが実際には、地図を見る人はつねに特定の視点に立ち、情報に優先順位をつけ、縮尺を選択している。インゴルドもそうした神話に反論し、地図という比喩を認知の領域にまで拡張すると、ナビゲーターの知恵や実践的感覚を無視することになると主張している。それでは土地と伝統、場所と文化、環境のなかでの行為者の体験と伝承的な知識が切り離されてしまうとインゴルドは言う。それはつまり、別の言い方をすれば、たいていの人が実際に世界を体験するときには地図の形をとらないということだ。

インゴルドは、ウェイファインディングの際に行なわれる地図化《マッピング》と、地図作成者が実体のある地図をつくる地図作成《マップメイキング》とを区別している。地図化《マッピング》は、身体的な動きの体験を記憶し、それを再現する行為だ。それは一種の実演であり、たとえばストーリーテリングと同じたぐいのものだ。それに対して、インゴルドが『環境の知覚（*The Perception of the Environment*）』のなかで指摘しているように、地図作成者《マップメイカー》はまったく移動する必要がない。

それどころか、みずからが苦労して描こうとしている地域のなにがしかを、なんであれまったく体験していない可能性もある。地図作成者の仕事はむしろ、提供される情報——全体から特定の状況がすでに刈りとられたもの——を、現場から離れたところで、ひとつのわかりやすい空間表象にまとめることにある。言うまでもないことだが、認知地図説の支持者がそれとまったく同じタスクを、感覚というデータをもとに動作する精神に割り当てているのは偶然の一致ではない。

インゴルドはウェイファインディングを回想の行為と表現している。それは音楽作品を思い出すのに似ている。音楽の演奏と同じように、ウェイファインディングも本質的に時間と結びついた特性を備えている。「経路は、音楽のメロディと同じように、空間のなかで展開されるのではなく、時間の経過とともに進むものです」。その表現は、ハワード・アイヘンバウムによるナビゲーションの説明とそれほどかけ離れていないような気がした。アイヘンバウムはナビゲーションについて、海馬のネットワークが「出来事の順序とその発生場所により定義されるエピソードの記憶として、空間を移動する行程を」コード化することだと説明していた。

実践的熟達説と心的地図説をめぐる議論は、なぜこれほど大きな対立を生んでいるのか? わたしはインゴルドにそう尋ねた。「一方の陣営の支持者が他方の陣営の人と接触することが、ほとんどできないんです」とインゴルドは嘆いた。「熱のこもった論争では、それなりの合意点を見いだし、討論のお膳立てをする必要があります。ところが、わたしの見るかぎり、認知地図の支持者は自分たちだけの世界にいます。この問題は突きつめれば、そもそも空間とは何を意味するかに行き着きます。わたしの考えでは、空間とは、きわめて多くの物語が存在しうる可能性を意味していると思います。音楽と同じです。空間とは、多くの物語が同時に進行する同時性のことなのです」

わたしはウィドロックにも同じ質問をぶつけた。「インゴルドの視点を、西洋的な視点を修正するものとしてとらえることは重要です」とウィドロックは話した。西洋的な視点では、あらゆる空間知識を地図になぞらえて扱う傾向がある。「しかし、重要なポイントは、人間が複数の視点を切り替えられるということだと思います。サン族やほかの民族もそうしている。一歩下がって、別の思考様式で考えて理論を立てることができます。進化的に見れば、まったく異なる視点を操る能力は、人類独特のスキルです。サン族が追跡するときには、知覚の流れをたどり、環境のなかにあるものをピックアップする。その一方で、その場で複数の仮説を比較し、推論的で客観的な思考も実践しているのです」

ウィドロックの指摘は、人間のナビゲーションだけでなく、知能そのものを理解するうえでも重要なのではないだろうか。もしかしたら、思考様式の柔軟性——さまざまな視点、身体化された体験、抽象化——こそが、わたしたち人類を独特な存在にしているのかもしれない。そして、経験にもとづく思考、推論、理論化をこなす人類の能力は、わたしたちが思っているよりもはるかに古いのかもしれない。

PART Ⅲ オセアニア

第12章 人類最古の科学

ハーバード流の経験主義

西洋版の歴史では、科学の起源は古代ギリシャの自然哲学者たちがなした仕事にあるとされる。彼らの合理的探求の松明はコペルニクス、ガリレオ、デカルトに受け継がれ、科学革命に火をつけた。古代ギリシャ人とその後継者たちは、科学的思考を可能にする生得的な能力、知識の獲得に対する渇望、世界のすべてを理解したいという欲求を備えていたと言われる。この通説によれば、そうした天才たちは知性と勇気ゆえに、迷信や神話を超越できたのだという。現代でも、別の文化の科学への貢献を認める科学史研究者はいるものの、科学はまぎれもなく西洋のものだとする古典的なストーリーが依然として残っている。それ以外の文化も、現代化して科学的になることは可能だが、科学を発明したのは西洋だけだとする考え方だ。

だが、科学が発明されたのが２５００年前ではなく、数十万年前だったらどうだろうか？　そして、ナビゲーションの実践がそれに関係しているとしたら？　１９９０年、カラハリ砂漠のサン族としばしば旅をした南アフリカの白人ルイス・リーベンバーグが、『追跡の技（*The Art of Tracking*）』と題した本を出版した。リーベンバーグはそのなかで、追跡を「最古の科学」と呼んでいる。リーベンバーグによれば、みずからの理論モデルと確固たるデータを組みあわせて粒子の挙動をめぐる正確な仮説を立てようとする21世紀の物理学者は、地面に残る跡を読んだり天候を観察したりして狩りを成功させていた狩猟採集民とそれほどかけ離れているわけではなく、その両者の知的能力にはわずかな差しかないという。「（追跡は）現代的な知能を持つ最初期の解剖学的現生人類が実践していた、最初の創造的科学であったのだろう」とリーベンバーグは書いている。「痕跡と徴候を解釈する能力を有利にする自然選択が、科学的知能の進化において重要な役割を果たした可能性がある」。ハーバード大学で人類進化生物学を研究するリーベンバーグは、次のように書いている。

（追跡者は）作業仮説を立てなければならない。その枠組みのなかで、足跡の証拠を仮説上の前提により補強する。仮説上の前提は、動物の行動に関するみずからの知識だけでなく、新たな問題を解決して新たな情報を発見する創造的能力にも頼っている。作業仮説は、動物の行動、動きの速さ、動物がそこにいる時期、その時間に動物がいる可能性のある場所を再現するものと言えるだろう。そうした作業仮説により、追跡者は動物の動きを予測することができる。新たな情報が得られたら、作業仮説を修正し、より適切な形で動物の行動を再現する。したがって、動物の行動の予期と予測には、問題解決、新たな仮説の構築、新たな情報の発見という継続的なプロセスが関与している。

太古の追跡者と現代の物理学者のあいだにある否定しようのない違いは、スケールの大きさだ。リーベンバーグの指摘によれば、追跡者の知識は個人の観察に限定され、その知識は口承により伝えられて共有されるのに対し、現代の科学者は、図書館や組織、データベース、さらにはコンピューターや衛星などの装置が手の届く情報の範囲を広げているおかげで、膨大な知識の集合体にほぼ即座にアクセスできる。だが、その違いは知能的なものではなく、むしろ技術的・社会的なものだとリーベンバーグは考えている。「現代の科学者は、追跡者よりもはるかに多くのことを知っているかもしれない。だが、彼/彼女が知的な狩猟採集民よりも自然をよく理解しているとは、必ずしも言えない」

わたしはこの説をきわめて過激だと感じた。だが、リーベンバーグの見解によれば、筋道の通った科学的思考の起源は古代ギリシャではなく狩猟採集民族にあると考えれば、人類進化の研究者を悩ませる謎を解決できるという——過去1万年で技術と社会が大きく進歩してきたにもかかわらず、なぜヒトの脳ははるか昔に拡大を止めたのか、という謎だ。人類の脳は過去数百万年のあいだに大きさと神経系の複雑さをともに進化させ、数十万年前に頂点に達した。ところがその後、脳の成長は止まった。この歴史的なパラドックスを解消する方法のひとつが、リーベンバーグに言わせれば、「現生人類の特徴を完全に備えた最初の狩猟採集民族の少なくとも一部は科学的思考能力を持ち、現代科学で必要とされる知能は、少なくとも狩猟採集社会の最も知的な構成員にとっても、その社会で生き延びるための必要条件だった」と想定することだ。

リーベンバーグの説と興味深い形で重なる説を唱える別の研究者の話を聞くために、わたしはハーバード大学を訪ねた。素粒子物理学者のジョン・ヒュースは、伝統的なナビゲーションを実践して学生たちに教えた経験から、ナビゲーションとそれに必要な認知能力には、人類による科学の発明が大きく関係していると考えるようになった。ある月曜の朝、わたしはアムトラック〔全米を結ぶ旅客鉄道〕の列車に乗り、ヒュースの受け持つ講座「物理的宇宙の科学26（SPU：26）」がはじまる直前にキャンパスに到着した。庭を横切って大学の科学センターへ行くと、そこにはまだボストンの記録的な冬の嵐が残した巨礫サイズの氷の塊がいくつも転がっていたが、風にそよぐ木々の枝先は新芽をいっぱいにつけていた。わたしは科学センターの回転ドアを抜け、たむろする学部生たちの脇を通ってホールDへ入った。緑の布張り椅子が並び、色褪せた紫のカーペットが敷かれた時代物の講堂だ。最後方の椅子に座ると、さまざまな小道具や科学的がらくたに囲まれて書見台の前に立つヒュースが目に入った。年季の入ったハイキングシューズを履き、ボタンを上までとめたシャツの袖を肘までまくり上げたヒュースは、自身の名声を軽々と背負っているように見えた。

ヒュースはスイスのジュネーブにある欧州原子核研究機構（CERN）研究所で初期プロジェクトのリーダーを務めていた。CERNは当時、長さ27キロメートルの地下粒子加速器、大型ハドロン衝突型加速器（LHC）の開発にとりかかっていた。ヒュースが力を注いでいたのが、科学装置の歴史で最大級かつ最も複雑と称される陽子衝突検出器、アトラス実験装置だった。ヒュースは3000人の科学者仲間とともにアトラス装置の開発と運用に関わり、光速に近い速度でLHC

のなかを移動する高エネルギー陽子が生み出す、途方に暮れるほど大量のデータ（毎秒10万枚のCDをいっぱいにするほどの量）の分析に貢献した。LHCはビッグバン・マシンと呼ばれることもある。というのも、開発当初からの目標のひとつとして、謎に満ちたヒッグス粒子の発見を掲げていたからだ。ヒッグス粒子は宇宙に偏在するとされる理論上の粒子で、宇宙のはじまり、すなわちビッグバンを解明する手がかりになる可能性があるとされている。２０１２年、ヒュースがほかの科学者たちと共同で実施したアトラス実験などのデータから、ヒッグス粒子の存在が突き止められた。この発見を、「物質をめぐる人類の理解の新境地」と表現した人は多い。今後のアトラス実験では、質量の起源、空間のさらなる次元、ブラックホールといった謎の解明や暗黒物質の証拠の探索に重点が置かれることになりそうだ。「ヒッグス粒子の発見は、まさに最高の瞬間でした。同時に、物理学が未知の領域に入った出発点でもあります」とヒュースはのちにわたしに語った。「われわれはいま、未踏の地に突入したのです」

わたしの興味を引いたのは、ヒュースがいったいどういう経緯から、計器の助けを借りない伝統的ナビゲーションを大学の講座で教え、最終的に『道探しの失われた技（*The Lost Art of Finding Our Way*）』と題した本の出版にいたったのかということだった。ヒュースはそれについて、こんな話をしてくれた。２００３年8月、ヒュースはメイン州クランベリー諸島でシーカヤックを借りて沖へ漕ぎ出したが、厚い霧が立ち込めてきて、四方の視界が遮られてしまった。見えるのは、真上にある青空の一部だけ。ヒュースはパドル（櫂）以外の備えを何もしていなかった。コンパスも携帯電話も地図もなく、物資もなかった。パニックになるのを避けようと、無理やり周囲に注意を向け、風と波のうねりの方向に注目した。浜辺で砕ける波の音がどこからか聞こえた。頭のなかに入っている曖昧な海岸線の図から、そちらが北西にちがいないと考えた。ヒュースは時間の経過を追い、自分の想像する現在位置をもとに進んだ距離を心の目で判断しようとした。ロブスター漁のためのブイがつくる小さな伴流から、いまは上げ潮であることがわかった。それを道しるべに、ヒュースはどうにか岸までたどり着いた。

この経験は、ヒュースを用心深くさせるには十分だった。2か月後、ケープコッド沖のナンタケット海峡近くでカヤッキングをしたヒュースは、出発前に周囲のエリアをよくよく観察しておいた。その日も霧が立ち込めたが、霧に包まれたヒュースは、風と波の方向を使って定位した。ヒュースには知るよしもないが、ほんの800メートルほど離れたところでは、やはりシーカヤックをしていた若い女性ふたりが同じ霧に巻かれていた。彼女たちは予定どおりに戻らず、沿岸警備隊が捜索活動を開始した。翌日、ひとりの遺体が発見された。もうひとりはついに見つからなかった。ヒュースはこの事故に大きな衝撃を受けた。自分が生き延び、彼女たちが生き延びられなかった最大の理由は、自分が周囲の環境にあるいくつかの手がかりを解釈し、正しい方向を見つけられたからだ。ヒュースはそう推測した。彼女たちは方向を見誤り、沖へ出ていってしまったのかもしれない。

森でも海でも、道に迷ったときに道具なしで生き延びるにはどうすればいいのか。ヒュースはその実用的な情報を集めはじめ、道に迷ったときの人間の行動や世界中のナビゲーションの技に関する論文を熟読した。そのなかで、たびたび驚かされたことがある。シーカヤックのロープの使い方のコツを学ぶグリーンランドの子どもにせよ、動物を追跡するカラハリ砂漠のハンターにせよ、原始的で科学の伝統がないと見なされている文化にきわめて高度な科学体系が存在していて、ナビゲーションの技がそれを証明していたのだ。「そうした文化では、ある種の分類法がつくられ、そのなかでナビゲーションの技が実践されています」とヒュースは話した。「ナビゲーションはいわば、環境を科学的に思考し、整理するためのひとつの方法なんです。それは、人間が科学革命のはるか前から科学的思考を実践してきたことを示しています」。ヒュースの研究は、もともとは実体験で得たきっかけ——ごくごく基本的な知識でさえ、野外で予期せぬ状況に出くわしたときに生き延びる助けになるという学びから出発したものだった。そして、そこから得られた情報を総合的に学生たちに伝えたいとヒュースは考えた。こうして、太陽、星、影、波、潮、海流を読んで道を見つける方法を教え、ポリネシア人、スカンジナビア人、アラビア人、さらには初期の西洋の船乗りたちのナビゲーション文化のさまざまな要素を扱うヒュースの講座「SPU：26」が生まれた。

最後方から眺めるわたしの目の前で、50人ほどの学生がぞろぞろと講堂に入り、ヒュースが講義をはじめた。「ここまでは、さまざまな形をとったナビゲーションについて話してきた」とヒュースは言った。「デッドレコニング、星、太陽、コンパスの使用。今日は、天気について話そう。屋内に入る前に、風がどちらから吹いていたのか、気に留めていた人はいるかな？」

誰も手を挙げない。

「風はどちらから吹いている？　誰かわかる人は？」

「南東？」と男子学生がおずおずと答えた。

「どうしてそう思った？」とヒュースが訊いた。

「風が背中に当たっていたような気がするから……？」

「風は北西から吹いている」とヒュースは言った。「このあたりでは、ビルが渦を巻くような風の流れをつくることがある。だから、風向きを知るいちばんの方法は、上を向いて雲を見ることだ」。ヒュースは黒板いっぱいに走り書きをして、雲の形成、空気密度、風、地形のメカニズムを説明しはじめた。粒子物理学者がハーバード大学の講堂でする講義にしては初歩的すぎると思ったのなら、それはあなただけではない。わたしも同じことを思った。だが、ヒュースが先ほど投げかけた風に関する質問に、わたしは答えられなかった。キャンパスに微風が吹いていたのには気づいていたが、どちらから吹いているかを観察してはいなかった。それはその日にかぎったことではなく、いつもそうだ。なぜなら、その習慣がわたしにはないからだ。わたしの天気の観察方法は、ほとんどの人と変わらない。窓の外を一瞥してセーターが必要かどうかを判断することはあるにしても、天気の予測はスマートフォンやパソコンに頼っている。そこで見る天気予報の正確さは信頼しているが、天候データの解釈に関するわたしの知識を考えれば、そうした予報はゼウスとヘラから伝えられた予言と大差ない。それは、人類学者チャールズ・フレイクが「呪術的思考」と呼ぶものの一例だ。フレイクは呪術的思考の例として、中世の船乗りと現代の船乗りのあいだに見られる潮の理解度の違いを挙げている。現代の西洋社会では、潮について中世よりもはるかに多くのことがわかっている。だが、複雑な数学にもとづく潮汐理論は、現代の航海士個人の理解を超えている。「現代の船乗りは、いかなるレベルであれ、潮汐理論を理解する必要はない。航海のたびに潮汐表を見るだけでいい。潮をひとつのシステムとして考える必要はない」とフレイクは書いている。

「そのため、中世の船乗りではなく、教養があるはずの現代の船乗りのほうこそ、潮に関する『呪術的思考』に陥る傾向がある」

学生の平均年齢がわたしよりも10歳ほど若いことを考えれば、ほかの全員がわたしと同じくらい、場合によってはわたし以上にテクノロジーに依存していると考えてもいいだろう。天気予測をめぐる基本的知識が急速に失われたのはまちがいない。ほんの数世代前には多くの人にとってあたりまえだったスキルが、もはやあまり実践されなくなっている。「われわれの時代には、人々が天気を告げる徴候に目を留めることは、めったにありません」とヒュースはのちにわたしに説明した。「でも、それほど遠くない昔には、天気が旅の命運を握っていた。旅人は運を天に任せるか、でなければ雲や風の徴候を読んで自分で天気を予測するしかありませんでした」

テクノロジーを信奉し、進んでみずからの観察力を放棄しようとする学生たちの姿勢は、昨今の教育にはびこる大きな問題だとヒュースは考えている。学生たちは生物学、化学、地質学——数百年にわたる科学的発見の成果——を学ぶが、その知識をばらばらに取り込むだけで、より大きなひとつの概念的枠組み、すなわち自分自身の直接的な体験のなかに組み込むことはしない。そして、教室内で若者時代を過ごすあいだに、教えられた知識に秘められているはずのより深い意味、ヒュースが「知識の守り手」と呼ぶものを手放してしまう。周囲の環境のなかに個人的な意味や存在意義を見いだす能力を、学生たちは失いつつある。

その傾向がどれほど蔓延し、どれほど深刻なのか。それを示すためにヒュースがよく引きあいに出すのが、ハーバード・スミソニアン天体物理学センター制作の『プライベートな宇宙（*A Private*

Universe)』と題された１９８７年のドキュメンタリーだ。この映像のプロデューサーは、ハーバード大学の卒業式に赴き、教員、卒業生、上級在学生に「夏は暑く、冬は寒いのはなぜか？」と質問した。質問を受けた23人のうち、正しく答えられたのはふたりだけだった。このドキュメンタリーの伝えるメッセージは明らかだ——高い教育を受けた者でさえ、自分の住む環境に関する初歩的な知識を欠いている。なぜ季節は移り変わるのか？　なぜ月の満ち欠けがあるのか？　２００年前なら、どんな田舎の農民でも——たとえ学校へ行ったことがなく、地球が軸を中心に回転していると教わったことがなかったとしても——夏が暑いのは、地球にあたる直射日光が多くなるからだと知っていただろうとヒュースは指摘する。「経験主義は、どんなものであれ、自分がじかに触れられるものから出発する必要があります」とヒュースは言う。「教育の歩みは——特に科学教育は——現実と切り離されてきました。まずは、そこからはじめないといけないと思います」

講堂を埋めるエリート学生に風向きを尋ねるのは、一見すると簡単な質問のようだが、実はそうではない。ヒュースの伝統的ナビゲーション講座で良い成績をとるためには、学生は自分たちの体験のごくごく基礎的な要素を——自分たちの生きる空間と時間を見つめ直さなければならない。現在では、そうした要素はなんらかのものが介在したり、角がとれたりしていることがあまりにも多い。昔からずっとそうだったわけではない。それを痛感させるのが、ヒュースが講義をしている建物の反対の端にある、ハーバード大学の歴史的科学装置コレクションだ。そのコレクションには、望遠鏡、六分儀、コンパス、天球儀など、観測やナビゲーションに使われてきた西洋の数々の装置が収められている。なかには１４００年にまでさかのぼるものもある。そうした道具は、１６３６年の開校当時にハーバードの重要なカリキュラムのひとつだった「自然哲学」に欠かせないものだった。

ナビゲーションの意義をめぐるヒュースの考え方は、数々のカヤック体験を経て進化してきた。ヒュースの講義を受ける学生たちは、自分の知識の穴を埋めたいと願って教室に来ることが多い。いわば、渇きを癒す講座だ。講座が終わるころには、ひと握りの学生が、興奮に満ちた、どことなく神秘的な感想を語るようになる。「この講座を終えようとしているいま、わたしが手に入れたのは、学ぶ力、ただ存在するための力だ」とある学生は書いている。「この講座の核心は、ナビゲーションではなく、わたしたちが生き、進むべき道や自分自身を見つけるための思慮深い方法にある」と別の学生は書いている。「周囲の環境を本当に理解するためには、そのなかに身を浸さなければならない」と書いた学生もいる。

ヒュースの助手のひとりで、物理学を専攻する23歳の大学院生ルイス・バウムによれば、彼ら助手たちも、ときどきそんなふうに話すことがあるという。「哲学的な話をしますね。自分のいまいる場所を知れば、世界のなかでの自分の居場所がわかる、というような」とバウムは話した。「自分の進むべき方向を定められるのは、心強いことです。友人たちを見ていても、そう思います。道を記憶したら、もう注意を払わない人が多いんです」。ヒュースはいま、ナビゲーションの習得が学生たちの孤立感の軽減につながるのではないかと考えている。「(ナビゲーションは)観察したことをしまっておくためのひとつの枠組みです。そして、周囲に対する感覚を否応なく鋭くもする」とヒュースは言う。「その最中には、自分の人生の別の面が開かれる、悟りのような体験をすることもときにあります」。敏感になればなるほど、意識が大きく広がっていく。その意味では、ナビゲーションを学習する効果は、宗教的な世界観の啓示や人生を変える体験とよく似ているのかもしれない。つまり、自分と世界を隔てる壁を薄くしてくれるのだ。

目よりも腹で波をとらえる

２０１５年夏、わたしがハーバード大学の講座を訪ねた数か月後、ヒュースはマーシャル諸島をめぐる３週間の探検旅行に参加した。マーシャル諸島は、鎖のように連なる南太平洋の小さな火山島とサンゴ環礁からなる。この旅には、風と波の力学の専門家でデルフト工科大学教授のヘルブラント・ファン・フレダーと、長年にわたりマーシャル諸島で暮らして研究をしているハワイ大学の人類学者ジョセフ・ゲンズも加わっていた。ヒュースらを招いたのは、マーシャル諸島の伝統的な船乗りたちだ。彼らは科学者たちに、環礁から環礁へ渡る航海に加わり、データや情報を集めてほしいと依頼した。その目的は、波だけを頼りに定位して船を操り、広大な海原を渡る彼らの技術の本質を明らかにすることにあった。マーシャル諸島の船乗りにとって、沖合の反射波と屈折波のパターンは、一種の地図のように機能する。そのパターンは伝統的に「スティックチャート」と呼ばれる海図を使って教えられ、船乗りたちに受け継がれてきた。植物の繊維と貝殻を編んでつくられるスティックチャートは、島々のまわりの波の挙動を直線と曲線で図にしたものだ。１８００年代後半には、欧州の探検家たちがスティックチャートを収集し、故国の博物館へ送った。以来、スティックチャートは欧州の博物館で地図作成の魅力を放ちつづけている。

ヒュースと旅の仲間たちは、マーシャル人の波航法《ウェーブ・パイロッティング》をめぐる積年の疑問の答えを見つけたいと考えていた。ゲンズは波航法について、「考えうるあらゆる方向から来る多数の波で構成される空間場から、（船乗りが）不要物を取り除いた、いわば体験の具現化のようなもの」と説明している。だが、これまでの探索航海では、その仕組みの解明にはいたらなかった。マーシャル諸島の船乗りは、波浪観測用ブイでも検知できないほど弱い反射波の特徴を描写することができた。その一方で、彼らが描写したパターンのなかには、海洋学者の説明する、一般に認められている波の変形の推移と矛盾するように思えるものもあった。マーシャル諸島の船乗りは、極端に複雑なパターンを描く波の挙動をどうやって理解しているのか？　それは科学者を悩ませる難問だった。ましてや、なんの区切りもないように見える海原を渡り、何キロも先のきわめて小さな環礁や島にたどり着けるほどの精度でどうやってその波を「読んで」いる、もしくは感じとっているのかという問題は、謎以外のなにものでもなかった。ヒュースをはじめとする科学者たちのチームは、数々の装置、コンピューター、ＧＰＳ、コンパス、風速計、衛星データで身をかため、一見すると異なるふたつの世界の見方——先住民族の見方と科学者の見方、感覚的な方法と技術的な方法——をつなぐものを見いだすべく、マーシャル諸島へ飛んだ。

　南太平洋では、およそ６５００万平方キロメートルにわたって広がる大海原に無数の小さな島々が点在している。その島々にどのようにして人間が定住したのかという謎は、数百年にわたって世界をとりこにしてきた。ヨーロッパの３倍という途方もなく広大な海に散らばる、針の先のように小さな陸地へつながる道を、人類はどうやって見つけることができたのか？　古くは１５２２年に、歴史家マクシミリアン・トランシルヴァヌスが、太平洋は「あまりに広く、人間の精神ではほとんど理解できない」と書いている。1722年のイースターの日に、ポリネシアの南端にある小さな火山島ラパ・ヌイ〔イースター島の現地語名〕に偶然行き当たったオランダ人探検家ヤーコプ・ロッヘフェーンは、神がほかの人類とは別に彼らを創ったのでなければ、小さなカヌーしか持たない人々がそこで暮らしていることなどありえないと考えた。フランスの探検家ジュリアン・クローゼーは、同じ言語を話す者たちが暮らしていた大陸全体が海に沈み、南太平洋の環礁や島だけが海の上に残ったとする仮説を立てていた。

南太平洋の島々に暮らす人たちにすれば、オセアニアの彼らの存在をめぐるそうした西洋の仮説は、見当違いであるばかりか、しばしば侮辱的なものでもあった。1940年代には、チャールズ・アンドリュー・シャープという名のニュージーランドの歴史学者が、人類が計器を使わずに陸地の見えない海を渡れる距離はせいぜい480キロほどだと主張した。その最大範囲を超えれば、ナビゲーションの誤差が生じて命を落とすことになる。したがって、遠洋の島々に住みついたのは、意図せず流れついた航海者たちだと考えられる。飢饉や紛争から逃れた船乗りが嵐に流されたり、単に針路を外れたりしたのだろう。それがシャープの主張だった。シャープの著書『太古の太平洋航海（*Ancient Voyages of the Pacific*）』では、オセアニアの島民たちは意識的な決断とスキルによってではなく、偶然や事故、もしくは思いがけない神の導きにより、東南アジアから流れついたにちがいないとする説が展開されている。シャープの本が出版されるほんの数年前には、ノルウェー人探検家のトール・ヘイエルダールが有名な実験に乗り出し、同様の説を実証しようと試みた（ただし、太平洋諸島の偶然の定住者の出身地については、ヘイエルダールは南アメリカだと考えていた）。

1947年、6人の仲間とともにペルーから筏船を出したヘイエルダールは、東から西へ吹く卓越風に押されるままに漂流し、121日をかけて南太平洋の陸地にたどり着いた。オセアニア定住を偶然の結果だとするヘイエルダールの仮説は、国際的なベストセラーになった『コン・ティキ号探検記』（河出書房新社）をつうじて世界に知られるようになった。だが、南太平洋の島民は、誰ひとりとしてその説に同意していなかった。人類学者のベン・フィニーは次のように書いている。「実体のある人工の地図を重視する地図作成学の歴史では、オセアニアの航海者たちが島や星、波のうねりを頭のなかでチャート化していることが往々にして無視されてきた」。ハワイの船乗りであるナアレフ・アンソニーは、さらに単刀直入にこう指摘している。「針路を外れて漂流したなどという彼らの話は、すべて嘘だ。あれは意図的なものだった。欧州の誰かが陸地を見失うよりもはるか昔から、われわれは航海をしてきたのだから」

実際のところ、マーシャル諸島に最初に定住したのは、2000年ほど前にソロモン諸島東部から来た人々だった。彼らは星と風を使った定位に加え、島が生む海のうねりや海流の乱れを波航法で感知し、陸地があることを予期していた可能性が高い。やがて、ミクロネシアの島々のあいだでの食物、動物、情報の交換に欠かせなかった長距離航海が下火になり、波航法はおもにマーシャル諸島のふたつの列島で、およそ26万平方キロメートルの範囲に散らばる島々や珊瑚環礁を行き来する航海術として用いられるようになった。波航法の技はそのころに頂点を極めた。ポリネシアの人々は風と星を組みあわせて道を見つける。マーシャル諸島以外のミクロネシア社会では、おもに星が使われる。だが、マーシャル諸島の島民たちは、ほぼ波だけに頼って陸地の方向を推測する。

そして、160キロ以上離れていても陸地を見つけることができる。

人類学者、物理学者、海洋学者をマーシャル諸島に招いて波航法を研究してもらうというアイデアは、コレント船長として知られるコレント・ジョエルが思いついたものだ。クワジェリン環礁出身で、マーシャル諸島に残された数少ない伝統的な航海術の実践者のひとりでもあるジョエルの狙いは、マーシャル諸島の航海術の裏にある知識の妥当性を西洋の科学者たちに認めさせ、さらにはその技の評判を高めて次世代に伝えていく手助けをしてもらうことにあった。ゲンズによれば、ジョエルが特に情熱を傾けていたのは、波の動き方を表すコンピューター・シミュレーションを作成し、自身の能力を補強すると同時に、その後に続く世代を教育することだったという。そのミッションは切迫していた。数百年にわたってマーシャル諸島の先住民に伝わってきた航海の知識と技は、植民地支配により蝕まれてきた。まずはドイツ人、次いで日本人、その後は米国人が、新たな経済と技術、宣教師、そして病気という形をとった社会崩壊をもたらした。ドイツ人と日本人は航海を例外なく禁じた。支配体制や貿易会社に危険をもたらし、自分たちを脅かすおそれがあると考えたからだ。1910年までには、〈イルージ〉と呼ばれるマーシャル諸島の首長のほぼ全員が、伝統的なカヌーのかわりに欧州式の船を使うようになっていた。影響を受けたのは航海術だけではない。医療から織物、口承文芸、詠唱、歌にいたるまで、さまざまな知識システムも消滅した。

さらに、そのすべてを経たあとに、マーシャル諸島はゲンズいわく「20世紀最悪の暴力の歴史」を経験した。太平洋戦争が空襲と飢えを招き、戦争が終わると今度は、列島の北端に位置するビキニ環礁とエニウェトク環礁で米軍が12年にわたって核実験を行なったのだ。その12年のあいだに、67発の核爆弾と熱核爆弾が爆発した。そのうちのひとつ、「キャッスル・ブラボー」と名づけられた核爆弾は、広島と長崎に落とされた原爆の1000倍にのぼる規模の爆発を引き起こした。1954年3月1日に実施されたキャッスル・ブラボーの実験では、近くにあった三つの島が跡形もなく消え去った。さらに、数百キロ離れたところに位置し、住民が避難していなかったロンゲラップ環礁は放射性降下物に襲われた。ロンゲラップの住民は一昼夜にわたって雪のような灰を浴び、重度の火傷を含む放射線障害の症状を見せはじめた。住民は数日後にようやく避難したが、危険な状態が続いているにもかかわらず、米国の「安全宣言」を受けて1957年に帰島した。300人ほどの住民は1985年に自主避難し、故郷を永遠にあとにした。その多くは爆発を生き延びたものの、甲状腺がんを患っていた。

核実験の悪夢に襲われる前のロンゲラップ環礁には、マーシャル諸島で唯一の航海術を教える学校があった。近くの環礁から集まった生徒たちは、そこで正式なトレーニングを受けていた。年長者たちによる訓練の際に、現実にある環礁のモデルを使って波のうねりや海流に環礁が与える影響を教えるのに役立ったからだ。生徒たちはまずスティックチャートを覚え、そのあとはカヌーに乗って漂いながら珊瑚礁の波を感じとる。トレーニングの最後には、長きにわたって航海術の知識の伝播と継承を厳格に統制してきたマーシャル諸島の伝統にのっとり、航法師の称号を得るための試験を受ける。最終試験では、生徒たちは学んだことを応用し、特定の環礁へ渡る数日間の航海に出る。そのとき、生徒たちは〈ルプルプ・ジョクル〉と呼ばれるものを経験する。これは「カメの甲羅を割り開く」を意味する一種の知的プロセスで、このとき生徒たちの頭は知識でいっぱいに満たされる。そのすべてが、キャッスル・ブラボーにより失われた。「1954年のブラボー実験により、ロンゲラップ、ロンゲリック、アイリンギナの各環礁を襲った甚大な放射性降下物の物理的および社会的影響は、航海術を学ぶ若い世代への航海知識の伝承を実質的に終わらせた」とゲンズは書いている。

コレント・ジョエルは、航海術を学ぶ生徒のひとりだった。ジョエルはゲンズに次のように話した。

爆発の光を見たとき、家のなかで立ちあがって、下を向いた。とても明るかった。それが何かはわからなかったが、とても大きな月だと思った。わあ、すごく明るい、と思った。煙も見えたが、そのときは雲だと思っていた。とても大きな雲。クワジェリンからビキニまでは、190キロほどしかない。だから、あの雲が見えた。本当に大きな雲だった。女たちはそこにいた。母はイバイ島にいたが、母の妹の子どもたちは全員そこにいて、火傷を負った。わたしの祖父母も火傷した。みながそこで……年長の航海術の師匠たちは、全員がロンゲラップの出身だった。そのうちの何人かは死んで、何人かはそのまま残った……年長の師匠たちのうち、半分が死んだ。彼らはとても年をとっていた。何人かは60代、何人かは70代だった。わたしが会ったとき、彼らは汚染された水で入浴していた。ロンゲラップの住民は、航海を習う場所へ行くのをやめてしまった。そこにはもう、人が住んでいないからだ……あの島に残っていられたら、カヌーづくりなどの、たくさんのことを学んでいたはずだった。

学校がなくなり、航法師の称号を授かることはかなわなくなったが、ジョエルはそのあとも祖父からじかに学びつづけ、伝統的な航海術を実践する数少ない人々のひとりとして、その後の数十年にわたってどうにか伝統を守ってきた。２００３年、称号を受けた最後の航法師が世を去ったときに、ジョエルは新世代に技を教える方法を見つけなければならないと悟った。

マーシャル諸島共和国の首都マジュロに到着したヒュースたちの一団は、ビキニ環礁出身でジョエルの教え子のひとりであるアルソン・ケレンに出迎えられた。ケレンはワーン・アエロン・イン・マジェル（ＷＡＭ）の校長でもある。「マーシャル諸島のカヌー」を意味するＷＡＭは、マーシャル諸島の若者たちに航海術を伝える最後にして最大の希望として生まれた職業訓練学校だ。ケレンとジョエルは長年にわたって〈イルージ〉たちとの交渉を重ね、親族以外への航海術の知識の伝播を厳格に禁じる伝統を尊重しながら、伝統の消滅が危ぶまれる若い世代にカヌーの建造や航海術を教えられるようにした。ふたりはマーシャル諸島の航海術の保存と伝播を使命ととらえ、造船学校や航海学校と共同でオセアニア全域を船でめぐり、ＷＡＭへの出資を募り、学術界や科学者とコミュニケーションをとってきた（その復興プロジェクトの初期に、ふたりは米国の人類学者ベン・フィニーを仲間に加えた。フィニーは１９７０年代にポリネシア航海協会を創設し、ハワイでの伝統的ナビゲーション復興運動の火つけ役のひとりとなった）。ケレンはカヌーについて、ＷＡＭの若者たちに文化のすべて――彫刻、言語、歌、スティックチャート、そして航海術――を教えるための媒体だと語っている。「われわれはカヌーレースをはじめました。環礁の町長という町長に話をもちかけ、選りすぐりの選手を派遣してほしいと頼みました」とケレンは話した。「誰も負けたくはありません。おかげで、カヌーの知識が広まったんです」

6月22日の日没どき、ヒュースら探検隊はそれぞれ異なる2艘の船でマジュロから出航した——1艘は〈ワラプ〉と呼ばれる伝統的なアウトリガーカヌー〔船体に浮きのついたカヌー〕、もう1艘は追跡のための船だ。目的地はおよそ96キロ北のアウル。そこまで物資を運んで数日を過ごしたら、また帰路につく予定になっていた。波航法の場合、目のいたずらに引っかかりやすい昼よりも夜のほうが航海しやすい。波を感じとるためには、目で見るよりも、船に寝転がって腹で感じるほうが効果的だ。ケレンは波航法について、「感覚でもあり、頭のなかのイメージでもある。自分がどこへ向かっているのかを、絵のように思い描く」と説明している。「海流とうねりから、道を感じとるんです。マーシャル人の腹が出ている理由は、いつも冗談のネタになります——われわれは腹を使って航海するから、ってね」。だが、アウルに向かううちに、状況の厳しさが明らかになった。海は絶えず波立ち、膨らんでは縮むうねりと風は混沌としていた。ヒュースたちは船酔いした。ケレンでさえ、不要な情報をふるい落とし、いちばん強いうねりを見つけ出して進むべき方向を推測するのは難しいと感じた。それでも、アウルの南東の端から25キロほどの沖合にいる時点で、ケレンはどうにか方向を正確に計算した。おかげで、きわめて狭い環礁の切れ目をうまく通過し、危険な航程をくぐり抜けることができた。

復路はそれよりも楽で、科学者たちは往路よりも多くのデータを集めた。貿易風によるうねりは、つねに東から来ているようだった。ケレンは船を西に押し流す海流を感じとった。夜のあいだ、ヒュースはカヌー船尾の中央に寝転がり、船の動きに神経を集中させ、3回連続する横揺れのあとに北方向への縦揺れ1回が続くパターンを感じとった。自分はいま、この観察に命を預けているのだ。ヒュースはそんなことを思いながらメモをとった。自分の感じとったパターンは、〈ディレプ〉と呼ばれるものかもしれないとヒュースは考えた。「背骨」を意味する〈ディレプ〉は、ふたつの島を結ぶ線を生み出すの謎めいた波動パターン経路を指す言葉だ。マーシャル諸島の航法師は、目的地の島から発せられる特徴的な波動パターンを身体で感じとり、環礁から隣の環礁へとつながる〈ディレプ〉をたどることができる。ゲンズの指摘によれば、〈ディレプ〉は航法師の最高峰の技だが、「われわれの科学的見地からでは、この特徴的な波の連なりが、島の両側ではなく、島と島を結ぶ直進航路上に形成される理由は説明できない」という。

ヒュースはマーシャル諸島に滞在した3週間のほとんどを、ホテルの部屋で海図を徹底的に調べながら、アウルへの旅で集めたデータを検証して過ごした。ヒュースはその過程で、ほとんどの航海がラティックとラリックという2本の列島に沿っていることに気づいた。この列島はいずれも、南東から北西に走る軸に沿って連なっている。「貿易風がこのふたつの列島にぶつかり、独特の波紋を生んでいる可能性もあると思います。〈ディレプ〉は、貿易風が生むうねりと波に対して垂直にたどっていける、環礁と環礁を結ぶ道なのかもしれません」とヒュースは言う。ヒュースが思いついたのは、カヌーのサイズが波から短い波長を取り除くはたらきをしている可能性だ。カヌーの底に寝転ぶことで、波の感触から情報を集め、そうして見つけた航路をたどって長距離を移動しているのではないか。〈ディレプ〉は実際の波のうねりよりも、旅人たちの乗る船の独特な動きに関係しているのかもしれない。これはひとつの仮説にすぎないが、ヒュースはいずれまた検証してみようと考えている。

ヒュースたちのアウルへの航海から2年後、わたしはまたハーバード大学を訪ねた。そこではケレン、ゲンズ、ファン・フレダーが一堂に会し、最初の所見を発表する論文の計画を話しあっていた。両腕と首をタトゥーで覆ったケレンが、WAMの生徒たちの話をしてくれた。生徒たちの一部は、上級木工や起業といった課程の修了証とともに、まもなく卒業しようとしていた。ケレンにとって、このハーバードでの会合は、果ての見えない旅のひとつの停留所にすぎない。ケレンは南太平洋の内外を飛びまわりながら、マーシャル諸島のウェイファインディングの技を保存し、オセアニア全域の航海術の保存に貢献するべく、人と情報を結びつけている。ファン・フレダーは、アウルへの航海の状況を再現したコンピューターモデルを持参していた。そのモデルは、風とうねりが実際に東から来ていたことを示していた――だが、北から来るうねりの存在も示唆されていた。つまり、ヒュースの観察が裏づけられたということだ。もしかしたら彼らは、〈ディレプ〉と海洋学におけるその重要性の解明に一歩近づいたのかもしれない。ファン・フレダーはこう話している。「わたしたちはコンピューターモデルを使っていますが、その知識はまだ不完全です。再現を試みてはいるものの、どれも単純化されたものです。航法師の知識から学べることはたくさんあります」

この科学者と航法師の協力は、次世代のマーシャル諸島の航法師たちの利益にもなるはずだ。ハーバードでの会合の6か月前、ジョエルは糖尿病と感染症の併発により死去した。伝統的ウェイファインディングの系譜が薄れつつあるいま、伝統的ナビゲーションの技を説明する科学的情報が体系化されれば、若いマーシャル人たちがその技を身につけられるかもしれない。しかし、そうした協力にはリスクもある。現代的なものとの接触の歴史のなかで、マーシャル人はすでにあまりにも多くを失ってきた。言語、伝統、健康、そして故郷。繰り返される接触の歴史に連なる今回の新たな接触により、その目的がどれほど善意にあふれていても、彼らは何かを失うことになるのではないか？　ヒュースはそれを懸念している。波航法を科学的に解明すれば、将来その知識を教えられるかもしれない。だが、その教育は、厳しい訓練、経験、鋭い感覚の研鑽をつうじて伝授されてきた伝統的な形とはまったく違うものになるだろう。「海流があるとどうしてわかるのかとアルソン（・ケレン）に訊くと、彼はただ『感じるんだ』としか言いません」とヒュースは話す。「マーシャル人に科学を教えるべきなのでしょうか？　慎重になる必要があるでしょう」。だが、ジョエルならその意見に反対しただろうとゲンズはわたしに言った。波のコンピューター・シミュレーションを作成するために科学者たちを率先して呼び寄せ、伝統的な考え方と科学的知見を融合させてマーシャル諸島のコミュニティをより良いものにするというビジョンを膨らませたのは、ほかならぬジョエルだった。それは譲歩ではなく、ひとつの目標のために技術と情報を選択的に利用する主体的な行動だ。昔と変わらぬ〈ルプルプ・ジョクル〉を未来の世代に経験させ、彼らの頭を海の知識でいっぱいに満たす。それがジョエルの追い求めていた目標だった。

第13章 オセアニアの宇宙飛行士たち

ホクレア号と『モアナと伝説の海』

マンハッタンの南端の沖合に、ネイティブアメリカンのレナペ族がかつて栗やオークの木から堅果を集めていた島がある。その島はいま、ガバナーズ島と呼ばれている。ある夏の日、わたしは2歳の息子を連れてガバナーズ島行きのフェリーに乗り込み、ホクレア号を見送る数百人のハワイ人たちの仲間に加わった。ホクレア号はポリネシアの双胴型カヌーで、85の港、26の国をめぐるおよそ7万5000キロにわたる航海の終盤を迎えていた。その航海では、はじめから終わりまで、西洋の計器や地図、海図はいっさい使われない。この世界一周航海の目的は、世界の人々、とりわけ南太平洋の人々にとって気候変動が切迫した問題になっているこの時代に、ハワイ語で「地球を大切に」を意味する〈マラマ・ホヌア〉の意識を広めることにある。1970年代はじめにこのカヌーを建造したポリネシア航海協会は、この航海を「大小の物語をつなぎあわせたレイをつくり、人々をひとつにする行為」と表現している。

それよりもはるかに過激な言葉でホクレア号の使命が説明されるのを、わたしはその数日前に開かれたとある会議で耳にしていた。それによれば、この航海は、現在とは違う路線の人類の未来を体現する先住民族の知識、言語、土地に根ざした技の復興をめざす世界的な運動だという。オセアニアは世界でも有数の豊かで複雑、かつ美しい航海の伝統を生み出してきた。その多くは、欧州人との最初の接触後に失われてしまった。マーシャル諸島と同様、植民地政府はたびたび島と島の行き来を禁止し、先住民たちにナビゲーション装置の使用を強いることさえあった。イギリスはキリバスとフィジーでそれをした。フランスが支配したタヒチとマルケサス諸島では、コンパスを使わない航海が法で禁じられた。ハワイでは、伝統的なカヌーと航海術が数百年で完全に姿を消した。だが、カロリン諸島などの一部の地域では、独自の航海の伝統が20世紀までどうにか守られていた。現在では、伝統的な航海術は文化エンパワーメントの中心になっている。映画制作者でホクレア号のクルーでもあるナアレフ・アンソニーによれば、オセアニアの祖先たちの教えは実質的に、先住民族の復興と自決を導く指針になっているという。「変化や破壊的創造や復興を起こしたいのなら、カヌーの上で行なわれていることに注目するといい。カヌーの上では、毎日のようにそれが実践されています。航法師は1日に6000もの決断を下しているとも言われます。どの方角か？　速度は？　距離は？　帆を開くのか、畳むのか？　乗組員の誰かが体調を崩していないか？　彼らが下す6000回の決断が、変化を起こします。正しい方向にむかう、好ましい変化です。破壊的創造を引き起こし、あらゆることの軌跡を変えたいのなら、毎日の決断を積み重ねればいい」。アンソニーはオセアニアの最初の航海者たちを「われらが祖先の宇宙飛行士たち」と呼んでいる。

「彼らはこの地球の探検家です。そして、島で持続可能な生活を営むための科学を熟知していました。わたしたちはその土着の知恵を復興し、祖先と同じ方法で航海しようとしています。これまでに、文化的な誇り、アイデンティティ、場所とのつながりを呼び覚ましてきました」

アメリカ先住民を研究するミネソタ大学教授で、グアム出身の伝統的な航法師でもあるヴィセンテ・ディアスも、ホクレア号のような伝統的カヌーの建造とそれによるオセアニア全域での航海を、オセアニアの脱植民地化の重要な要素であり、民族自決を求める先住民族の闘いを象徴するものだと説明している。だが、そうした闘いは、いずれ体制に取り込まれるおそれもあるとディアスは警告している。「ニューヨークでのホクレア号の歓迎は、心配の種《たね》ととらえるべきです」と彼は聴衆に訴えた。「伝統的な航海術の大きな可能性は祝うに値するものですが、先住民族復興運動のあらゆる局面で生じる政治的闘争を避けるわけにはいきません」。言いかえれば、ホクレア号は権利を奪われた者たちが権力を掌握するためのひとつの手段であり、その存在は南太平洋にいまだ残される植民地支配の政策や遺産を脅かしているということだ。

ディアスは2016年の講演で、いずれ公開される予定のジェームズ・キャメロン監督の『アバター』――先住民を救う白人の救世主という陳腐なテーマを都合よく利用した映画――の続編が、西太平洋に位置するマリアナ海溝の最深部に潜水したキャメロンの経験から発想を得ていることを指摘した。キャメロンは古くさい「新帝国主義者の征服の夢」を再生産しているにすぎない、とディアスは言う。さらに、ディズニー・コーポレーションが『モアナと伝説の海』の公開を間近に控えていることにも触れた。2000年前のオセアニアを舞台にしたこの映画では、16歳くらいの少女が冒険に乗り出し、そのなかで伝統的な航海術とナビゲーションの技を身につけていく。「この映画の公開を危惧しています」とディアスは語った。「この映画の裏に存在する、あまりにも巨大で緻密なマーケティング機構の力により、いずれこの映画が物語の主流になってしまうでしょう」。ディズニーが太平洋地域の精神性と文化を世界の観客に提示し、数億ドルの興行収入を得るであろう（実際にそうなった）状況に、ディアスはいらだちを感じていた。『モアナ』に見られる伝統的ウェイファインディングのロマンチックかつ神秘的な解釈は、太平洋の航海術の「科学と技術」をめぐる文化的な特異性と歴史を消し去るものだと彼は考えている。

さらに言えば、ホクレア号が建造されたのは、南太平洋をめぐる偽りの物語——具体的には、最初の定住者がオセアニアに到達した経緯をめぐる誤った説に対抗するためだった。『コン・ティキ号探検記』では、南太平洋諸島の定住者たちが西洋の材料技術を欠いていたことを根拠に、意図的な航海で大海原を渡ったはずがないと主張されていた。1960年代になってようやく、学者たちは南太平洋の伝統的ウェイファインディングの記録や研究を開始し、マーシャル諸島やカロリン諸島などでそうした伝統がいまも実践されていることを認識するようになった。そうした学者のひとりがベン・フィニーであり、ニュージーランドの医師で、のちにオーストラリア西部砂漠のアボリジナルが実践する高度なナビゲーションの解明をめざしてオーストラリアへ赴いたデイヴィッド・ルイスだった。フィニーとルイスは、オセアニアの最初の入植が偶然だったはずがないと確信していた。その考えを裏づけていたのが、人類学者トーマス・グラッドウィンの研究だ。グラッドウィンはイギリスの行政官として、ミクロネシアのカロリン諸島に赴任した経験を持っていた。

1967年、グラッドウィンはカロリン諸島のプルワット環礁を再訪し、計器を使わないウェイファインディングを教える講座を受けた。グラッドウィンが特に関心を持ったのが、欧州の実用的知識の体系から完全に外れたところにいる人たちの「思考プロセス」だった。「先住民」の知識の総体を突き止め、記録し、分析することができれば、人間の認知プロセス、さらには西洋社会における下流階級と上流階級の知性の差とされているものに関して、新たな洞察が得られるのではないかとグラッドウィンは考えた。

プルワット環礁でグラッドウィンが見いだしたのは、航海が人生のそもそもの目的と意味の核をなしている文化だった。機械化やモーターボートに対する彼らの猜疑心は強く、「若い男性のほぼ全員が、航法師になるという野心をいまだに抱いているようだ」とグラッドウィンは書いている。子どもは4歳か5歳で最初の航海に連れ出される。船乗りたちは、プルワットに無数にある8メートルほどの帆走カヌーに乗り、能力の試される即席の旅に出ることにおおいなる喜びを感じていた。「その場の勢いで航海の計画が立てられることもしばしばで、ピケロト島への長距離航海が長い宴会から生まれることとさえある。『ピケロトへ行くつもりだ。誰か一緒に行くか?』という具合に」とグラッドウィンは描写している。グラッドウィンは16か月の期間に、73回にのぼる島から島への航海を記録した。最も頻繁だったのが、およそ210キロ離れたサタワル環礁までの航海だ。1970年には、70年にわたって途絶えていた720キロに及ぶ航海が「再開」された。その航海では、船長が口頭で航路を伝えられ、サイパンまでたどり着いたという。「そうした海に対するあふれんばかりの熱意を見れば、別の島へ渡ること自体が目的の大部分を占めていることは明らかだ」とグラッドウィンは『東は大きな鳥（*East Is a Big Bird*）』に書いている。プルワット島民がキリスト教に改宗し、カロリン諸島に客船が来るようになってからも、島民たちの航海の意欲と情熱は弱まるどころか強くなっているように見えた。彼らはカヌーでの航海に並々ならぬ情熱を抱いていた。好みの煙草を手に入れるためだけに、２４０キロ離れたトラック諸島（現チューク諸島）への航海に乗り出すこともめずらしくなかったほどだ。

エタック

グラッドウィンによれば、車を運転する西洋人がしばしば自宅を大きな道路地図上の一地点と見なすように、プルワット島民は自分たちの暮らす島々を、海上の航路の線で結ばれたコミュニティとしてとらえているという。彼らの頭のなかにある心的地図には、あらゆる島と島の空間的関係が描かれている。だが、そうした島々はどれも互いに見えないところにあるため、彼らは「ランドマーク」として波のうねり、動物、珊瑚礁、風、太陽などを使う。なかでも重要なのが星だ。そうした手がかりが歌として表現されていた地域もある。ヴィセンテ・ディアスによれば、彼がプルワットの故ソステニス・エムワルから教わった詠唱は、中央カロリン諸島からグアムを経由してサイパンへといたる航海に関係する生物、星、珊瑚礁、ランドマークのリストで構成されているという。「きちんと歌ってそのとおりに行動するとき、このリストは旅人の記憶を助ける、大昔から受け継がれた由緒正しい地図にほかならない」とディアスは言う。カロリン諸島の航法師たちは、幼いころから、航路を決めるための星の「進路」や「道」を記憶する。この星の道は、ある島の上空で一連の星が出現・没入する水平線上の各地点で構成される。多くの場合、航法師は自分ではいちども行ったことのない島の星の道も知っている。グラッドウィンの推計によれば、カロリン諸島の航法師たちは数千キロの範囲に散らばる合計100を超える島の星の進路を記憶し、〈エタック〉と呼ばれるシステムを使って島から島へと正確に航海しているという。「この知識体系は、特に秘密にされているわけではない」とグラッドウィンは書いている。「もっとも、秘密にする必要はほとんどない。きわめて骨の折れる、長期にわたる教えがなければ、覚えられる者はひとりとしていない。したがって、外部の者がときおりの盗み聞きだけで会得することは不可能だ」

〈エタック〉のシステムでは、航法師は参照ポイントとして、ルート上にある任意の島をひとつ選ぶ。この島は実際にあるものでも、想像上のものでもいい。そして、その島の上空にある星の方角をもとに、自分の進んだ距離を判断する。頭上を通過するひとつひとつの星は、移動区間のようなものを構成する。航路上のその区間の数が、1〈エタック〉、2〈エタック〉のように数えられる。〈エタック〉システムは、環境からのインプットではなく、概念化のプロセスを基礎にしているとグラッドウィンは指摘している。〈エタック〉とはつまり、航法師が速度、時間、地理、天文学に関するみずからの知識を総合し、デッドレコニングの能力、すなわち経時的に進行速度を感知して進路と距離を推測する能力の骨組みをつくる手段なのだ。「プロセス全体をつうじて、本当に重要なことはすべて、彼の頭のなかで、もしくは彼の感覚をとおして進行する。実際に彼に見えるもの、感じられるものは、海を進むカヌーの移動と風向き、星の方角だけだ。それ以外のすべてのものは、認知地図に依存している。その地図は、地形を表す文字どおりの地図であると同時に、論理上の地図でもある」とグラッドウィンは書いている。〈エタック〉の理解は一筋縄ではいかない。プルワットの航法師たちは、自分が動いて星に向かうと考えるのではなく、カヌーと星が静止していて、ほかのすべてのもの――海、島々、風――が動いていると想像する。列車に乗って窓の外を眺めていると、すべてのものが通りすぎていくように感じる体験に似ているとグラッドウィンは説明している。

彼が利用するこの周囲の世界の像は、リアルで完璧なものだ。彼の知るすべての島がそのなかにあり、すべての星、とりわけ指針となる星とその出現・没入の位置も含まれている。彼の像のなかでは、星は固定されているため、島々が動いて星の下を通過し、海を進むカヌーの後方に移動する。航法師は島々を目で見ることはできないが、島のある場所を記憶し、その位置と関係を頭のなかにとどめておく方法を身につけている。ある島がどこにあるかと訊けば、彼はすぐに、おそらくはかなり正確に、その場所を指し示すだろう。

グラッドウィンの研究はミクロネシアのひとつの環礁における知識の深さに的を絞ったものだったが、デイヴィッド・ルイスは著書『われら航法師』のなかで、当時まだ実践されていた南太平洋のさまざまな伝統的航海術に共通性を見いだしている。太平洋諸島全体に共通するひとつのシステムが存在していて、プルワットの〈エタック〉であれロンゲラップの波航法であれ、個々の島の技術はそのシステムの一面なのだとルイスは考えていた。1973年、ベン・フィニー、アーティストで歴史家のハーブ・カネ、ハワイのサーファーでカヌー乗りのトミー・ホームズの3人は、カヌーを建造し、伝統的な航海術を使ってハワイからタヒチまで行こうと決意した。南太平洋諸島の人々がかつて、そうした技術を使ってオセアニア全域で航海していたことを証明するためだ。この取り組みは、土着の音楽、芸術、農業、スポーツに対する誇りの復活をめざす「ハワイアン・ルネッサンス」運動が巻き起こるきっかけになった。サム・ロウがホクレア号の歴史を綴った『ハワイキの復活（*Hawaiki Rising*）』によれば、カネは「カヌーは古くからある文化の中心――いまも脈打っている文化の心臓――であり、その中心たる文化遺物を再建し、甦らせ、普及させることができれば、それがエネルギーのさざ波の発生源となり、そのまわりの関連する文化的要素の多くを目覚めさせるはずだ」と考えていたという。

3人は10万ドルの資金調達とカヌー設計の支援者の募集に着手した。2年後、建造されたカヌーの進水にあたり、ピウス・マウ・ピアイルックという名の男性がミクロネシアからハワイに呼び寄せられた。ピアイルックは1932年生まれで、父親も祖父も熟練の航法師だった。ピアイルックはサタワル島の生まれだ。プルワットから200キロほど離れたサタワル環礁は、グラッドウィンが数か月にわたってカロリン諸島の島民たちから航海術を教わった場所でもある。ピアイルックは18歳を迎えるまでに、航法師の聖なる通過儀礼である〈ポゥ〉の儀式を受けていた。だがその後、航海術を学ぶ者が減ったためにこの儀式は行なわれなくなり、ピアイルックは次世代のサタワル島民に知識を伝えられないのではないかと心配していた。そんなとき、ピアイルックはマイク・マコイという名の平和部隊のボランティアと親しくなり、そのマコイがピアイルックのことをフィニーに話した。この結びつきは、途方もなく大きな幸運だった。ピアイルックの持つ知識体系は、ハワイではすでに消滅したものだった。だが、若者たちのグループが熱心にそれを復活させようとしていた。その代表格が、若きカヌー乗りのナイノア・トンプソンだ。トンプソンは数年をかけてピアイルックの教えを受けたが、地元のプラネタリウムにある情報源も利用し、歴史ある知識と現代の情報の両方をもとにハイブリッドのテクニックを編み出した。

1976年、ホクレア号は航法師として乗り込んだピアイルックのもとで、ハワイからタヒチまでの航海をはじめて成功させた。そして1980年、トンプソンは長年の研究のすえに、カヌーによるタヒチとハワイの往復を成し遂げた。トンプソンによれば、航海中に道を見失いかけた瞬間があったという。そのときトンプソンが見いだしたのは、海洋でのウェイファインディングの神秘としか理解しようがないものだった。ある夜、トンプソンは悪天候のなかで方向を示すすべての手がかりを見失い、パニックに陥りかけた。制御不能の感覚と失敗の恐怖に圧倒されていたまさにそのとき、突然、自分の真上に月があるのを感じた。そのたったひとつの感覚を頼りに、現在位置はわかっていると自分に言い聞かせ、どうにかカヌーを操った。「説明できません。わたしの能力と感覚を何かがつないでいたんです。それは分析を超えたもの、自分の目で見るという行為を超えたものでした」とトンプソンは『ハワイキの復活』のなかで語っている。「あの夜、航海には霊的な領域があるのだと身をもって学びました。ハワイ人はそれを〈ナアウ〉と呼びます——頭や知能ではなく、本能や直感で知るという意味です。知識の扉が開いて、新しい何かを学ぶのに似ています。でも、扉が開くまでは、そんな知識が存在することさえわからないんです」。2007年、トンプソンら5人のハワイ人は、ほかの11人とともに、1950年以来初となる〈ポゥ〉の儀式をサタワルで受けた。

霊的なもの

ホクレア号が40年後もまだ航海をしていると予想した者はほとんどいない。だが、南太平洋諸島の人々はその40年のあいだに、言語、芸術、教育といったより広い分野の文化復興運動と連携しながら航海術の保存に取り組み、一部のケースでは完全に甦らせてきた。その目的を達成するために、高齢者の力を借り、島と島で知識を共有し、教育機関やカヌークラブや学校を設立してきた。ホクレア号は、ひとつの文化の絶滅に歯止めをかけるのに貢献した。現在では、ハワイにはポリネシア航海協会のほかに10を超える航海協会があり、クック諸島、ニュージーランド、フィジー、サモア、タヒチ、トンガにも航海協会が存在している。マーシャル諸島のWAMやカロリン諸島のワーゲイ・スクールのように、土着の技術や航海術を教える学校もある。そうした復興運動の一部は、予想外の場所でも起きている。サンディエゴにあるチャモロ族（マリアナ諸島の先住民族）のコミュニティでは、1本のセコイアの木から長さ14メートルほどの伝統的なカヌーが1年がかりで建造され、チャモロ族伝統のカヌーとしてはほぼ3世紀ぶりに海に出た。

そうした場所では、伝統的な航海術の実践は民族自決と権限回復の行為と見なされている。その目的は、民族のアイデンティティを宣教師や植民地政府や観光経済から――さらには科学者や人類学者からもぎとり、主導権を奪還することにある。わたしはマウイ島の風下側で、ハワイ生まれの

33歳で2児の母でもあるカラ・タナカ・バイバイヤンにその取り組みについて聞いた。わたしたちが顔をあわせたのは、のんびりとした雰囲気の漂うラハイナの町だった。大通りには高級サーフショップや、ハッピーアワー割引でマイタイを売る観光客向けのバーが立ち並んでいる。海に面した公園の〈ハラウ〉の下で、わたしたちはあいさつを交わした。植物の繊維でできた伝統的な屋根のある木製のあずまや〈ハラウ〉は、「教育の家」としての役割を担っている。わたしたちの足もとの地面は、かつては「王の土地」――16世紀のピイラニ王までさかのぼるマウイの首長や王たちの直属領だった。1800年代はじめにカメハメハ大王が960艘の戦闘用カヌーからなる艦隊と1万の兵によりハワイ諸島を統一すると、ラハイナは王国の首都になった。西側の海に目をやると、王族たちがかつて〈パパ・ヘエ・ナル〉(サーフボード)を操り、マウイ最長の連続波に乗ったと伝えられる沖合の岩礁が見えた。バイバイヤンによれば、ここの人たちは昔から、〈モオ〉と呼ばれるトカゲの神に守られてきたという。1970年代なかばに、数世代ぶりに伝統的な双胴型の航海カヌーの建造に乗り出したマウイの住民たちは、そのカヌーに「跳ねるトカゲ」を意味する〈モオレレ〉という名をつけた。がっしりとした木製の胴体を持つ全長13メートルほどのそのカヌー(ハワイ語では〈ワア〉という)は、わたしたちのすぐ横にある乾ドックに置かれていた。

バイバイヤンは新世代のオセアニア航海者の一員を自称している。「わたしたちは伝統と知識に頼っていますが、最新の分析装置や科学も使います」と言う。彼女の左前腕には、めずらしいタトゥーが彫られていた。抽象的な形の図案が黒いインクで描かれている。バイバイヤンの説明によれば、航海のシンボルをマルケサス流に彫ったものだという。「このTの形は、タコのカナロアを表しています。カナロアは海の神で、触腕が知識に吸いつくと言われています。三角形は星々を表しています。それからこの鳥たちは、陸がどこにあるのか、その手がかりを与えてくれます」とバイバイヤンは話した。「航海をはじめたばかりのころに彫りました。いつまでも続けようと決めたときに」。バイバイヤンが見習い航法師として伝統的なウェイファインディングを学びはじめて、もう12年になる。この2か月後には、ホクレア号の姉妹船である全長22メートルのヒキアナリア号に乗り込み、船長としてハワイからタヒチへの航海を導き、足かけ4年の世界一周航海を終えたホクレア号を出迎えて祝福する予定になっている。海に出ていないときには、モオレレ号を最初に建造した非営利団体「フイ・オ・ワア・カウルア」の教育コーディネーターとして、マウイの学童たちにハワイの伝統的航海やウェイファインディングを教えている。

バイバイヤンの母方の曽祖父母は広島出身で、父方の家系はラハイナの漁師だった。1970年代後半、バイバイヤンの父チャド・カレパ・バイバイヤンは、伝統的航海に興味を持ち、ナイノア・トンプソンの教えを受けた。「ナイノアはいつも何かの印——うねり、星、風——を探していた。彼が何を見ているのかを、わたしは知ろうとした」と、チャドはサム・ロウの著書『ハワイキの復活』のなかで語っている。「彼がわたしたちとは違う世界にいるのがわかった。それがいったいどんな世界なのか知りたかった。彼を見ているだけで、自分もいつか航法師になれるのだと夢見るようになった。見果てぬ夢だということはわかっていたが、わたしにはチャンスがあった。だから、できるかぎりのことを学ぼうと決めた」。チャドはホクレア号の最初のメンバーのひとりとなり、1980年の春には、14人のクルーのひとりとして、ハワイからタヒチまでの31日にわたる航海に参加した。星と風、海と鳥だけを頼りに、およそ3800キロの距離を渡る旅だ。ツアモツ諸島のある島に生えるココナッツの木の先端が水平線上に見えた瞬間を、チャドは時間が巻き戻って、祖先たちの航海を追体験しているようだったと描写している。「わたしの〈アウマクア（ハワイの伝統的信仰で祖先神・守護神とされるもの）〉がそばにいた」とチャドは話している。チャドはいま、ハワイのイミロア天文学センターづきの航法師になっている。

とはいえ、娘のバイバイヤンは、父に押されて航海をはじめたわけではない。バイバイヤンによれば、チャドは寡黙な人で、航海で家を離れていることが多かったという。チャドは流暢なハワイ語を話したが、バイバイヤンが父からハワイ語を教わったことはない。「わたしたちが幼いころに、航海に来いと父が子どもたちに言うことはありませんでした。航海は父の情熱であって、父は子どもたちに自分なりの情熱を見つけてほしいと思っていたんです」とバイバイヤンは説明した。ハワイ大学のヒロ校とマウイ校に入学したバイバイヤンは、ハワイの伝統文化に強い関心を持つようになった。ハワイ語を習得し、自分の生まれ故郷の歴史を、そして長距離を渡った航海者たちが島々に定住したことを学んだ。「20代のころに、航海のことを知りたいと思うようになりました。まず、祖母に頼んでみました。祖母は『あなたのお父さんと話してくる』と言って、（戻ってきたら）『あなた、お父さんと一緒に航海に出ることになったから』と言いました。父はちょうど、航海カヌーを完成させたばかりだったんです」

バイバイヤンの最初の航海は、オアフからラハイナまでの一昼夜の旅だった。「それまでにわたしが経験してきたのは、よくあるごく普通のことでした。たとえば、ポップカルチャーとか。その航海で、はじめて別の世界を体験しました。日常のあれこれのほかにも、もっとたくさんのことがあるのだと、そのとき知りました。注意を払って耳を澄ませば、そこにはまったく別の物語があるんです。わたしたちがいまいる場所を教えてくれる物語が」。バイバイヤンは修行を続け、航海に参加できそうなときには必ずその機会を活かした。「はじめのうちは、何を質問すればいいかもわからなかった。経験を重ねるごとに、質問が思い浮かぶようになって、それが次のレベルへ導いてくれました。いろいろなつながりが見えはじめて、物語のたどる道をたどれるようになったんです」とバイバイヤンは話す。「その先には、また別の質問がありました」。2007年、父とほかの4人がマウ・ピアイルックその人から〈ポゥ〉の儀式を受け、2000年にわたる熟練の航法師の系譜に名を連ねたのと同じ年に、バイバイヤンはホクレア号で日本へ渡った。2014年には、ホクレア号のクルーとしてハワイからタヒチまでの航海に出た。「カヌーに乗って、陸から切り離されると、頭が切り替わるんです。すぐに、最初の2日くらいで別人のようになって、いろいろなことが見えるようになります」とバイバイヤンは言う。「何かを見るのも聞くのも感じるのも、100パーセント自分だけに頼らないといけません。現代の計器はないし、コンパスもない。良い気分です。迷ったりはしません」。恐怖が入り込むことはけっしてないとバイバイヤンは言う。「航海の最後の10分、港に戻ってきたときのほうが、ずっと不安になります」

バイバイヤンにとって、航海は科学の知識――幾何学、物理学、数学――の修練であると同時に、とらえどころのない本能を磨くものでもある。ひとそろいの本能的直感が経験をつうじて養われて鍛えられ、一生をかけて熟練の域に到達するのだ。「実を言えば、星はパズルのいちばん簡単な部分なんです」。航海中に頭のなかで起きていることについて、バイバイヤンはそう説明する。「それよりもウェイトが大きいのは、デッドレコニングです。ややこしい話はやめておきますが。速度は7ノットだった？　それとも6ノット？　確信を持てなければいけません。すべての訓練は、確信を持って観察できるようになるためにあるんです」。ときどき、航海術の実践は科学よりは霊的なものに近いと感じることがある、とバイバイヤンは言う。「伝統的な航法師は科学者だったと言う人もいますが、航法師たちの行動の一部はスピリチュアルなものでした。そして、わたしたちがしていることの大部分も、スピリチュアルなものです。科学では、そうした霊性の説明がつかないんです」。このバイバイヤンの言葉で思い出したのが、ホクレア号でタヒチへ向かう1980年の航海中に方向を見失った瞬間について、ナイノア・トンプソンが語っていたことだ。「航海には霊的な領域がある」

20年の航海の経験を持ち、ヒキアナリア号の船長として3800キロに及ぶ大海原を渡ってきたにもかかわらず、地元のマウイにいるときのバイバイヤンは、ポリネシア移民の歴史を描く伝統的なフラダンスと伝統料理のカルアポークやポケアヒを観光客に提供する〈フィースト・アット・レレ〉のウェイトレスとして生計を立てている。ときどきは、〈ウェスティン・カアナパリ・オーシャン・リゾート〉で、「天文航法」を学びたい宿泊客向けの講演もしている。現代の世界でカヌー航海により生計を立て、家族を養う方法を見つけている人は、どうやらほとんどいないようだ。「航海協会がうまくいっていたら、あそこに航海カヌーがあるはずでした」。バイバイヤンはそう言いながら、背後の何もない海原を顎で指し示した。「毎日、子どもたちのグループが入れかわり立ちかわり、教わりにくるはずでした」。バイバイヤンはここで言葉を止めた。「心配です。この知識のもろさが。きちんと守らなければ、失われてしまいます。わたしたちは懸命に闘っているんです」

宇宙を漂うカヌー

マウイ島から8000キロ離れたガバナーズ島の南側にある草の斜面に座ったわたしは、フライドチキンとおむすびとキムチ、それに甘いパイナップルを食べながら、伝統的なフラを踊る男女を眺めつつ、ホクレア号の到着を待っていた。まもなくこの島のすぐそばを通過するとの情報が流れると、全員が海辺へ移動し、陽の光を受けて輝くロウアー・マンハッタンの高層ビルを横目に祝福の言葉を唱えて、次なる旅の区間でのホクレア号のクルーの無事を祈りはじめた。やがて、大きなカヌーが視界に入ってきた。2本のカニの爪のような赤い帆に風をはらませながら、信じられないほどの力強さとスピードで波立つ海峡を切り裂いていく。わたしたちのそばを通るときに、クルーのひとりが舳先に立ち、胸を張ってほら貝を吹いた。その音は風に運ばれて海を渡り、わたしたちのもとへ届いた。

世界最強の経済中枢を支える鋼鉄とガラスでできたインフラと、その前を誇らしげに横切る小舟。その不協和音はたしかに驚きを誘うが、想像していたよりも美しかった。わたしはナアレフ・アンソニーの言葉を思い出した——太平洋諸島に暮らす人々にとって、カヌーそのものが海原に浮かぶ島であり、その島は生きるための貴重な手段、人間を人間たらしめているものだ。そして、島としてのカヌーという比喩は、さらに大きなスケールにまで広げることができる。そもそもこの地球は、宇宙という海を漂うわたしたちを乗せ、同じひとつの運命でつなぎとめるカヌーのようなものではないだろうか？　アンソニーはこう言っていた。「その視点が、ハワイだけでなく、ポリネシアだけでなく、太平洋だけでもなく、地球のすべての人に共通するとしたら？」

やがて、遥かな過去を体現するものであり、現在に対する抵抗のシンボルであり、多くの人の未来に向けた希望のるつぼでもあるホクレア号は、わたしたちの視界から消えていった。

第14章 気候変動に抗する航海術

遊動民文化から学ぶ

北極圏、オーストラリア、オセアニアで伝統的ナビゲーションを実践する人たちの取材をはじめたときのわたしは、その対話に気候変動の問題がこれほど複雑に絡むことになるとは予想していなかった。わたしが訪ねた先住民族コミュニティの多くは、気候変動の最前線に立っていた。それはおもに、世代をまたいだ情報の口承や系統立った自然観察といった独自の文化的慣習をつうじて、彼らが気候破壊をきわめて敏感に感じとっているからだと、わたしはあとになってようやく気づいた。完全無欠な口承のおかげで、現代に生きる人たちが、気候変動のもたらした変化を数百年前の集合的体験と比較できるケースもあった。

海氷の状況、天候、温度が年を追うごとに予測不可能になっている北極圏では、高齢のハンターたち——たいていは熟練のウェイファインディング技術を持つ人たち——が、それまで目にしたことのない奇妙な環境現象を何年も前から報告していた。イヌイットの映画監督ザカリアス・クヌクはそうした老ハンターたちから、長い冬のあとに以前とは違う位置から太陽がのぼるとか、星がおかしな場所に現れるといった話をしばしば聞かされた。当初、クヌクはジョークだと思っていたが、老ハンターたちは主張を譲らず、地球の軸がずれているにちがいないと言い募った。「わたしは気にしていなかったんですが、ドキュメンタリー映画『イヌイットの知恵と気候変動（*Inuit Knowledge and Climate Change*）』の撮影に取りかかったときに、別のコミュニティの人たちも同じことを言い出したんです」とクヌクは語る。「彼らの話はまともに扱われていなかったと思います。博士号を持っているわけでも、大学へ行ったわけでもありませんから」。興味を抱いたクヌクは、映画制作のパートナーで地理学者でもあるイアン・モーロとともに調査に乗り出した。ふたりは科学者たちに説明を求め、ＮＡＳＡにまで手紙を送ったが、ありえないと否定されただけだった。ようやく、マニトバ大学の大気差を専門とするある科学者に行き当たった。大気差とは、空気密度の変化により光が屈折して生じる一種の蜃気楼だ。その科学者を取材したところ、地軸がずれているわけではないものの、北極圏での天体現象の見え方はたしかに変化していることがわかった。おそらくは、気候変動に起因する温度変化の結果だろう。実はイヌイットの言語には、その種の蜃気楼を指す言葉がすでに存在していた。だが、彼らはその言葉を、自分たちが空で見ているものと結びつけて考えてはいなかった。〈カピランガユク〉というその言葉は「おかしなやり方で槍を突く」を意味し、ハンターが槍で魚を突く際に水の屈折効果を調整しなければならない状況を表すものだ。「彼らの言い分が正しいことが、わかりはじめています」

８か国の代表で構成される科学団体「北極評議会」は、２０４０年までに北極圏全域で夏の海氷がなくなると予想している。教育学教授のクローデット・エングブロム゠ブラッドリーによれば、アラスカのユピック族は幼いころから天候の観測と予測を学びはじめるが、現在の環境変化が天候予測をきわめて難しくしているという。同様に、グリーンランドのカーナークなどの集落でも、人々が行ける場所や、移動のための情報として使える環境中の手がかりが大きな打撃を受けている。カーナーク住民のひとりであるイェンス・ダニエルソンは『ワシントン・ポスト』紙にこう話している。「以前なら、ハンターたちは天気を観察しさえすれば、それから数日がどうなるのか、外へ出かけられるのかを判断することができました。しかしいまでは、そんなことはもうできません。天気が1日ごと、1時間ごとに変わるからです」

南太平洋では、気候変動は航海に使える環境の手がかりを文字どおり「混乱」させている。季節の貿易風が弱まり、一貫しない風向きで吹くようになっている。1000万人が暮らす南太平洋全域で、海面上昇が人々の暮らしと島全体を脅かしている。国連の気候変動に関する政府間パネルによれば、海面は20世紀のほとんどをつうじて1年あたり平均1・7ミリメートルのペースで上昇しており、1990年代にそのペースが加速したという。ツバルやバヌアツをはじめとする数百の島が洪水や浸食に脅かされ、環礁全体が水没するおそれもある。たとえば、モルジブ、マーシャル諸島、ツバルの人口の90パーセントは、海抜10メートル未満の土地で暮らしている。

将来的に全島民を移住させるとしたら、途方もない費用がかかる可能性がある。ロバート・マクレマンが『気候と移民（*Climate and Human Migration*）』で指摘しているように、南太平洋で危ぶまれているような国全体の陸地の消滅は、現代ではほかに例がない。そこから生じる難民により、現時点で世界に1200万人いるとされる無国籍者の数はさらに膨らむだろう。「その（海面上昇）せいでツバル人がツバル人でなくなることはないが、ツバルそのものが物理的に居住可能ではなくなり、現代のアトランティス大陸と化すだろう」とマクレマンは書いている。「（海面上昇により）国を失う人たちに無条件で避難所や保護を提供する国際法や政策はない。大手メディア、非政府組織、一部の学者は『環境難民』や『気候変動難民』という言葉を使っているが、そうしたカテゴリーの人々は国際法のもとでは存在しないも同然だ」

わたしは取材をまとめる過程で、人間のナビゲーションと地球の気候には、もうひとつの意外なつながりがあると考えるようになった。工業時代の黎明期、地中深くに埋まる化石燃料を手に入れられるようになった人類は、輸送に革命をもたらした。その結果、自動車、飛行機、船、ロケットなど、祖先には想像もつかなかった輸送手段により、人類の移動は高速化の一途をたどった。それと同じ時期、燃焼機関の発明から現代にいたるまでに、人類は温室効果のある二酸化炭素を大気中に大量に放出してきた。温室効果ガスの濃度は、過去80万年で例を見ないほどの高さに達している。つまり、人類の移動の形を変えるにいたった輸送革命が、気候変動の問題を生み出すのにも一役買ったということだ。そしていま、これからの数十年で人類がどのように、どこへ移動するのかを気候変動が左右するであろうことは、疑いの余地がなくなっている。

先住民族の文化的慣習とナビゲーションの知識は、気候変動と闘うための重要な武器になる可能性を秘めているのだろうか？　マクレマンによれば、中央アジアからラップランド、アフリカ・サハラ地域にいたるまでの牧畜文化は、それぞれの文化に固有の移動生活を実践しているという。

オーストラリアのアボリジナル、イヌイット、北米のファースト・ネーションでは、移動と移住は文化的慣習と環境管理に内在する要素だ。移動と移住がアイデンティティに内包され、みずからの力に頼った移動と生存のスキルを持つ人たちから、そうでない人は何を学べるのだろうか？ コロンビア大学のラフィス・アバゾフ教授は、現代の世界が遊動民文化から学ぶべきことは多いという。たとえば、他者に対する姿勢だ。自分たちとは違うものを探索し、新来者から地平線の向こうの土地の知識を学ぶことは、遊動生活では欠かせない要素だ。知識を収集して整理する先住民族の伝統的手法が西洋文化のそれと同様に効果的だと認識されさえすれば、少なくとも科学界が先住民族文化のコミュニティから学べることは多いだろう。

先住民生物文化・気候変動協会によれば、証拠にもとづいて気候変動の適応策を練るためには、先住民族の知識、経験、知恵、ものの見方が必要だという。そして、南太平洋地域では、伝統的ナビゲーションの復興は、気候変動の脅威やその原因となる特定の技術や経済に対抗するための強力な策と目されるようになっている。マーシャル諸島共和国は太平洋諸国としてはじめて、輸送に伴う温室効果ガス排出量を２０３０年までに27パーセント近く削減すると公約した。持続可能な海洋伝統文化の保護に取り組む非営利団体「オケアノス財団」は、伝統的なカヌーの技術、バイオ燃料、太陽光発電を組みあわせた新たな太平洋島間輸送産業の創出をめざしている。その狙いは、オセアニアの人々を、彼ら自身の国を沈没の脅威にさらしている化石燃料への依存から脱却させることにある。航海協会、ＮＧＯ、非営利団体、学校、コミュニティのあいだでは、伝統的な知識とウェイファインディングは化石燃料に頼らない持続可能な未来を支える強力な要素になりうるとの認識が広がりつつある。

カマカウをつくる最後の村

わたしはフィジーのビティレブ島にある南太平洋大学へ足を運び、ピーター・ナトール率いる持続可能海上輸送研究プログラムのオフィスを訪ねた。低炭素の船舶輸送手法の開発に全力を注いでいるこのプログラムは、伝統的なフィジーの航海技術を商用の海上輸送に応用し、太平洋地域の化石燃料への依存を断ち切ることをめざしている。全体として見ると、海上輸送業界は世界で6番目に大きい温室効果ガスの排出源だ。帆を動力とする双胴船からなる船隊を構築すれば、カーボンポジティブ〔排出する温室効果ガスよりも多くの量を吸収すること〕な代替策を提供し、地域の伝統と技術を支える形で経済をつくり変えることができるのではないかとナトールは考えている。「現在の輸送、とりわけ国内輸送は持続可能性がますます低下し、船／航海技術の発展という太平洋地域固有の豊かな、おそらくは持続可能であるはずの歴史的遺産からなんら恩恵を受けていない」。ナトールはそうした現状を変えるために、オセアニアの歴史そのものを気候変動と海面上昇という脅威の解決策とするビジョンを描いている。だが、このビジョンの実現は、ほとんど絶滅しかけているカヌー建造の伝統を再興できるか否かにかかっている。わたしがここに来たのも、それが理由だった。フィジーの伝統的カヌー、〈カマカウ〉を建造し、操り、そのカヌーで航海する方法をいまも知る人たちが暮らす、フィジー最後の村を訪ねるためだ。

ナトールがその村を見つけたいきさつは、まるで神話のような幸運の物語だった。ニュージーランド生まれのナトールは、「偏屈なキーウィの老船乗り」を好んで自称する。ナトールがフィジー人に抱いている親近感は、彼らの海上輸送の伝統と海への愛情に対する深い敬慕の念から生まれている。それについて、ナトールは次のように書いている。

人と神、人と環境、文化と文化をつなぎ、橋をかけ、ひとつにする。海を渡る船は、社会的偉業の頂点をなすものだった。究極の防衛線でもあった。その設計と機能は、大陸のパラダイムから生まれたものとは根本的に異なっている。究極の単純さを見いだし、最小限の資源基盤からつくるというそのアプローチには、ほとんど禅のような雰囲気がある。陸にある構造物の設計と建造は職人の主たる仕事ではなく、造船技師や船大工が余暇にすることだった。彼らのつくる船は、金属が利用可能な選択肢ではなく、泳ぐことと歩くことが等しく重要であり、海での生存が陸での生存以上に重視される文化の産物だった。

フィジーはかつて、中央オセアニアのほとんどが含まれる複雑な政治・交易ネットワークの一角をなしていた。そのネットワークは、フィジー人の供給する帆走カヌーの大船隊により実現したものだ。ナトールはその事実を知っていたが、数十年にわたる調査では、彼らの壮大な航海の歴史を示す実例を見つけることはできなかった。伝統的なカヌーも、そのつくり方を知っている人間も見つからなかったのだ。島や礁が見える範囲の外に出て行こうとする者は、もはやほとんどいないようだった。船外機が帆に取ってかわり、金と燃料を節約するために、船は海流や風を突っ切って直線的に進み、方向を示す環境の手がかりは無視されていた。島と島を行き来する長距離移動のほとんどはフェリーが担い、一部の島ではフェリーが来ることはあるにしても、まれだった。現存する唯一の〈ドゥルア（フィジーの伝統的な帆のついた双胴カヌー）〉は1913年に建造されたラトゥ・フィナウ号で、わたしがナトールと会った場所からほんの数キロのところにあるフィジー博物館に収蔵されている。ナトールはいちどだけ、カンダブ島のある村で廃船になった小さな〈ドゥルア〉を目にしたことがあるが、その船や来歴を詳しく知る者は誰もいなかった。2006年、ある芸術祭で複数の〈カマカウ〉が海に出ているのを目撃したものの、追跡することはかなわず、そのあとは事実上、姿を消してしまった。文献や博物館の調査も、ほとんど収穫がなかった。「〈ドゥルア〉の文化がもはや歴史の領域となり、博物館の遺物となったことを、あらゆるものが示している」とナトールは書いている。生きた航海の伝統はほぼ息の根を止められ、散りぢりになった不完全な歴史の記録と少数の白黒写真をつなぎあわせて推測するしかなさそうだった。

ところが、2009年に奇跡が起きた。ある日の黄昏どき、ナトールは南太平洋大学キャンパスにほど近いラウカラ湾にいた。そのとき、〈ラカ〉と呼ばれる伝統的な帆のシルエットが水平線上に見えたのだ。ナトールはその晩の出来事を、こう綴っている。「わたしは幼い息子と一緒に小型ヨットに跳び乗り、その船をつかまえようと速度を上げた。船が近づくと、息子はわたしたちのヨットから、パッチワークのようなぼろぼろの帆を掲げた大きな〈カマカウ〉に引っぱり上げられた。笑いながら息子を引き上げたのは、明らかにラウ族とわかる船乗りたちだった。『〈マイ、マイ、ラコマイ〉――来なよ、〈カイワイ（海の者の意）〉、おれたちは〈カバ〉を飲みに行くから』とからかうように言いながら、彼らはわたしの船をぐんぐん引き離し、マングローブの茂る濁った入江に消えていった。そこは、この海岸線には人は住んでいないだろうとわたしがずっと思っていたエリアだった」。その夜、ナトールは夜明けまでそのコロバの村に滞在し、〈カマカウ〉を操るフィジー人とはじめて話をした。それだけでなく、彼らはフィジーで〈カマカウ〉のつくり方を知る最後の人たちでもあった。船外機を持ったことはいちどもない、と彼らは誇らしげに話した。この船乗りたちの村を発見できたのは、ナトールにすれば奇跡のようだった。だが、そのいにしえの伝統の継承者たちが、フィジーの首都の影に隠れた知られざる出洲に住んでいるという事実は、悲劇以外のなにものでもなかった。

ナトールのパートナーであるアリソンと彼らの息子ふたりと合流し、わたしのパートナーと2歳の息子を紹介したあと、わたしたちはちょっとした群れをつくってキャンパスの端まで歩き、排水溝と幹線道路に挟まれた芝生の道に出た。猛スピードで通り過ぎていく車を横目に、ラウカラ湾を縁どるように伸びるその道に沿って北へ800メートルほど進んでから、絡まりあうマングローブの影のなかに続く土の小道に入った。そこに小さな集落があることを伝える最初の印は、あふれ出るようにどっと走ってきてわたしたちを迎えた子どもたちだった。彼らは新顔の訪問者に喜び、見慣れない幼子にあれこれと吹き込んでは、しきりに自分たちの仲間に入れようとした。その小道をさらに進んでいくと、6艘ほどの小さな帆つきカヌーが岸に揚げられているのが見えた。その向こうには、コンクリートブロックづくりの家屋が寄り集まっている。〈ニ・サ・ブラ・ビナカ（温かい気持ちのこもったこんにちは）〉で集落の人たちと挨拶をすると、わたしたちは波形錫の屋根の下にマットが敷かれた広いオープンエアの集会スペースに案内された。車座になったわたしたちの中央に、短い脚のついた大きな木彫りの椀が運ばれてくると、女性のひとりが〈カバ〉をつくりはじめた。椀に水を注ぎ、ピペル・メティスティクムというコショウ科の植物の根を浸してつくる茶色の飲みものだ。この〈カバ〉には精神活性作用があり、満たされたような気分になることで知られている。ひとりの少女が半分に切ったココナッツの殻に〈カバ〉を入れ、輪になって座るわたしたちひとりひとりに歩み寄った。少女から飲みものを受けとる前に、わたしたちはカップのように丸めた手を1回打ち、〈カバ〉を飲み干して椀を返したあと、今度は手を3回叩いた。これは〈セブセブ〉という儀式で、ホストから敬意をこめてゲストに〈カバ〉が供される。フィジー文化に欠かせない〈カバ〉は、「土地の血」を意味する〈ワイ・ニ・バヌア〉の名で呼ばれることもある。

手編みのネットを周囲に吊るした集会スペースには、そよ風が吹き込んでくる。一同の目は、輪のなかにいる60代の男性ふたりに向けられていた。ふたりは乗用車かミニバンから取ってきた布張りの椅子に座っている。場の雰囲気は、さながら歓喜に満ちた宮廷のようだった——長老が玉座に座り、ほかの者たちは敬意の対象として彼らを見つめている。その長老ジュイジュイア・ベラと兄のセミティ・カマは、〈カマカウ〉と〈ドゥルア〉のつくり方を知る最後のフィジー人だ。とりわけ〈ドゥルア〉は、大きさと性能という点で驚異的だ。木、草、堅果、石、骨、サメの皮でつくられ、金属をひとかけらも含まない非対称のふたつの船体からなり、30メートルの長さがある。1艘の〈ドゥルア〉に200人から300人が乗り、時速27キロほどの速度で航行できる。平時には外交や人と積荷の輸送に使われていた。戦争になると、戦艦として巨大な船隊を組み、突撃や封鎖突破や軍隊輸送の役割を担った。戦士を運ぶカヌー船隊は〈ボラ〉と呼ばれていた。１８０８年には、貿易商のウィリアム・ロッカービーが１５０艘のカヌーによってスワドル湾から追い払われた。19世紀なかばには、わたしが座っている場所のすぐ東にあるラウカラ湾で、２編隊の〈ボラ〉が目撃された。

そうした力の誇示は、いまや過去のものになっている。現在のフィジー人のほとんどは、フィジーの50セント硬貨に刻まれているものを別にすれば、おそらくいちども〈ドゥルア〉を見たことがないだろう。だが、歴史学者はいまでも、〈ドゥルア〉はオセアニアの技術設計の頂点を極めるものであり、「太平洋のほかのどの島のものよりもはるかに優れた」カヌーだと考えている。フィジー最後の〈ドゥルア〉による航海が行なわれたのは、ベラとセミティの父親であるシミオネ・パキがラウ諸島からスバまで渡った１９９２年のことだ。メソジスト派の牧師だったパキは、モゼ島で16人の子どもを育てていた。幼いころからパキと一緒に〈ドゥルア〉で旅をしていた子どもたちは、船に精通し、航海の知識を身につけた。フィジー屈指の航法師たちがひしめくラウ諸島のなかでも、モゼの島民は最高の技術を持つ航法師と見なされていた。

〈カバ〉のおかわりがつくられた。ベラとセミティは航海とナビゲーションの技をどのように身につけたかを語った。頼りになるのは、水平線上で東西の方向を告げる日の出と日没や、夜空に現れる金星、火星、木星、土星だ。「うねり、風向き。そうしたものが海の上では助けになる」とふたりは話した。「伝統的な航海では、日没を毎日、見ていないといけない」。島から別の島へ移動するときには、船についてくるひとつの星が移動距離を教えてくれる。その星が沈んだら、また別の星を選ぶ。オセアニアで広く用いられている星の道のシステムだ。また、ラウ諸島の海流や風のパターンを熟知し、それも利用していた。1989年、ベラとセミティの父パキはモゼ島を離れ、約320キロ離れたスバへ移ることに決めた。観光客や地元民に〈ドゥルア〉でのクルーズを提供する事業をはじめたいと考えていたのだ。パキはベラと弟のメトゥイセラ・ブイヴァカロロマとともに、細長い土地に集落をかまえた。台風や洪水の被害を受けやすいため、誰も住みたがらない土地だ。1993年、ブイヴァカロロマは〈カマカウ〉を持ち帰るためにモゼ島に戻る途中、海上で消息を絶った。1か月後、彼の乗っていた船だけが島に打ち上げられた。2004年、パキもまた海で命を落とした。彼の故郷では、カヌー建造の技が失われはじめていた。「(モゼ)島には水がない。水を手に入れるのでさえ、海を渡らないといけない。カヌーはわれわれの知る唯一の輸送手段だった」とベラは通訳を介して語る。「わたしらのやり方は、あの島で身につけた。見て、磨いて、ここまで持ってきた。モゼはカヌーのつくり手が生まれる場所だった。80年代に、それが衰えはじめた。みなが船外機つきボートに頼るようになった。カヌーづくりは簡単ではない。道のないところへ行って、木を切らないといけない。縄を用意して……金もいる。わたしらは島を離れた。わたしがつくった最後のカヌー、それで終わりだった。そのあとはもう、カヌーはつくられていない」

危機のなかで尊厳を保てるか

3年前、ベラとセミティのもとに、ウォルト・ディズニー・カンパニーのプロデューサーたちが訪ねてきた。『リトル・マーメイド』、『アラジン』、『アナと雪の女王』などの大ヒットアニメ映画の制作を率いたジョン・マスカーとロン・クレメンツは、『モアナと伝説の海』制作のために取材をしてまわっていた。集落の子どもたちに配る袋いっぱいのプラスチック製玩具と数百ドルを携えた彼らは、〈カバ〉を飲み、フィジーの造船、伝承、航海について質問をした。集落の人々は、プロデューサーの弁護士との契約書に署名した。マスカーとクレメンツに提供した情報の見返りに、月払いの報酬を――長らく夢見てきた観光事業を興し、フィジーで数十年ぶりの〈ドゥルア〉を建造するための資金を得られると信じたからだ。だが、映画の最初の宣伝用イラストが公開され、そこにはプロデューサーたちがスバの集落の岸辺で目にしたものとそっくりなフィジー伝統の〈カマカウ〉が描かれていたにもかかわらず、報酬が支払われることはなかった。2014年の11月下旬、不満を抱えたコロバの村民たちと面会したナトールは、マスカーにEメールを送り、コロバの遺産や土着の知識、知的財産を搾取しないでほしいという、以前にも伝えていた頼みを改めて訴えた。『モアナと伝説の海』の壮大な航海は、コロバの村民たちにとっては痛烈な皮肉だ。ナトールはそれをはっきりと伝えた。「ディズニーは水平線の向こうから、ぴかぴかのバーチャル・カヌーを進水させようとしています。あなたがたはそこに、祝福と成功と利益という大義を見るでしょう。しかし、わたしに思いつく最も悲しい結末は、コロバの子どものひとりが……満ち潮で朽ちた最後の〈カマカウ〉の船体に腰かけて、マクドナルドの景品の壊れたプラスチック製〈カマカウ〉で遊ぶ姿を見ることです」

実際、ディズニーは当時すでに、レゴやサブウェイやそのほかの玩具メーカーとのマーチャンダイジング提携を進めていた。映画に登場するマウイというキャラクターのハロウィン用コスチュームも発表された。タトゥーに覆われた暗色の肌に長髪という姿のポリネシアの半神半人に変身できる、茶色のシャツとパンツとウィッグのセットだ。この「ポリネシア顔」のコスチュームは、たちまち怒りを巻き起こした。そのあまりの勢いに、ディズニーは公式に謝罪して商品を回収し、映画にインスピレーションを与えた太平洋諸島の文化を尊重すべく、十分な配慮をしているとの声明を発表せざるをえなくなった。2016年に公開された『モアナと伝説の海』は、2日間で5600万ドルを超える興行収入を叩き出した。その後の9か月で興行収入は6億3800万ドルに達した。だが、コロバのコミュニティがどれだけ待っても、報酬が支払われることはなかった。結局、ディズニーは造船関連の財団が管理する信託基金に寄付をした。そうこうしているあいだに、ナトールの長男は、祖母の死後に相続したささやかな遺産から〈ドゥルア〉の建造資金を捻出していた。

わたしは不思議に思った。そもそもなぜ、コロバのコミュニティは自分たちの知識をディズニーのプロデューサーたちに伝えようと思ったのか？　わたしの隣に座っていたベラの甥ジムが、こう説明した。「秘密にしたがる人もいます。でも、われわれはそれを良いとは思いません。海とともに生きるためには、嘘をついてはならない。それがわたしたちの信条です。そうすれば（その見返りに）海が守ってくれる。（秘密にするのは）信条に反しています。だからこそ、海はわたしたちを守ってくれるんです」とジムは言う。「海はボスであり、愛でもある。海は公正で、力強く、親切だ。逆らえば危険なものにもなる。長老たち、わたしたちの父から、そう教わりました」。知識そのものは、売ることなどできない。「無償《ただ》で与えられるべきものだ」とベラが続けた。

話題はディズニーから、この2週間後にパリで開催される国連気候変動枠組条約締約国会議に移った。もう夜になっていて、息子はわたしの膝で眠っていた。ぽつりぽつりと灯る電球が全員の顔を照らすなか、わたしたちは会議のことを話しあった。パリでの会議へは、コロバの代表も含む先住民族コミュニティの代表団が赴くことになっている。ナトールが輪のなかにいるひとりの青年を指さした。カヌー建造を学ぶためにコロバを訪れているツバル出身の青年だ。フィジーの北に位置する小さな島国ツバルは、海面上昇によりきわめて深刻な影響を受けるとされている。来世紀のうちに居住不可能になるとの予測もある。「世界が明日、温室効果ガス排出をやめたとしても、ツバルは海に沈むでしょう」とナトールは話した。「移住しなければならないとして、彼はみずからの帆のもとで進めるのか？　彼の祖先は、どこを去るにもどこへ行くにも、自分の好きなようにできました。でも、現代のわたしたちは、（ボーイング）747に乗らなければいけない」。ナトールはそこで言葉を止めた。「この危機のなかで、どうすれば尊厳を保てるのでしょう？」

〈カバ〉がわたしのシナプスにしみわたっていた。ナトールの質問が宙に浮かんでいるような気がした。本質的で、気が遠くなるほど難しい質問だ。航海術を気候変動の対策として提示するのは、大げさすぎるかもしれない。航海術だけでは二酸化炭素排出量を減らすことはできないし、人類がすべての自動車や航空券を手放して帆船に乗り換えることはないだろう。でも、わたしたちがみずからの空間移動のあり方について、もっと批判的な見方をしたらどうなるだろうか？　技術がわたしたちの選択を左右し、地球環境に影響を与えていることを考えてみたら？　周囲の風景にもっと注意を払い、そのパターンや変化の目撃者となり、その情報を他者と共有したら？　自分の暮らす場所や、移動する場所に対する結びつきと関心を育んだら？　それはとても大きな意味を持つのではないだろうか。

夜が更け、子どもたちが姿を消して眠りにつくころ、わたしたちは感謝と別れを告げ、暗闇のなかを車まで歩いて戻り、ビティレブ島の南端に沿って伸びる曲がりくねったハイウェイを走った。後部座席に座ったわたしの思考は、とりとめなくさまよっていた。わたしは文化的慣習と伝統の存続の危機に、人類の引き起こした気候変動をめぐる切迫した警告に、それがフィジーにもたらす無視できない影響に動揺していた。その一方で、ベラとセミティのもてなしと真摯な言葉に（そしてまちがいなく、体内を自由に流れまわる〈カバ〉にも）芯まで温められ、信じられないほどの幸せも感じていた。彼らは今回もまた、他者にみずからの思いを伝え、経験をわかちあってくれたのだ。彼らは自分たちの知識を他者に伝えることを望んでいた。彼らの威厳と無防備さは、世界のあらゆる冷笑を正すひとつの手段のような気がした。窓の外に目をやると、夜空に浮かぶ星々が見えた。わたしは神経学者オリヴァー・サックスの本の一節を思い出した。1990年代、サックスはミクロネシアのピンゲラップ島を旅した。わたしが車で走っているところから北東に3200キロほどのところに位置する島だ。サックスがそこへ行ったのは、色を識別できない全色盲の発症率がピンゲラップ島ではほかに比べて高い理由を突き止めるためだった。ある晩、サックスは〈シャカオ（ミクロネシアのこの地域における〈カバ〉の呼び名）〉を飲む儀式に参加した。そのときの体験を、『色のない島へ』（大庭紀雄・春日井晶子訳、早川書房）のなかでこう綴っている。

隣に座っていたクヌートも空を見上げ、北極星、ベガ星、アルクトゥルス星を見つけた。「ポリネシアの人たちが航海に使った星だよ」とボブが言った。「プロア船に乗って大海原を越えていったときにね」。ボブの声を聞いているうちに、彼らの５０００年もの間続いてきた航海の様子が目に浮かんできた。まるで彼らの歴史のすべてが、夜空の下でこうして太平洋を見ている私たちの身体に浸み込んでくるようだ。……そのとき初めて、私たちがみな酔っていることに気が付いた。ただ、それは甘く穏やかな酔いなので、酔っているという感覚がないのだ。

第15章 GPSが脳になりかわる

優先される尾状核

1960年代、心理学者のジュリアン・スタンレーは、早熟の天才とほかの子どもたちでは何が違うのかを解明しようと試みた。知能のどのような性質が、彼らをそれほどの天才にしているのだろうか？　スタンレーは「数学的に早熟な子どもの研究」と題した調査を開始した。それから半世紀を経てわかったのは、賢い子どもを育てる方法として最も効果が大きいのは、空間的思考能力の養成であるという事実だった。たとえば、さまざまな視点から物体を想像したり、イメージを心のなかで操作して複数のイメージのパターンを知覚したりすることが求められる訓練をするといいというのだ。

スタンレーの研究チームは数十年をかけて、SAT（大学進学適性試験）で異例の高得点をとった5000人の子どもたち（上位0・01パーセントに入る子も含む）がその後に収めた成功を追跡した。スタンレーは開始当初から、物体の空間的関係を理解して記憶する能力をテストすれば、言語能力などのほかの試験よりも正確に成功と知能を予測できるのではないかと考え、その可能性に関心を抱いていた。そこで、被験者の空間認知能力を定期的にテストした。２０１７年に『ネイチャー』誌に掲載された報告によれば、研究チームはそうした空間認知テストの成績を検証し、被験者がキャリアをつうじて生み出した特許や査読つき論文（多くは大きな成功を収めたもの）の数と照らしあわせた。その結果、空間認知能力とキャリアの成功というふたつのデータポイントには強い相関性があることがわかった。その相関性は、研究の責任者であるデイヴィッド・ルビンスキが、ある記者に「（空間認知能力は）未知かつ未開発のまま残されている、人類が持つ潜在能力の最大の源だと思う」と語ったほど顕著なものだった。どうやら、知性の原石には脳の空間認知能力が絡んでいるようだ。

この知見が得られたのと同時期に、子どもたちが空間ナビゲーション能力を鍛える必要に迫られる機会は、全体として減少の一途をたどってきた。座っている時間が長く、同じことを繰り返し、技術に依存するという現代の生活条件は、子どもにかぎらず、成人の脳の使い方をも変えているのではないか。神経学者のヴェロニク・ボーボーは、そんな疑いを持ちはじめているとわたしに話した。ダグラス精神衛生大学研究所に所属し、マギル大学の精神科学准教授として20年にわたって空間認知を研究してきたボーボーは、人類は全般的に海馬をあまり使わなくなりつつあり、それが有害な影響を生むおそれがあると考えている。「海馬が萎縮している人は、ＰＴＳＤ、アルツハイマー病、統合失調症、鬱になるリスクが高くなります」とボーボーは言う。「長いあいだ、海馬の萎縮は疾患が引き起こすものと考えられてきました。しかし、疾患の前から海馬の萎縮が見られるケースもあることが、複数の研究で明らかになっています」

ボーボーは、『認知地図としての海馬』の著者のひとりであるリン・ネーデルのもとで博士課程の研究をしていた。「当時、海馬は研究対象として魅力のある脳構造でした。空間記憶に関わっていることが判明している、唯一の構造でしたから。でも、環境中でのナビゲーションについては、別の脳構造が別の形で関与しているとする仮説もありました」。ボーボーがラットに記憶タスクをさせる研究をしていた1990年代なかばに、マギル大学の同僚ノーマン・ホワイトとマーク・パッカードにより、その「別の脳構造」のひとつが尾状核であることが突き止められた。ボーボーはこの発見の意味するところに興味をかきたてられた。まったく別の脳構造を、別々のナビゲーション戦略に使っている可能性はあるのだろうか？　それが事実なら、なぜそうしているのか？ボーボーは人間の被験者を対象に、海馬に依存する戦略と尾状核が関与する戦略を区別するための実験に乗り出した。そこからわかったのは、回路が異なるだけでなく、それぞれの回路に対応する戦略も大きく異なるということだった。

「海馬が関わっているのは空間学習、つまりランドマークどうしの関係をもとにしたナビゲーションの学習です」とボーボーは説明する。「ランドマークの関係を学習したあとは、環境中の任意のスタート地点から任意の目的地までの新しいルートを導き出すことができます。空間記憶は他者中心的なもので、自分がいまいるスタート地点には影響されません。想像のなかで環境を描くときには、空間記憶を使います。それが、内的地図を使って道を見つけるということです」。それに対して、尾状核は認知地図の作成には関与していない。尾状核は習慣を蓄積する構造だ。尾状核を使えば、「スーパーの角を右に曲がる」や「背の高い白いビルのところで左に曲がる」といった一連の方向の手がかりを学習し、刺激反応記憶と呼ばれるものを形成することができる。尾状核の機能を理解するには、近所のベーカリーへの行き方を想像してみるといい、とボーボーはわたしに説明した。「あなたは毎日、同じルートを通る。ある時点で、それは無意識の行動になります」とボーボーは言う。「もうルートのことは考えなくなります。どこで曲がればいいんだっけ？とは考えません。オートパイロット状態になる。白いビルが目に入ると、それが刺激になって左へ曲がるという反応が引き出され、ベーカリーに着くというわけです」

この戦略は、ルートナビゲーションで用いられる自己中心的戦略と同じように見えるかもしれないが、実際にはそれとはまったく異なる場合もある。ボーボーによれば、刺激反応戦略には三つのタイプがあり、自己中心的戦略はそのうちのひとつにすぎないという。「自己中心的戦略には、スタート地点からはじまる一連の右折と左折が関わっています。家を出たら（刺激）、右へ曲がる（反応）、というのがそれです。そのほかの戦略としては、目印戦略があります。この戦略を使えば、さまざまなスタート地点から、ターゲットとなるひとつの場所へたどり着ける。背の高い白いビルを目印として（刺激）、あらゆる角でそちらの方向に曲がって、その目印に近づいていく（反応）、というケースです。そしてもうひとつ、最もよく見られる刺激反応のタイプとして、環境中のさまざまなランドマークに反応して一連の角を曲がるというものがあります」。尾状核は反復を利用してナビゲーションを成功させているが、根本的には空間戦略ではない。重要な違いは、刺激反応戦略にはランドマークどうしの空間的関係の学習が関わっていないという点だ。そのため、環境中で新たな軌道を作成することはできない。積極的な注意力を使わずに、手がかりに反応して信号――右か左か――を出す。尾状核がしているのは、それだけだ。

自然はなぜ、このもうひとつの（やや緩慢に見える）回路を発明したのだろうか？　それについては、進化的観点から説得力のある説明ができる。この回路があれば、帰宅のたびにルートの記憶を引き出したり、空間的推論をしたりする必要がなくなる。どこへ向かうのか、どうやってそこへ行くのか。それを計算したり決断したりする――もしくは大きな注意を払う――必要がないというのは利点になる。オートパイロットは速くて効率的だ。「考えなくていいなんて、最高でしょう！」とボーボーは説明する。その一方で、このふたつの戦略のあいだには負の相関性があることもボーボーは突き止めている。どこかへ行くときには、ヒトの脳は海馬か尾状核のどちらかを使っているが、そのふたつの領域を同時にはたらかせることは絶対にない。つまり、一方を多く使うほど、他方を使わなくなるということだ。そして、特定の筋肉を鍛えるとその代償として別の筋肉が弱くなるように、特定の回路を長期間にわたって重用すると、それがほかよりも優先されるようになる。

移動に使う戦略が年をとるにつれて変化することは、科学者のあいだではすでに知られていた。子どもや若年の成人は、新しい場所を動きまわって探索することが多い。年をとるにつれて、なじみのルートに頼り、認知能力をほとんどはたらかせない場所へ戻るケースが増えていく。つまり、海馬をあまり使わなくなるということだ。わたしたちの人生は、海馬の空間戦略の活用から自動化中心へ移行するという軌跡をたどる傾向にある。ボーボーがその傾向に気づいたのは、599人の子どもと成人を対象に、タスクを実行する際によく用いる戦略を比較する研究をしたときのことだ。この研究では、仮想迷路テストの実施中、子どもは実施時間の85パーセントで海馬の空間戦略に頼っているのに対し、60歳を超える成人ではその割合は40パーセントに満たないことが明らかになった。だが、一方の戦略を他方よりも重用すると、本当に海馬の灰白質の密度や体積といった生理学的な差が生まれるのかという疑問は残されていた。

ボーボーはほかの研究者たちとともに、海馬と尾状核の活性と灰白質の測定を主眼とした2件の研究を２００３年と２００７年に『ジャーナル・オブ・ニューロサイエンス』誌で発表した。この研究では、古くからラットに用いられてきた空間テストがヒトに応用された。仮想環境のなかで放射状の迷路を作成し、被験者がその迷路を移動しているあいだに脳の活性をｆＭＲＩで追跡するというテストだ。予想どおり、空間記憶戦略を使っている人では海馬の活性が高くなり、刺激反応戦略を使っている人では尾状核の活性が高くなった。だが、研究チームはさらに一歩踏み込んで、各被験者におけるこのふたつの脳領域の形態学的な違いを測定した。その結果、空間戦略を使う人のほうが高確率で海馬の灰白質密度が高いことがわかった。逆もまた同様で、刺激反応戦略を使う人のほうが尾状核の灰白質が多かった。この結果自体は、危惧すべきものではないかもしれない。熟練のナビゲーターは、おそらくふたつの戦略を柔軟に採用する能力を備えているだろう。スピードと効率が求められるときにはオートパイロットを選択し、新たに遭遇する疑問や課題を解くときには認知地図作成機能をはたらかせることができるはずだ。しかし、絶えず海馬よりも尾状核を優先しつづけたら、どうなるのだろうか？　そして、その優先傾向が、集団のなかの一部の個人だけでなく、もっと大規模に蔓延しているのだとしたら？

認知・感情の障害

現代の生活条件は、海馬をあまりはたらかせない方向にわたしたちを導く一方で、尾状核への依存に拍車をかけているのではないか。ボーボーはわたしにそう語った。「過去の人類は、オートパイロットを使うことはなかったのかもしれません。ひとつところに仕事を持ち、いつもと同じ生活を送る習慣は最近のものです。産業化により、習慣－記憶－学習のシステムから利益を得られるようになりました」とボーボーは言う。

社会的な変化に加えて、慢性的なストレス、治療されない鬱、不眠症、アルコール依存症も海馬の萎縮につながることがある。ラットの研究では、不安だけでも空間学習と記憶に影響が出ることが明らかになっている。ストレスと鬱は、海馬の神経発生に影響を与えるようだ。その一方で、運動により学習と記憶の能力が向上し、鬱に対する耐性が高まり、新たなニューロンの生成が刺激されることが示されている。ＰＴＳＤ患者は海馬の体積が小さいが、抗鬱剤の使用や環境の変化といった効果的な治療により、海馬体積が増加することもわかっている。

現代では、ストレスや鬱などの症状が広く見られるようになっている。そうしたことからボーボーは、子どもが青年期に入るころには、すでに海馬体積が相対的に小さくなっている可能性もあるのではないかと懸念している。海馬が縮小すると、認知・感情面での障害や行動の問題を起こしやすくなる。さらに、海馬を使わない刺激反応ナビゲーション戦略への過度の依存は、一見すると無関係だが有害な多くの行動と結びついている可能性もある。尾状核の回路は線条体に位置している。線条体は依存症に関わる脳領域だ。そのため、ボーボーはこんな疑問を抱くようになった――

刺激反応戦略に頼る人と空間戦略に頼る人とでは、薬物乱用に関してなんらかの差が見られるのではないだろうか？　２０１３年、ボーボーは若年成人55名を対象にした研究の結果を発表した。それによれば、ナビゲーションにおもに刺激反応戦略を用いる人では、アルコールの生涯消費量が倍増し、煙草やマリファナの消費量も多かった。２５５人の子どもを対象とした別の研究では、ADHDの症状が見られる子どもは、おもに尾状核の刺激反応戦略に頼っていることが明らかになった。ボーボーと同僚のグレッグ・ウェストによる大学生を対象とした最近の研究では、尾状核を使うタイプのアクションビデオゲームを実験室内で90時間にわたってプレイすると、海馬の灰白質が減少することが明らかになった。この研究結果は、わたしたちの従事する活動が海馬に悪影響を与えうることを示すはじめての明確な証拠だ。

とりわけ懸念されるのが、アルツハイマー病と海馬との関係だ。この関係は１９８０年代後半から論文でとりあげられてきた。海馬の萎縮は、高齢者の記憶障害に関わっている。また、アルツハイマー病と診断された患者ではほぼ必ず萎縮が見られることも、神経撮像研究で明らかになっている。さらに、海馬とその隣の嗅内野の萎縮は、数年後のアルツハイマー病発症の前兆でもある。健忘症患者における海馬損傷と空間記憶喪失との関連が立証されていることを考えれば、意外な話ではないだろう。アルツハイマー病患者は、記憶とアイデンティティを徐々に失っていくという痛ましい経験をする。だが初期には、道に迷う、物の置き場所を忘れる、自分のいる場所やどうやってそこまで来たかがわからなくなる、といった症状が出ることも多い。

海馬とアルツハイマー病との関係については、遺伝的要因がはたらいている可能性もある。１９９３

年にはすでに、アポリポタンパクE（ApoE）遺伝子と呼ばれるアルツハイマー病のリスク遺伝子が論文に登場していた。その1年後、アルツハイマー病のリスクの低下、発症の遅延、海馬萎縮の進行抑制に関係する対立遺伝子（ApoE2）が発見された。一方、別の対立遺伝子（ApoE4）がアルツハイマー病のリスクの上昇に関係していることも示された。ApoE2を持つ若年成人では、海馬に情報を送る嗅内野の皮質が厚く、海馬そのものも大きいらしいこともわかっている。ボーボーは最近の研究のなかで、若年成人におけるそうした遺伝的特性の有無と認知との関連を調べている。124人の若者の遺伝子型を解析し、放射状のバーチャル迷路でテストを行なったところ、ApoE2を持つ人は海馬の空間戦略を使う傾向が強く、海馬の灰白質の量が多いことが明らかになった。

遺伝的性質は海馬萎縮の制限要因になっているかもしれないが、空間認知の訓練により、機能低下を防ぐことはできるのだろうか？　空間記憶に特化した介入を早期に行なえば、アルツハイマー病の発症率が低下するのではないかとボーボーは考えている。また、優れた空間記憶能力を持っていれば、アルツハイマー病を防げる可能性もあるという。空間記憶を使う訓練をしている高齢者は、海馬活性が高く、海馬体積が大きく、より健康な認知機能を維持する傾向にある。空間戦略をよく使う人では、モントリオール認知評価検査（軽度の認知機能障害を検出するための検査）で示される認知症のリスクが低下することも、ボーボーはすでにたしかめている。現在、ボーボーが力を注いでいるのは、空間記憶と認知面の健康を鍛える方法を見つけ、それを世の中に広めることだ。ボーボーが推奨している方法としては、定期的な運動、オメガ3系油を豊富に含む地中海風の食事、瞑想と深呼吸、十分な睡眠などがある。何よりも重要なのは、認知地図を積極的に構築することだ。目的地へ行くときに新しい道や近道を選ぶ。周囲の環境とランドマークの俯瞰図を定期的に描く。あるいは、日々の生活に新しい行動やルートを採り入れてもいい。健康な海馬の利点は広い範囲に影響を及ぼすとボーボーは言う。「海馬の大きい人は自分の人生を掌握していると強く感じることも、複数の研究で示されています」と彼女はわたしに話した。「それは何を意味しているのでしょうか？　ひとつの解釈として、こんなふうに考えられます。エピソード記憶が優れていれば、起きたことをよりしっかり記憶できる。そして、起きたことをしっかり記憶できれば、避けるべき過ちや繰り返すべき良い行動を記憶して、望みの結果を手に入れられます。すると、人生を掌握しているという感覚が強まる。それ自体がストレスを減らし、人生の出来事によりうまく対処できるようになります。掌握感は、逆境に対処するためのひとつのメカニズムなんです」

国や文化による違い

２０１７年秋、ボーボーを含む11人の研究者が、「ナビゲーション能力のグローバルな決定因子」と題した報告書を発表した。この研究では、世界各地の２５０万人を対象にバーチャル空間ナビゲーションタスクの成績を測定し、得られたデータの解析結果をもとに、各国の認知能力に類似点があるか否かが調べられた。著者のひとりで研究の立案者が、ユニバーシティ・カレッジ・ロンドンの神経学者ヒューゴ・スピアーズだ。スピアーズはその10年前にロンドンのタクシー運転手の脳を研究し、バス運転手よりも海馬の灰白質が多いことを明らかにしている。ボストン大学で開催された「チャールズ・リバー記憶アソシエーション」の年次会議で、スピアーズは最新研究の知見を発表した。聴衆のなかには、ハワード・アイヘンバウムをはじめ、錚々たる記憶研究者たちの顔もあった。ボーボーとスピアーズらの研究データは、『シー・ヒーロー・クエスト』というビデオゲームを使って集められた。スマートフォンやタブレットにダウンロードできるこのゲームは、実はゲームを装った空間定位タスクだ。ゲームの目標は、ボートを操りながら海の生物を探索し、その写真を撮ることにある。探索にはふたつの方法を選べる。曲がりくねった水路に沿って移動したあとにスタート地点に向けて照明弾を撃ってもいいし、道を見つけるのに必要な一連のチェックポイントが描かれた地図を前もって記憶してもいい。前者はデッドレコニング（経路積分）の典型例、後者は研究者らがウェイファインディングと定義した手法だ。スピアーズの報告によれば、インドやアメリカ、ブラジル、オーストラリアなど193か国の18歳から99歳までのプレイヤーが、300万回にわたってこのゲームをプレイしたという。その結果は、なんとも興味深いものだった。

この研究のデータは、空間ナビゲーション能力がおとなになってすぐ、だいたい19歳ごろから低下しはじめ、年とともに着実に衰えていくことを示している。また、農村部のプレイヤーはゲームの成績が大幅に良かった。国別で見ると、オーストラリア、南アフリカ、北米の人は全般的に空間定位スキルが高かったが、平均から大きく外れていたのは、北欧諸国に住むプレイヤーたちだった。フィンランド、スウェーデン、ノルウェー、デンマークのプレイヤーは、オーストラリアとニュージーランドのプレイヤーと並び、最も正確なデッドレコニングスキルを見せた。この結果をどう説明すればいいのだろうか？　スピアーズが提示した散布図では、国民ひとりあたりのGDP

とナビゲーション能力とのあいだに因果関係があることが示されていた。これは医療や教育、富といった要因と関係している可能性がある。だが、この結果を直接的に説明する要因は、その国のGDPではなく、競技スポーツとしてオリエンテーリングがさかんに行なわれているか否かだった。オリエンテーリングは、競技者が地図とコンパスを使って野外のさまざまなチェックポイントをたどりながら、ゴールまでの到達時間を競うスポーツだ。そして、北欧諸国できわめて人気の高いスポーツでもある。1966年から2016年までに北欧諸国の選手が獲得した世界選手権のメダルの数と、『シー・ヒーロー・クエスト』での北欧諸国のプレイヤーの好成績には強い相関性があるとスピアーズは指摘した。

聴衆からは、研究データに歪みがある可能性も提起された。このゲームに自発的に参加するのは、仮想現実インターフェースの扱いに自信がある人にかぎられるのではないか、というのだ。さらに、インターネットやコンピューターの利用という条件も、データを限定的なものにしている可能性があるのではないかとわたしは思った。このゲームをプレイした300万人のなかで最高レベルの「ゲーム内」ナビゲーターでさえ、人類本来の能力範囲からすれば最低水準なのだとしたら？北欧諸国のプレイヤーが『シー・ヒーロー・クエスト』で全般的に高スコアを出した一方で、ヨーロッパ北部の人々のデッドレコニングスキルがとりたてて秀でたものではない可能性を示唆する研究もある。たとえば、アメリカの言語学者エリック・ピーダーソンは、オランダの野生キノコ狩りクラブに所属する男女を対象に、デッドレコニングスキルをテストする実験を行なった。森のなかを数キロ歩いたあとに、最初に車を降りた方向を指さしてもらうというテストだ。彼らのデッドレコニングの精度は、野外を歩きまわる経験を積んでいるにもかかわらず、オーストラリアやメキシコの先住民コミュニティで実施された研究の結果に比べると惨憺たるものだった。「デッドレコニングという観点から言えば」と言語学者スティーヴン・レヴィンソンは書いている。「これらの実験データは、被験者が周囲環境の心的地図上で自分の現在位置の明確な表象を構築しておらず、その局所的な心的地図を、自分の知るより広い世界に統合してもいないことを示している」。オランダのキノコ狩り愛好家たちがおもに使っていた戦略は、心的地図にもとづく帰路のナビゲーションではなく、一方向に進み、来た道を引き返すというものだった。

実を言えば、『シー・ヒーロー・クエスト』はナビゲーション戦略の国や文化による違いを科学的に解明するために制作されたものではない。本来の目的は、アルツハイマー病の診断ツールの開発に役立つデータを集めることにある。空間認知能力と記憶機能は、人間の脳内できわめて密接に関わっている。空間ナビゲーションの国際的指標――通常の状態を表すもの――を作成すれば、年齢、性別、国をもとに、その人本来の空間ナビゲーション能力を正確に予測できるようになるのではないかとスピアーズらは期待している。医師は通常、若年性認知症やアルツハイマー病の診断に言語能力検査を用いているが、空間ナビゲーション指標に照らして空間認知能力を検査すれば、認知障害の徴候をさらに早期に予測できる可能性がある。

わたしはユニバーシティ・カレッジ・ロンドンのスピアーズのオフィスを訪ね、海馬と記憶におけるその役割について話を聞いた。「ラットやマウスで空間ナビゲーションと空間タスクを研究している学者はたくさんいます。本当にたくさん。彼らの関心の的は、空間ではありません。記憶にたどり着くために空間を利用しているんです」とスピアーズは言う。「わたしがこの分野に足を踏み入れたのも、記憶がきっかけでした。でもそのうちに、空間のほうが奥が深いのではないかと思うようになりました。昔から地図が好きだったし、人間が実際にどうやって道を見つけているのか、その方法にも関心がありました。それに、哲学的にそそられる要素もあります。空間とは何か？　場所とは何か？」。『シー・ヒーロー・クエスト』はビデオゲームを巧みに装った医学的検査だが、その発想のすばらしさは、空間と記憶の関係をうまく利用し、一方を使って他方に到達する仕組みになっているところにある。そんなふうに、わたしは感じた。

では、そもそもなぜ、脳内でナビゲーションとエピソード記憶が密接に結びついているのか？　わたしはスピアーズに、その質問をぶつけた。「空間は安定しているので、いろいろなものを固定できる。オキーフとネーデルはそう主張しました」とスピアーズは答えた。「つまり、ひとつのシステムとして、完全に結びついているということです。空間とは、認知地図上に記憶を追加するための足場のようなものなんです」

未来を想像する力

衛星ナビゲーション装置は人間の脳をだめにしているのか？　スピアーズはたびたびそんな質問を受けるという。彼はそれに対して、その手の技術の活用法にはさまざまなものがあり、それぞれの違いを認識することが重要だと答えている。スマートフォンでグーグル・マップを使って目的地までのルートを見つけるという行為は、紙の地図を使うのとそれほど違わない。だが、曲がり角に来るたびに道順を逐一教えてくれるターンバイターン方式の指示にしたがって目的地へ行くとなると、話はまったく変わってくる。２０１７年春、スピアーズが共著者となった論文が『ネイチャー・コミュニケーションズ』誌で発表された。24人の被験者にＧＰＳを使ってロンドンのソーホー地区をナビゲートしてもらったこの研究では、目的地へ行く際にＧＰＳナビゲーション・システムを使うと、海馬を含む脳の特定領域が実質的にスイッチオフ状態になることがはっきりと示された。「この結果は、海馬が行程をシミュレーションして将来的にとりうる経路を探る一方で、目的地にたどりつける経路の計画立案には前頭前皮質が関与するというモデルに合致している」とスピアーズは記者に対して語っている。「だが、行くべき方向を指示する技術を使っているときには、そうした脳の領域が街路のネットワークに反応しなくなる。その意味では、脳が周囲の道に対する関心のスイッチをオフにしていると言える」

　ヴェロニク・ボーボーはＧＰＳを使っていない。彼女は慎重を期し、ＧＰＳが海馬の萎縮を引き起こす可能性を探る研究がまだ設計されていない点を指摘している。とはいえ、ターンバイターン方式の指示にしたがうとウェイファインディングに空間戦略を使わなくなることを示す証拠は数多く存在する。もっと言えば、ＧＰＳを使うという行為は、海馬を抑えて尾状核をはたらかせる刺激反応戦略にきわめて近い。そして、脳は驚くほど可塑性が高いため、海馬を活性化させたり鍛えたりしなくなると、海馬の灰白質は減少する。ターンバイターン方式の指示が尾状核を活性化させ、そこから生まれる刺激反応戦略が認知地図作成を迂回することは、科学者たちも確信している。「認知地図を作成する理由はすでに少なくなっていますが、ＧＰＳを使うと、さらに少なくなるかもしれません」とボーボーは言う。海馬発達と幼児期健忘の関係を最初に指摘したリン・ネーデルは、ボーボーの博士論文の指導を担当し、研究データに目を通してきた。そのネーデルも、海馬を使わずに退化させることには少なからぬリスクがあるとする見解に同意している。「脳には、使わなければ失われるという特性があります」とネーデルは言う。「タクシー運転手の研究は、裏を返せばどういうことなのか。それはわかっています。（海馬の）システムを頻繁に使えば、その能力を高められる。仮に彼らに脳を使わせず、携帯端末だけに頼って道を見つけさせたら、移動能力に弊害が生じ、記憶などの別の面にも影響が波及するのではないか。わたしの本能的直感は、そうなると告げています」

市場調査によれば、ターンバイターン方式のナビゲーションアプリのユーザー数は２０１７年に4億人に達し、２０１1年から4倍に増加しているという。にもかかわらず、ＧＰＳ使用の影響を調べた研究は、ひと握りしか存在しない。最初期の研究のひとつが、２００5年にノッティンガム大学の研究チームが実施したものだ。この研究では、ＧＰＳと紙の地図のいずれかを使って車を走らせた12人のドライバーにルートの詳細地図を描いてもらい、ランドマーク知識、ルート知識、サーベイ知識を測定した。その結果、ＧＰＳを使ったドライバーのほうが記憶している景色が少なく、正確さも劣り、最小限のランドマークしかない単純な地図を描く傾向があった。研究チームによれば、このふたつの手法の決定的な違いは、意思決定にあるという――つまり、ＧＰＳの使用者は意思決定に関わっていないということだ。

その2年後、カールトン大学の研究チームが１０３人を対象とした研究を実施し、ＧＰＳの使用が注意力や集中力の面でドライバーに多くの悪影響を及ぼすことを明らかにした。GPSを使うと、それが直接的な知覚に取ってかわり、ドライバー自身が環境から情報を集め、統合し、理解し、処理する必要がなくなる。さらに、ウェイファインディング、意思決定、問題解決も不要になるというのだ。2008年にコーネル大学のチームが実施した研究によれば、GPSを使用すると、仮想環境とGPS画面の知覚に没入する一方で、実際に周囲にある空間を解釈するプロセス——言いかえれば、空間を場所に変換するプロセス——が減退するという。GPSを使うドライバーは、実体のある道路を自分で知覚するのではなく、文字どおり道路の仮想表象に頼っているということだ。歩行中のGPS使用でさえ、わたしたちの空間移動のあり方を変える可能性がある。同じく2008年の石川徹をはじめとするチームの研究報告によれば、歩行中にGPSを使う人は、紙の地図の使用者や直接的な体験に頼る歩行者に比べて歩く速度が遅く、より頻繁に方向を誤り、ウェイファインディングのタスクに苦労する傾向があるという。

GPSは人間のウェイファインディングのあり方にどのような影響を与えているのか。それを探る研究の設計に取り組んでいる学者のひとりが、ハリー・ヘフトだ。デニソン大学で環境心理学教授を務めるヘフトは、ジェームズ・ギブソンのもとで研究をした経験がある。「GPSは世界との関わりあいを全体的に拡散させます」とヘフトは言う。「なにしろ、世界をよく見る必要さえありませんから」。GPSはある意味で、ハイウェイが主要な移動手段になって以来すでに進行していた変化をさらに悪化させているとも言える、とヘフトは続けた。「ハイウェイシステムは、土地や地形から大きく切り離されています。GPSはその隔たりをさらに広げていると思います」

海馬を鍛えずにいると犠牲になる最初の能力は、おそらく記憶力だろう。だが、それで終わりではない。わたしたちは過去の「どこで」や「いつ」の再構築だけでなく、未来のイメージの構築にもその神経回路を使っている。海馬は想像力の中核も担っているのだ。たとえば、健忘症患者のH・Mは、明日どこへ行くつもりかと訊かれても、「自分のためになるところならどこへでも」と答えることしかできなかった。1980年代には、心理学者で神経学者のエンデル・タルヴィングも、健忘症患者が未来を想像するのに苦労していることに目を留めた。その後の2007年には、一連の神経撮像研究により、記憶力と想像力の両方で海馬を含む共通の脳内ネットワークが使われていることが確認された。ユニバーシティ・カレッジ・ロンドンのエレナー・マグワイアは、海馬はエピソード記憶、未来の想像、空間ナビゲーションを担っているだけでなく、その実践に欠かせない情景の構築にも必要なのではないかと主張している。マグワイアによれば、この情景構築説なら、海馬を失うと、共通項のないように見える多くの機能が破壊される理由を一元的に説明できるという。

未来を想像しているときのわたしたちは、見事な離れ技を実践している——意味記憶とエピソード記憶から情報を引き出して結合し、そこから仮説上の出来事の心的表象を新たに形成しているのだ。わたしたちの脳はいわば予測マシンのように、近い未来や遠い未来に起きるかもしれないエピソードを生成し、それを計画立案や問題解決、目標達成に利用している。その意味では、想像力はわたしたち人間を導く灯台と言える。どこへ行くべきか、どうすればそこへ行けるのか。そうした選択に関わる意思決定のみならず、目的地やあるべき未来に達するための行動や感情の自己調節も助けている。さらに言えば、想像力は想起意識の柱でもある。想像力が生まれ、ヒトの自己認識がいまこの瞬間を越えて過去と未来へ広がった結果、人類が現在のような進化の道をたどった可能性もある。

2011年、ベンジャミン・ベアードとジョナサン・スクーラーの研究により、マインドワンダリング〔いままさにしている作業などから注意が離れて心がさまようこと〕状態の人は、しばしば自伝的プランニング〔自分の目標に応じた計画を策定する脳のはたらき〕や未来をめぐる思考に従事していることが明らかになった。マインドワンダリング状態にあるときのわたしたちは、過去と未来を流動的に行き来するのに身を委ねている。ベアードらの主張によれば、マインドワンダリングによりさまざまな認知的処理が可能になり、それが「日々の生活をナビゲートする際に役立っている可能性がある」という。タルヴィングは想起意識をメンタルタイムトラベルと表現した。神経学者モシェ・バーが編纂した『脳内の予言』では、オーストラリアとニュージーランドの心理学者からなる研究チームが、メンタルタイムトラベルと文法的言語に関する能力が共進化することで、人類がエピソード情報を互いに共有できるようになった可能性を指摘している。この共進化は更新世に起きたと見られている。その時期の気候変動により、社会的結束と将来計画の必要性が高まり、乳児から成人へいたるまでの発達期間が長くなった――つまり幼児期が生まれたのではないかと研究チームは推測している。

未来の想像における海馬の役割からすると、海馬の活性低下はどのような影響をもたらすのだろうか？　脳の注意力や能力をＧＰＳ装置に委ねれば委ねるほど、未来の想像は詳細さを欠いた曖昧なものになるのだろうか？　共通善という社会的ビジョンと、それを実現するための手段もぼんやりとした空間のなかに溶け込んでしまい、わたしたちは単に道に迷うだけでなく、それよりもはるかに深い意味で方向を見失うことになるのだろうか？　ナビゲーションは結局のところ、人間という存在そのものに影響を与えずにはわたしたちの認知能力から切りとれないものなのかもしれない。それを切りとってしまえば、人間の本質や運命をめぐる考え方も変わってしまうのではないだろうか。

個々人の認知的負担を軽くする技術は良いものだと主張する識者もいる。物理学者のミチオ・カクは『フューチャー・オブ・マインド』（ＮＨＫ出版）のなかで、脳に記憶を移植し、新しいスキルの習得や知識の獲得の所要時間を縮められるようになる未来を描いている。そうした移植は、認知能力の大幅な低下につながるのではないか。記憶と情報の習得や維持を担う重要な神経構造を発達させる必要がなくなれば、人類の知能は低くなるのではないか。カクはそう懸念する人たちを安心させるために、優れた設計の人工脳がそうした問題をいずれ解決するはずだと述べている。さらに、人工海馬を移植する可能性にまで言及している。実際、南カリフォルニア大学の神経工学者セオドア・バーガーがすでに海馬インプラント――電気的にニューロンを刺激するシリコンチップ――を開発し、ラットやアカゲザルでテストしている。このインプラントの目的は、アルツハイマー病患者や脳を損傷した人の長期記憶を改善することにあり、カーネルという企業がすでに臨床試験を実施していると報じられている。シンガポールでは、ソフトウェア内で人工の格子細胞と場所細胞が作成され、開発に携わった科学者たちによれば、ロボットがその細胞を使ってオフィス空間を歩きまわっているという。グーグルは、記憶と推論をもとにロンドンの地下鉄経路をナビゲートできる人工知能プログラムを開発した。だが、そうした技術的実験をめぐる記事を読むと、その裏に潜む科学技術のユートピアというビジョンに拒絶感を抱かずにはいられない。ロボットが人間のように思考する神経ネットワークを発達させる一方で、人間がロボットのように記憶を人工脳へダウンロードできる世界。その未来では、個人の体験や習慣や技術にいったいどんな価値があるのか？　そこでは、学習に、幼少期に、自由な探索に、偶然の発見に、自発的に道を見つけることに、どんな喜びがあるのか？　人類を人類たらしめている本質的な要素である認知プロセスを外部に委ねることで、どんな利益が得られるというのだろうか？　でもその未来はもう、わたしたちのもとへ来ているのかもしれない。

第16章　迷子のテスラ

仮想世界を歩きまわる

ハーバード・ロー・スクールの図書館へ入るには、「人ではなく、神と法のもとで」を意味するラテン語の一節が刻まれた列柱の支える正面玄関を通り抜ける。わたしがここに来たのは、人類の移動をめぐる未来展望をテーマにしたある法律家の講演を聞くためだ。その法律家の語る未来では、磁力で宙に浮かんで電動モーターの力により低圧チューブ内を滑走する繭《ポッド》に乗った人々が、時速およそ1100キロで地表を移動する。通勤者は弾丸さながらに、数分で都市から都市へと飛びまわる。自然の法則が人間の意志に屈した未来だ。その法律家は、ハイパーループ・ワンという会社に属している。ハイパーループは、高級電気自動車を製造するテスラの創業者イーロン・マスクが最初に提唱した構想で、いわく「コンコルドとレールガン（電磁加速砲）とエアホッケーを合体させた」ものだ。ドライブスルーの銀行で小切手を車から窓口へ届けるときに使う、プラスチックのチューブのようなものを思い浮かべるといいだろう。ハイパーループなら、通常は車で11時間を要するメルボルン〜シドニー間を55分で移動できる。そして、移動の際に身体が体験するのは、ぐいと押されるような最初の衝撃だけだ。その後のフルスピード時には、移動している感覚はまったくない。「どこへでも行き、あらゆるものを動かし、あらゆる人をつなぐ」をモットーに掲げるハイパーループ・ワンは、すでにネバダ州に試験走路を設置している。アラブ首長国連邦は、ドバイとアブダビを結ぶ輸送システムの建設に関してハイパーループ・ワンと契約を交わした。このシステムが実現すれば、時速およそ800キロで移動し、乗客をわずか12分でドバイからアブダビへ運べるようになる（ヴァージン・グループの出資に伴い、同社の現在の社名はヴァージン・ハイパーループ・ワンになっている）。

かつての車輪、自動車、鉄道、飛行機の発明がそうだったように、ハイパーループと未来の民間輸送ベンチャーは、移動の経済とパターンを全面的に塗り替えることになるだろう。そればかりか、地図の発明や飛行機からの視点、あるいは宇宙から撮った地球の写真と同じように、人間の精神をも塗り替えるかもしれない。だが、飛行機や列車、そして自動運転車でさえ、乗客にはまだ景色がある——窓をとおして知覚する対象が存在している。ハイパーループの謳うシステムでは、乗客はトイレットペーパーの芯のようなものの内部を移動する。周囲環境の視覚的参照や、自分の肉体が空間、時間、人生を移動していると感じさせるものはいっさいない。あらゆる景色を手放したとき、わたしたちは何を失うことになるのだろうか？　民間航空会社のパイロットであるマーク・ヴァンホーナッカーは、『グッド・フライト、グッド・ナイト』（岡本由香子訳、早川書房）のなかで、飛行機の窓側の席に座る体験をこう描写している。「信仰の有無や種類を問わず、楕円形の窓に、人間が抱く根源的な問いの答えがくっきりと映しだされる。個と個がつながり、時間と距離が釣り合い、夜になると暗い地表に暮らしの光が投げかけられるように、過去が現在に投影される」。ハイパーループの描く未来は、わたしたちが完全に内側を向き、自分自身のこしらえた広大な仮想世界を歩きまわる未来なのかもしれない。

20世紀を振り返ってみると、技術的な野望の多くは、世界へのアクセスを容易にし、人々をより遠くへ、より速く動かすと同時に、そのために必要な労力をできるかぎり小さくすることに重きが置かれていた。はじめのうちは、それが人間の心に及ぼす影響を懸念する人たちもいた。1948年にアメリカと欧州を結ぶ商用航空機に搭乗したアン・モロー・リンドバーグは、そのときの体験を『ハーパーズ・マガジン』誌に綴り、航空機での旅は乗客の心のうちにおそるべき力と自由の錯覚を生み出すと述べた。乗客は世界から切り離され、「くつろぎ、腹を満たされ、超然とした優越感を抱きながら」、大地を見下ろすことができる。飛行機が地球を縮める一方で、人間のスケール感覚と地球を支配する力は大きく膨らんだ。リンドバーグの数年前には、ウェンデル・ウィルキーが「もはや遠く離れた場所は存在しない。世界は小さく、世界はひとつなのだ」と書いている。同じころ、ヘンリー・ルースはアメリカのグローバリズムをめぐるビジョンを描き、それが世界をかけめぐる現代の特権階級のモットーになるだろうと語った。ルースに言わせれば、人間は「船や海を渡る飛行機により、自分の望む場所に、望むときに、望む手段で移動する権利」を手に入れたのだ。

人類とスピードとの蜜月は途絶えることなく続いている。未来派の主導者フィリッポ・マリネッティは、「世界の輝きは、スピードの美しさという新たな美により豊かなものになった」と

1909年に書いている。1902年には、『エアロノーティカル・ワールド』誌のあるライターが、息もつかせぬ勢いでこう書いている。「航空輸送のスピードが分速11キロに達したら、人間は実質的に空間を消滅させ、自由かつ簡単、徹底的かつ経済的にこの地球の表面を周遊し、探索できるようになる。極から極へ、あるいはみずからの想像の命じるどんな場所へでも、いかなる制約にも縛られずに行けるようになるだろう」。1976年1月に就航したコンコルドは、人類の移動の頂点を極め、シャンパンを飲みながら超音速で移動することを可能にした。アン・モローの夫チャールズ・リンドバーグはコンコルドが飛ぶ2年前に世を去っていたが、究極の機械が人類を自然との接触から切り離すだろうとすでに予言していた。「将来における成層圏飛行では、はるか下方にひろがる水を意識せずに大洋を横断するだろう」。リンドバーグは妻の著書『聞け！ 風が』(中村妙子訳、みすず書房)の序文にそう書いている。「空中を移動しているという感覚を旅行者に与えるのは、ただエンジンの伝える震動だけということになるだろう。風も、暑熱も、月光の中の離陸も、何ら関心を呼び起こさないものになるだろう」

いまとなっては、飛行機で空を飛ぶには金属、燃焼、温度、水平線、物理学を理解しなければならなかった時代は、馬車のきしむ音や手押しポンプからほとばしる井戸の水に劣らず遠い昔に思える。わたしたちは以前にもまして、速さ、時間の節約、隔離された移動を提供する技術に熱をあげている。それは機械というよりは、制御不可能な外の世界から自分の頭を守ってくれる「おくるみ」に近い。

時間の節約、時間の管理、時間の最大化、時間からの逃避、時間の剥奪。時間は現代生活の重要な関心事かつ心配の種《たね》であり、それゆえに移動の質を判断する指標になっているように見える。どれくらい速いのか？　移動の手段や移動という行為そのもの、燃料の燃焼や自分がその上を飛行する人や場所から、どれくらい容易に意識をそらすことができるのか？　「わたしたちが売るのは移動手段ではありません。時間を売るのです」とハイパーループは謳っている。

もしかしたら、それはワールド・ワイド・ウェブによってすでに達成されているのかもしれない。ウェブの登場により、わたしたちは移動の必要性をすっかり取り払えるようになった。電話を発明したアレクサンダー・グラハム・ベルは、電話ごしに話している人の姿を見られるようになる日が来るだろうと予言していた。その言葉どおり、現在のわたしたちはスマートフォンとコンピューターにより、その奇跡のような即時性を体験している。光ファイバーケーブルと衛星の発する電波に乗って、わたしたちは世界全体と関わりあうことができる。だが、ウェブが特定の場所から別の場所へ物理的に移動する必要性を取り払う一方で、インターネット上に存在することのメタファーとしてわたしたちがナビゲーションに固執している事実は、なにがしかを物語っているような気がする。仮想空間と対峙してもなお、わたしたちは現実空間の構造にしがみつき、実際にはどこにも存在していないにもかかわらず、ウェブを自分たちが動きまわる場所として表現しているのだ。わたしたちはコンテンツを探し、訪問するサイト（場所）とサイトのあいだで次へ進んだり前に戻ったりする。ウェブブラウザ「サファリ」のアイコンはコンパスだ。

ハイパーモビリティは、個人の領域と意識を世界の表面全体に広げることを可能にしてきた。だが、それを操るわたしたちの能力は、不安になるほどもろい。燃料が尽きたり充電が切れたりした瞬間に、はじけて霧散する。技術という杖なしでわたしたちが移動できる範囲は、実際には縮んでいるのかもしれない。そして、わたしたちが訪れる場所との親密さも薄くなっているのではないだろうか。わたしにはいま、そう思えてならない。

装置パラダイム

環境の手がかりにもとづくナビゲーションの伝統が長く息づいてきた場所では、ＧＰＳもまた、文化的アイデンティティを破壊する攻撃になりうる。以前、映画制作者でホクレア号のクルーでもあるナアレフ・アンソニーが聴衆の前で自分のスマートフォンを掲げ、こんなことを話していた。「コンパスと六分儀とＧＰＳ。わたしがいま手にしているこの端末でボタンを押して経路を検索すれば、３０００年分の知識を好き勝手に利用できます」。人類学者のクラウディオ・アポルタは、カナダ北極圏でイヌイットのウェイファインディングの研究をはじめたときに、こんな疑問を抱いた。ＧＰＳはスノーモービルやショットガンと同じように、北極圏のコミュニティが順応して共存できる技術なのだろうか？　それとも、イヌイット文化そのものが持つ本質的かつ重要な何かを侵食することになるのだろうか？　アポルタが最初にイグルーリクへ赴いた１９９０年代には、すでに40人のハンターがＧＰＳ装置を所有していた。ＧＰＳの最大の利点は、セイウチ狩りで発揮される。狩り場から岸に戻る際に、岸が見えていなくても直線コースをたどり、燃料を節約することができるからだ。それでも当時はまだ、半移動生活で育った人たちはＧＰＳにあまり頼らず、知識の豊富な専業や兼業のハンターたちも伝統的なウェイファインディングの補助的手段としてしか

GPSを使っていなかった。最重要ツールとしてGPSに最も頼っていたのが、若い世代のハンターたちだ。ウェイファインディングの経験の浅さ、スノーモービルのスピード、そしてGPSの手軽さが一体になると、北極圏のナビゲーションの危険はたちまち増幅する。GPSは人々のたどるルートを変えた。ときには、何世代にもわたって安全がたしかめられてきた道から離れてしまうこともある。雪に残された道跡を見るだけで、その人がGPSを使っていたのだとわかると言うハンターもいる。GPSを使うと、矢のようにまっすぐな跡――コンピューターがはじき出した道――になるからだ。ヌナブト・アークティック・カレッジの教師であるジェイソン・カーペンターは、わたしにこう話した。「スノーモービルに飛び乗って、ほとんど何も考えずに100キロ進むのは、誰にでもできる簡単なことです。そのせいで、みずから悪条件に飛び込んでしまう可能性が高くなります」

伝統的ウェイファインディングを熟知するイグルーリク住民の多くは70代か80代だ。彼らは半移動生活のなかで生まれた最後の世代で、風向き、雪、太陽、星、潮、海流、ランドマークに関する教えを叩き込まれて育った。そして、無数の地名を記憶してきた。GPSが到来すると、ハンターは最小限の環境の手がかりに頼るだけですむようになった。そしてそれが、記憶という認知の負担を軽くした。「空間認知に関する質問（どこへ行くか、など）に対するGPSレシーバーの答えは、その空間から物理的に切り離されたメカニズム（衛星のネットワーク）により提供されるものであり、移動者が環境と関わる必要はない」。アポルタと共著者のエリック・ヒッグスは、「衛星文化――グローバル・ポジショニング・システム、イヌイットのウェイファインディング、新たな技術の解釈の必要性」と題した論文にそう書いている。「身体的な移動という行為には、ある程度の周囲環境との結びつきがつねに関わってくるが、その結びつきが……浅い」。アポルタがイグルーリクに住むアリアナクルクという老人から聞いた話によれば、とある捜索活動の際に、捜索隊がGPSを使って進路をたどろうとしたことがあったという。だが、それでは危険な場所やフローエッジにまっすぐ導かれる羽目になることを、アリアナクルクは知っていた。「わたしはこう言ったよ。わたしのほうがうまく道を案内できる、イヌクの知恵で導く、そうでないと険しい氷丘脈だらけの氷原に出てしまう、とね。そのあと、わたしは卓越風の〈ウアンニャーク〉がつくる雪だまりを……道を見つけるよすがとして、一行を導いた」とアリアナクルクは語った。「そうして、イヌクとしての知識を使って、前もって決めていた目的地にたどり着いた。GPSにしたがっていたら、険しい氷丘脈を縫って進む羽目になっただろう。最後にはフローエッジに出てしまう可能性さえあった。そうなれば、誰も助けられないばかりか、さらなる問題が起きていただろう。わたしはそう確信している」

ことGPSやコンピューター、ワールド・ワイド・ウェブ、ジェット機での移動に関しては、人間は誰もが初心者だ。そうした技術が新しいものだという点においては、西洋社会も先住民族社会とほとんど変わらない。「GPSは本質的に、空間や地形全般とのわたしたちの関わり方に影響を及ぼします。というのも、かつては自分で下してきた空間認知的判断を、いまや装置がしてくれるからです」とアポルタは語る。アポルタはモンタナ大学教授で哲学者のアルバート・ボーグマンの研究を引きあいに出した。ボーグマンは1980年代から、自身が「装置パラダイム」と呼ぶ理論に焦点をあてた研究に取り組み、現代生活における個人的、社会的、政治的レベルでの技術の影響を説明しようと試みている。

ボーグマンによれば、人間の生活のほぼあらゆる面は、さまざまなものが装置に置き換わった影響を受けてきたという。職人の仕事は自動機械に、蝋燭は照明システムに、火を使った暖房はセントラルヒーティングに取ってかわられた。装置にはさまざまなことができる。たとえば、わたしたちを暗闇や寒さ、つらさから解き放ってくれる。だが同時に、自然を従属的なものに変え、人間を物理的な環境から切り離してもいる。つまり、装置はわたしたちを苦難から解放し、時間と労力の枷を外す一方で、目的から手段を切り離すものでもあるということだ。わたしたちは環境から、そして日々を生き延びるために必要なスキルから切り離されている。たとえば、サーモスタットだ。サーモスタットを使えば指1本で自宅の温度を調節できるが、わたしたちはもはや、自宅を暖めるのに必要な資源を物理的に集める責任を負っていない――つまり、サーモスタットが暖房の手段を隠しているということだ。ボーグマンの主張によれば、装置の生み出すそうした断絶は積もり積もって社会的・生態学的な価値を蝕んでいるという。

ＧＰＳは、ボーグマンの理論を完璧に体現する装置だ。ボーグマンは１９８４年に「機械はわれわれの技能、力、注意力を要求しない。そして、要求が小さくなるほど、その存在を感じられなくなる」と書いた。当時はまだＧＰＳは大量消費市場で売られていなかったが、そのころから普及していたのなら、ボーグマンはＧＰＳにも言及していたかもしれない。もちろん、地図、コンパス、六分儀などのナビゲーション装置も、熟練のナビゲーション技術に必要とされる骨の折れる体験、観察、記憶をある程度まで外部に委ねるもので、そうである以上、ボーグマンの装置パラダイムにあてはまる。それでも、そうした発明品はまだ、一定の環境認知と定位、そして地形や天体現象の理解を必要としていた。20世紀になるまでは、ナビゲーション技術を使ったとしても、人間が注意を払う必要がまったくなくなることはなかった。「新たなナビゲーション装置（レーダー、自動ビーコン、コンピューター支援など）の組みあわせにより効率が向上し、そのぶん技能が失われている」とアポルタとヒッグスは書いている。

　装置パラダイムの影響を免れる者はいない。人類は例外なく、装置の猛攻から逃れるのにひどく苦労しているようだ。便利さと引き換えに、いったいどれほどの文化的・認知的な代償を払っているのか。装置とのあいだに距離を置いて客観的に見ることができれば、その問いを考えることもできるのかもしれない。

自動運転車がもたらすもの

　フランスの作家でパイロットだったアントワーヌ・ド・サン＝テグジュペリは、機械こそが人類の諸悪の根源だと攻撃する技術恐怖症の連中を毛嫌いしていた。機械は人と人とをつなぐものであり、それゆえに機械は敵ではなく、人類の一部になるはずだとサン＝テグジュペリは考えていた。「手紙を運び、人の声を運び、ちらちらと揺れる映像を運ぶ――今世紀のわれわれの最大の偉業は、ほかの世紀のそれと同じく、やはり人類をひとつにすることを唯一の目的としている」。そして、サン＝テグジュペリにとって機械とは、人間を自然から切り離す媒介物として機能するものではなく、人間を自然に近づける力を持つ装置だった。「パイロットが触れているのは、金属ではない」とサン＝テグジュペリは『人間の大地』（光文社ほか）に書いている。「世間では誤解されているが、パイロットは金属のおかげで、金属ゆえに、自然を改めて見いだす。機械は自然のおおいなる問題から人間を切り離すのではなく、そのいっそう奥深くに人間を沈み込ませているのだ」

1944年に死去したサン＝テグジュペリが自動運転車を目にしていたら、いったいどう思っただろうか？　世界の道路を無人自動車で埋めつくすことをめざすレースは、いまや本格的に進行している。グーグル、メルセデス、BMW、日産、テスラは、すでに試作車をテストしているグローバル企業のごく一部にすぎない。そうした自動運転車とサン＝テグジュペリが20世紀はじめに飛ばしていた鋼鉄の機械は、ヴァイオリンとiPodと同じくらいかけ離れている。ライダー〔レーザー光で物体を感知するセンサー〕、レーダー、ソナー、赤外線、超音波といった装置を搭載した自動運転車は、周囲の環境を「感知」する。いままさに集めているデータを、デジタルクラウドに保存された3次元の環境地図と統合する機能を備えたものもある。一部の自動運転車は、安全に走行するために、あらかじめ作成された3次元の地図を必要とする。そうしたことから、地図作成の分野では、いままた新たな革命が起きようとしている。無人自動車が使う地図では、木と子どもの違いを見わけるために、環境がメートル単位ではなくセンチメートル単位で表現されることになるだろう。それほどの詳細さで地球を地図化する取り組みがもうひとつ増えたところで、たいして害はないように思えるかもしれない。わたしたちはすでに銀河を、脳を、海底を、さらには火星の表面を地図化している。グーグル・ストリートビューを使って街路を「ドライブ」することも、グーグル・アースにアクセスして地球の表面を他者中心的な視点から眺めることもできる。無人自動車の機能に必要な地図化技術は、もはや急進的な飛躍には見えないかもしれない。だがそこには、わたしたちの生活におそろしい悪影響を及ぼす可能性があるように思える。わたしたちが無人自動車と、それに必要とされる3次元の地図に頼るようになればなるほど、移動する場所や探索する場所の選択の幅が狭くなるのではないだろうか。わたしたちが自動運転車に依存するようになれば(ひょっとしたら好きになるだけでも)、とるべきルートを自動運転車が決めるようになり、ひいてはすでに地図化されているルートが選ばれるようになるはずだ。わたしたちの行く場所は、わたしたちの使う技術にますます囲い込まれてしまうだろう。

自動運転車の利点は、人の運転する車よりも正確で信頼性が高く、したがってより安全というところにあると言われる。より速いスピードで移動できるし、数珠つなぎで走ることさえ可能かもしれない。大都市は大気汚染を引き起こす交通渋滞から解放されるだろう。乗客を目的地まで運び、あとで迎えに来ることができるので、都市のなかの駐車場が不要になり、公共や民間の土地利用の形も一変するかもしれない。自動運転車をライドシェアリングに利用すれば、二酸化炭素排出量を削減することもできる。だが、自動運転車の未来は、本当にそれほど薔薇色なのか？　わたしたちがすでに抱えている輸送システムの問題を、無人自動車が悪化させる結果にならないともかぎらない。人々が長距離通勤を厭わなくなり、大気汚染や二酸化炭素排出量が増す可能性もある。自動運転車がライドシェアリングの手段としてではなく、職場と自宅の往復を車に任せてのんびりくつろぐための移動型スパとして使われるかもしれない。「時速160キロでずっと走れるのなら、バークシャー地方〔ボストンから200キロ弱のところにあるマサチューセッツ州西部の地域〕に住んでいても、出勤の遅刻のほどは、ボストンから30キロの郊外に住んでいる現在とそう変わらないでしょう」。輸送エキスパートのジョン・コフリンはMITの講演でそう語った。「自動運転車をめぐる話は、わたしたちが社会としてどのような生活の形を望むのか、それを話しあうことにほかなりません」

現代のハイウェイは景色を切り裂き、たいていは眺望をさえぎる遮音壁に囲まれている。そうしたハイウェイを走る移動を、わたしたちはすでに時間の無駄と感じている。自動運転車の魅力は、そこにある。運転中、脳をオートパイロット状態にして、GPSのはじき出す指示に反応しているだけなら、その時間を違う形で利用するほうがいいのでは？　自動車でも飛行の前例に倣い、座ってくつろぎながら目的地へ向かってはいけない理由があるだろうか？　でもわたしには、無人自動車もまた、空間と時間の移動から苦労と自主性の喜びを切り離すもののように思える。GPSはわたしたちを認知地図の作成から解放する。そして無人自動車は、わたしたちがデバイスの画面から目を離し、環境のなかでじかに体験する現象に目を向けることをも不要にする。最高のスピードと究極の効率を追求する自動運転車は、さながら繭で包み込むように、高速移動や燃料消費という物理的現象からわたしたちを隔離する。わたしたちを現実に沈み込ませるのではなく、むしろ現実を消し去ってしまうのだ。

もしかしたら、わたしの考えはまちがっているかもしれない。自動運転車は、サン＝テグジュペリが「みずから姿を消し、人間の注意を引かない」と表現した完璧な機械の到来を告げるものかもしれない。自然を復権させ、人間と周囲環境とのつながりを深める可能性もある。だが、自動運転車はわたしたちを個人的な気晴らしにいっそうはまり込ませるのではないか。わたしはそれを心配している。自動運転車の最初の死亡事故で犠牲になった、ジョシュア・ブラウンの悲劇を思い起こしてほしい。40歳のブラウンは、テスラの熱狂的ファンだった。ブラウンがオートパイロット機能を使ってフロリダのハイウェイを時速120キロで疾走していたまさにそのとき、車のセンサーが青空を背景にしたトラックの白い側面を感知しそこなった。車はトラックの側面に激突し、その衝撃で車の屋根が削り取られ、ブラウンは死亡した。衝突の瞬間、ブラウンは何をしていたのか？『ハリー・ポッター』シリーズの映画を見ていた。それがわかっているのは、車がさらに100メートルほど疾走し、電柱に激突してそれをまっぷたつに折ってもまだ、ポータブルDVDプレーヤーから流れる音がトラックの運転手の耳に届いていたからだ。

人間は道に迷う動物だ

数十万年前、ヒトの脳で何かすばらしいことが起きた。あるひとつの回路が完成し、推論の火花が燃え上がり、ヒトの意識は歴史をつうじて他に類を見ないものになった。人類は探索に出かけ、帰り道を見つけた。移動した距離を測る、時間という概念を発明した。地面に残された過去の記録を認識し、その過去を再現する力を身につけた。時間を早送りして、まだ現実には起きていない未来の瞬間を想像するようになった。人類は抽象的思考の能力を持つ生物になったのだ。そして、はじまり、中間部、終わりのある物語をつくった。最初の叙事詩を生んだのは、さらに遠くへ移動しようとする人類の奮闘とともに増殖した、海馬細胞の謎めいた発火だったのかもしれない。人類は目にしたものや行きたい場所を声に出して描写する能力、物語を語りあう能力を見いだした。そして、渡り鳥や移動性動物のように世界を動きまわるようになり、それと同時に世界を変えてきた。

ナビゲーションはストーリーテリングの進化の先駆けだったのかもしれないが、人類はすぐにストーリーテリングをウェイファインディングの手段として利用するようになり、そのおかげで地理的分布はほかのどの種にもまして広がった。人間の精神は、地形情報を物語としてコード化するように構築されているようだ。人類は特定の場所で共有された記憶の貯蔵庫をつくり出し、その場所との深い、感情的な結びつきを発達させた。その場所を、わたしたちは故郷と呼ぶ。人類は太陽、月、星、風、ランドマークの観察やそれらとの親密さをつうじて、自然にまつわる知識を蓄積し、自分のいる場所を知り、さまざまな場所を探し、新しい故郷をつくり、古い故郷に戻るための複雑な技の伝統を生み出した。空間と時間をコード化するために進化したその脳は、新たなナビゲーションの道しるべを衛星という形で宇宙へ打ち上げた。物語が増殖し、人間の体験と記憶という知的領域のなかに世界がすっぽり収まった。

ダーウィン的な観点から見ると、ウェイファインディングは生存のための一条件だ。わたしたちは捕食者を避け、食べものや避難場所を見つけるためにそれをする。だが、現代のわたしたちが移動する理由は、手段や条件という観点だけでは理解できない。そこにはもっと深いレベルの精神や心が存在する。人を特定の場所に引きつけ、追いやり、呼び寄せ、否応なく行かせる、内なるものの存在を考慮しなければならない。人間のウェイファインディングを生存だけに帰着させることはできない。なぜなら、それではわたしたちを突き動かすありとあらゆる体験、恐怖、夢、希望を

──わたしたちを人間たらしめている特性を、意味のある形で説明することはできないからだ。携帯型GPS装置や自動運転車の未来、道に迷うのを避けるために人間が自主性をみずから手放した未来では、おそらくそうした特性こそが、何よりも危険にさらされるのではないだろうか。

２０１６年秋、わたしは @lostTesla というツイッターアカウントをフォローするようになった。このアカウントは、アメリカ人コンピュータープログラマーのケイト・コンプトンが作成したものだ。本人から聞いた話によれば、コンプトンはあるとき、ボストンからニューハンプシャーへ車を走らせながら、イーロン・マスクのとあるツイートについて思いをめぐらせていたという。スマートフォンのボタンをタップしてテスラ車を呼び出せば、「国の反対側にいたとしても、テスラはいずれあなたを見つけるだろう」とマスクは書いていた。「いずれあなたを見つける」の何かが、コンプトンの想像に火をつけた。自動車の内的体験とはどんなものなのか？　車は知覚するのか？　クオリア、つまり個々の主観的な意識体験を持っているのか？　その晩に泊まったホテルで、コンプトンは1時間か2時間でボット（プログラマーのコードをもとに自律的にツイートするソフトウェアプログラム）をつくった。コンプトンはそのボットを、道に迷った1台のテスラ車だと想像した。運転手もいないまま、人間の所有者を探して未知のアメリカの田舎をさまよう自動車だ。それ以来、@lostTesla は1日に2回、みずからの思いをツイートしている。

スズメってなに

静かな町を離れる／いまはサイロ、サイロ、サイロ／陽はもう沈んだ。すべてが金色／わたしのセンサーが光を感知する。

デパートの窓に映るわたしの姿に気づく。花びらに覆われている。

フードが濡れている／つやつやしたトラックが見える。鶏がたくさん。あなたたちと一緒に、わたしも鶏になってもいい？　モード設定：イマノキモチ

停車して充電する。わたしは夢を見る？　わたしはウサギの夢を見る。フラグ切り替え：ユメヲミル

わたしが @lostTesla でテスラの旅を追っていた数か月のうちに、その車はしだいに機械らしさを失い、においを嗅ぎ、音を聞き、ものを見る、肉体のある存在になっていくように見えた。空間の移動をつうじて信じられないほど多くの観察が誘発され、テスラの感情の深いところで、世界に対する驚きと喜びのようなものが生まれたのだ。これは論理的進化と言ってもいいかもしれない。道に迷うという体験は人間固有のものだ。動物はめったに道に迷わない。動物たちは、みずからの地理的な現在位置を絶対的な確度で把握する生物学的機構を備えているようだ。人類は方向を見失うという問題を解決するために、知的能力と情緒的能力を進化させることを余儀なくされた。そし

て、文化的なウェイファインディングの技を生み出した。もしかしたら、人や場所に対してわたしたちが抱く感情的なつながりは、きわめて大きな空間と時間のスケール——一生涯の旅路の定位という意味において、ナビゲーションの役に立っているのかもしれない。だが未来には、道に迷うという問題さえもまれな体験になり、わたしたちの子孫が人間の認知機能の不幸な弱点と風変わりな歴史の産物を知る機会にあずかることはなくなっていくのではないだろうか。そしてそれをよそに、迷子のテスラはあいかわらず風景のなかをさまよい、喜びを感じる力を見いだしているのかもしれない。

おわりに　トポフィリアの天性

移動できない子どもたち

環境史を研究するジョン・スティルゴーが開口一番わたしに言ったのは、「あなたがたの世代は気の毒ですよ。あまり道に迷えませんから」という言葉だった。ハーバード・ヤードの北東の隅に立つセバー・ホールの最上階にあるオフィスで、わたしはスティルゴーと向かいあって座っていた。ウールのスーツにボウタイというでたちのスティルゴーは、視覚環境学科の教授として長年にわたってここを根城にしている。博識家として知られるスティルゴーの知的興味の対象は、歴史、輸送、ファッション、文学、生態学、そして自転車の楽しさまで、多岐にわたる。

わたしがここを訪ねたのは、スティルゴーの大きな関心のひとつが、本人いわく「視覚リテラシーの欠如」にあるからだった。多忙であわただしいアメリカ人には、もはや周囲を探索したり発見したりするひまはなく、周囲をじかに見る能力さえ失われているとスティルゴーは考えている。現代は、プログラムされた媒介物とインターネットが支配する時代だ。そんないまだからこそ、何万年にもわたってヒトという種に必要とされてきた、ものごとをしっかり見る能力、観察の技を実践する能力を、人間の知性に欠かせない要素として習得しなおさなければならない。そう信じるスティルゴーは、その目的を果たすために、「アメリカの環境を探る——鋭い観察の技術、技巧、能力」と題した講座を教えている。アメリカの郊外、農場、工業地域、娯楽地域、荒廃地域で撮影した写真を大量に見せ、学生たちの世界の見方を恒久的に変えようと試みる講座だ。

スティルゴーは『景色とは何か？（*What Is Landscape?*）』のなかで、次のように書いている。「景色の分析は、人に力を与える。注目する——いかなる種類の記録もつけずに、視覚的であれほかの方法であれ、何かに注目する——という行為は、ものごとを明らかにし、人の心を引きつける。日々の雑事で足早に歩きまわりながら目にする光景をつなぎあわせるときには、意志と習慣しか必要とされない……景色の探索は、たとえ何気ないものであっても、それ自体がセラピーであり、魔法である。だが、それは好奇心と注意深い観察にかかっている」。そもそも、景色《ランドスケープ》の本質はなにか。スティルゴーはその疑問に答えるために数冊の著書を費やし、人間により形づくられる地球の表面という定義に落ち着いた。スティルゴーの主張によれば、海上の珊瑚礁であれ陸上の地形であれ、ナビゲーションの手がかりが存在していれば、荒野が形のある土地に、すなわち景色に変わりうるという。

いま、スティルゴーがとりわけ心配しているのが、わたしの世代やこれから生まれる世代のことだ。そうした世代では、ＧＰＳはごく自然なウェイファインディングの手段になっている。ＧＰＳを使うためには、自分がどこへ行きたいかをあらかじめ知っておかなければならない。したがって、ＧＰＳは「さまよい歩く」という行為の天敵だ。スティルゴーによれば、探索——徒歩が好ましいが、自転車やカヌー、馬、スキーでもいい——は、発見を促すという点で、頭の体操にはもっていの行動だという。そして、探索を人類が知恵を得るための最重要手段と見なし、心と頭をさまよわせることのできる一種の歩行訓練として礼賛する人からすれば、人類が単なる効率と引き換えにその稀有な能力を手放す未来ほどおそろしいディストピアはない。スティルゴーに言わせれば、道に迷うことは発見のチャンスだ。それはあらゆる感覚を研ぎ澄ますことを求め、観察力と可能性を高める最高の注意力を引き出す。『景色とは何か?』のなかで、スティルゴーは次のように書いている。「道に迷えば、もしくは現在位置を教えてくれる電子機器をあえて手放すだけでも、人の感覚は鋭くなり、結局は確信が強まることもめずらしくない。自分で道を探ると、目立つ道、よく使われている道がしばしば見つかるが、認識しにくい道、(おそらくはもっともな理由から)放棄された道に出くわすこともある。にもかかわらず、そのすべてがなにがしかを教えてくれる」

「道に迷って、誰にも道を訊けない。その感覚はいいものです」とスティルゴーは言う。ただし、危険な状況のなかで闇雲に迷うことと、一般的な意味での知らない場所で道に迷うことは区別している。後者のケースでは、進路の逸脱は、なじみのある世界の境界に疑問を投げかけ、わたしたちの理解と体験を既知の空間の向こうへ、新たな空間へと押し広げることにつながる。「道に迷うと言っても、その状況にはいくつかの種類があります。たとえばパニックになると、耳のなかで牧神パンの声が聞こえます」とスティルゴーは語る。

スティルゴーはマサチューセッツ州の海辺の町ノーウェルで育ち、いまもそこに住んでいる。父親は船大工で、母親は専業主婦だった。スティルゴーはそこで、森、沼地、海岸、海を自由に歩きまわっていた。昨今では、子どもたちは近所の沼地にあえて行こうとはしないとスティルゴーは嘆く。絶対に安全だと地元の警察が公式に保証したあとでさえそうだ。とりわけ女の子は、アメリカ人の心理に潜む恐怖、リスクと見なされるものに対するほとんどヒステリックな反応に騙されているとスティルゴーは感じている。数世代にわたる状況変化がどれほどのものなのか、その実際のところを知るためには、少しばかり過去へ遡る必要がある。スティルゴーによれば、20世紀、とりわけ最後の数十年のあいだに、アメリカにおける移動の自由は社会により制限されるようになったという。特に制約を受けたのが、子どもたちだ。1890年代には、児童やティーンエイジャーはカヌーやサイクリングなどの娯楽に興じ、素人の操る気球に乗ったり、ロープでつながれた大きな凧で空を飛んだりすることまであった。「成人男性や少年はグライダーを組み立て、それを身体とそりのあいだに挟んで雪の積もった丘を滑り下り、グライダーの翼が猛スピードで走るそりから身体をふわりと浮かび上がらせるまで加速させていた」とスティルゴーは書いている。現代では、いったいどれだけのティーンエイジャーが、ひとりきりで外を歩くことに満足を覚えるだろうか？　満足したとしても、彼らは自分の見たものを表現する語彙を持っているだろうか？「探索し、しばし道に迷い、一心に周囲を見まわす。あるいは、ただ散歩に出るだけでもいいが、そうした行動はいずれ、たとえ短い冒険を語ったり語り直したりするだけだったとしても、言葉に関する疑問を呼び起こすことになる」とスティルゴーは書いている。

問題の一端は、親が我が子の時間を絶えず管理していることにある。「子どもたちの成長の過程から、組織化されていない、自分で自分を導く種類の活動、スポーツとは別の活動が失われていると思います。あてもなく歩いたり、偶然に足を踏み入れたりするような活動です。しかも昨今では、組織化された活動に参加していない子は、ほとんど罪人と見なされるような傾向がある」とスティルゴーは言う。「しかし、わたしの理解しているかぎりでは、うちの職場の同僚のほとんどは、少しばかり方向がわからなくなったおかげで自分のキャリアを見つけたようなところがあります。偶然、何かに出くわすことって、あるでしょう？」

子どもたちが動きまわるときに使う手段の変化も、この問題の一因だ。かつての自転車は、短距離の探検に出て周囲の世界をめぐる力を子どもたちに与えていた。だが、スティルゴーによれば、それも10速自転車が出回るまでのことだった。チェーンが藪に絡みやすい10速自転車は、子どもたちを野原や森から遠ざけ、道路へ誘った。最近では、子どもたちが監督をつけずに道で自転車に乗ることを許されていないケースさえある。それ以外にも、さらにたちの悪い不安が、子どもだけでの放浪を妨げる要因になっている。現代のアメリカの景色は、印象上の危険と恐怖感に満ちあふれている。それが可能性を囲い込む境界を生み出し、子どもたちが自由に行ける場所を制限しているのだ。

現代の子どもたちの「ホームレンジ」（子どもが行くことを許されている屋外の場所と自宅との距離）に関する研究では、アメリカにかぎらず、オーストラリア、デンマーク、ノルウェー、日本の子どもたちでも、「遊歩権」が劇的に小さくなっていることが示されている。『チルドレンズ・ジオグラフィーズ』誌に掲載された２０１５年の研究では、イングランド北部のシェフィールドの一家族に生まれた子どもたちが、３世代のあいだに移動に関して大きな制約を受けるようになったことが明らかになった。その一家の祖父は、子どものころに許可を得ないで数キロ先まで出かけ、釣りをしたり、自転車に乗ったり、友人を訪ねたりしていたと振り返った。移動を制限するものは、天気と空腹だけだった。「わたしらが自転車に乗っているときには、(親は)わたしらがどこにいるのか知りようがなかった」。それに対して、2世代目にあたる父母では、許可なしに出かけることが許された距離は自宅から半マイル(約800メートル)程度だった。そして、3世代目の子どもは、行き先がどこであれ許可なしでの外出は許されておらず、許可を得たうえでひとりで行ってもいい唯一の場所は、自宅の3軒先にある友人宅だけだった。2007年に『デイリー・メール』紙に掲載された記事でも、同じような話が伝えられている。かつては監督なしで自宅からおよそ10キロ先まで出かけることができたシェフィールドの子どもたちは、4世代を経るうちに、まったくどこへも行けなくなってしまったという。ある子どもはどこへ行くにも、母親がかつてひとりで歩いて行くことを許されていた近所の公園でさえ、車で送ってもらっていた。この研究論文の著者らも指摘しているように、そうした変化の影響は広範囲にわたり、身体能力や社会的能力に波及する。そして、著者らはこうも書いている。「自主性は空間認知スキルを獲得するための鍵となる。したがって、子どもたちが屋外環境で自由に動きまわれないと、そうしたスキルの発達が妨げられる可能性がある」

スマートフォンの普及は良いことではありえないと考えるスティルゴーは、好奇心や探索や驚きに対する学生たちの欲求をかきたて、それが真の知性の要なのだと教えることにキャリアを捧げてきた。スマートフォンは、使用者を周囲の環境に解き放つものではない。使用者の注意は自分自身と、あらゆるものがすでに知られている宇宙、地図化されてアクセスできるようになっている宇宙に向けられる。「自分がスマートフォンとともに育たなかったことを、ありがたいと思っています」とスティルゴーは話した。「わたしの教える学生たちには、わたしがどうしてありがたがるのか、その理由さえわからないんです」

　スティルゴーは言葉を止め、天井を見つめた。「まったく、ありがたいことです」

その場所を慈しむ

　フランスの社会学者で哲学者のピエール・ブルデューは、世界を本になぞらえた。子どもたちは、身体が空間のなかで生み出す移動と位置変化によりその本を読み、学習していく。みずからの動きをつうじて、自分のまわりに世界をつくり、同時に世界によって形づくられていく。言うまでもなく、子どもが最初に体験する場所は子宮だ。子宮は無の空間ではなく、多くの感覚が存在する場所だ。胎児は音を聞き、光やにおいや味を感知する。羊水のなかを泳ぐような動きは、神経系の発達を告げている。この世に出てきたばかりの新生児には、世界がない。要するに、自分自身と周囲との境界が存在しないということだ。最初の数週間、数か月のあいだに、赤ん坊は口や触覚を使ってその境界を、皮膚と物体が出会う場所を探り、新たな現実の空間的体験と知識を構築しはじめる。ジャン・ピアジェは生まれたばかりの新生児について、次のように書いている。「空間という概念は存在しない。ただし、光の感知とその知覚に内在する適応は例外である。それ以外のすべて——形状、大きさ、距離、位置などの知覚——は、物体そのものの知覚と同時に、少しずつ精密なものになっていく。したがって、空間は容器としてはまったく認識されておらず、むしろ空間に含まれるもの、すなわち物体そのものとして認識されている」。探索し、動きまわり、海馬細胞を調節していくことで、乳幼児は脳内の空間表象を生み出し、経時的な自伝や自己認識に欠かせない要素であるエピソード記憶をつくるための構造を形成していく。

幼児期健忘が消え、一過性だった記憶保持の能力が強化されるのに伴い、別の注目すべき特徴が現れはじめる。子どもたちがそれぞれの個性と、自分だけの世界や物語をつくる能力を発達させるようになるのだ。そしてそれは、知能と知識の強力な発生源になる。１９５９年、アメリカの心理学者イディス・コッブは、そうした能力を「児童期の天性《ジーニアス》」と表現し、その能力のおかげで子どもは場所との強い結びつきを築くことができると考えた。人類学者マーガレット・ミードの親友だったコッブは、児童期が人類の進化や文化にとってこれほど重要である理由に興味をかきたてられていた。コッブは児童期を5歳か6歳から12歳ごろまでと定義し、ほかの種に比べて長いこの児童期のおかげで、子どもは周囲の環境に反応するための高い適応力を得られると主張した。「この反応の適応力と、環境に対する感性面での第一次適応が記憶をつうじて拡大され、人生初期の力が生涯にわたって更新されて学習と発達を導く可能性もある」とコッブは書いている。

コッブは自身の研究にあたり、およそ３００冊の自伝を参照し、児童期の記述を探した。なかには、16世紀にまでさかのぼる記述もあった。その研究から、子どもは特定の意味において天才《ジーニアス》なのだと考えるにいたったコッブは、ジーニアス（genius）の定義として、語源に近い守護精霊という意味を引用しながら、次のように書いている。「場所の精霊、ゲニウス・ロキ（genius loci）は、現在の観点からすると、人間と場所との……生きた生態学的関係を指すものとして解釈することが可能である」。コッブによれば、とりわけ児童期のなかごろにあたる時期に、子どもは想像力を強く刺激される形で自然の世界を体験し、外の世界との関係のなかで独立した固有のアイデンティティを発達させ、新たな自己認識を探りはじめるという。そして、時間と空間の優れた認知能力を獲得し、ひとつながりの時間や空間の枠を超えた深遠な瞬間を体験する。場所――意味、意図、体験が集約されたもの――こそが子どもの自我を刺激するのではないか。コッブはそう考えていた。

子どもが場所との強い絆を築く独特の能力を持つことに気づいたのは、コッブだけではない。心理学者のジェームズ・ギブソンは次のように書いている。「動物や子供にとって非常に重要な種類の学習は、場所学習――場所のアフォーダンスの学習およびその区別の学習――と進路発見であるが、それはつまり生息環境全体に定位し自分の環境中の位置を知るという状態になることである」（『生態学的視覚論』古崎敬訳、サイエンス社）。フランスの地理学者エリック・ダーデルは、「人間にとって、地理的リアリティとは、何よりも自分が存在する場所であり、それは子ども時代を過ごした場所、自分という存在を呼び起こした環境である」と書いている。子どもたちは、選択能力を得る前からそこにあった場所で暮らし、その場所の体験を経て、自分だけのアイデンティティを発達させる。そうした場所は、時のはじまりから存在していた原初の場所のように感じられる。「あらゆる選択よりも前に、自分で選択したのではない場所が存在している。その場所で、地球における自分という存在と、人間としての条件の基礎そのものがおのずと確立される」とダーデルは『人間と地球（*L'Homme et la terre*）』に書いている。「わたしたちは場所を変え、移動することができるが、それでもこの場所を探し求める。なぜなら、自分という存在を定め、みずからの可能性を認識するための基礎として、この場所を必要としているからである――ここから世界がおのずと開かれ、あそこへ行けるようになるのだ」

人生を表す比喩として道や旅を使う文化はきわめて多い。それでいけば、わたしたちの生まれた場所は、人生という叙事詩のスタート地点と言える。わたしたちの育った場所は、しばしばわたしたちに途方もなく大きな影響を及ぼす。世界を知覚して概念化する方法を左右し、人生の指針になるメタファーを提供し、わたしたちを突き動かす目的を形づくる――個々人の主観性の源であると同時に、他者とつながり、他者を認識するための共通性の源でもある。もしかしたら、鮮明な感覚印象を持ち、幼少期の環境と深く結びつく天性を備えた子どもたちは、いかにも人間らしい、ある感情を抱く能力が高いのかもしれない――「トポフィリア」と呼ばれる感情だ。中国系アメリカ人の地理学者イーフー・トゥアンが最初に定義した「トポフィリア」は、場所に対するつながりや愛着の感覚を意味する。トゥアンはこのテーマを扱った1974年の著書『トポフィリア』（小野有五・阿部一訳、筑摩書房）のなかで、普遍的な言葉でトポフィリアを説明している。

もちろん、砂漠の人々は（オアシスの定農民ばかりでなく遊牧民も）、自分たちのふるさとを愛している。人間は例外なく、生まれた場所に愛着を感じるようになる。部外者に良さが見いだせないような場所であっても、そうである。……地理学者として、私は、世界のさまざまな地域で人々がどのような生活を営んでいるかについて、常に興味を抱いてきた。しかし、同僚たちの多くとは異なり、私のキーワードは、「生存」や「適応」だけではなかった。これらの言葉は、生活に対するいささか厳格で禁欲的な態度を連想させる。あらゆる地域の人々は、満足や楽しみをも熱望しているのだと思う。彼らにとって環境とは、使用されるべき資源の基盤や、適合すべき自然の力だけではなく、保証と喜びのみなもとであり、深い愛着と愛情の対象でもあるのだ。簡潔に言えば、生活について多くの記述がないことを寂しく思っている私にとって、もうひとつのキーワードは、「トポフィリア」なのである。

トゥアンのトポフィリアの定義は、ウェイファインディングと密接に関係しているのではないだろうか。文化を問わず、ナビゲーションは特定の環境条件——雪、砂、水、風——と地形——山、谷、川、海、砂漠——に影響される。だが、そうしたあらゆる条件や地形のなかで、個々人が場所に対する愛着や感情を発達させるための手段でもある。場所を動きまわることは、その場所を知り、その場所になじみ、その場所を慈しむためのひとつの方法にもなる。ナビゲーションをつうじて、あなたは山や森に恋をする。そしてウェイファインディングをつうじて、わたしたちは繊細な記憶という宝の地図を少しずつ蓄えていく。

近所が未知の領域に

マウ・ピアイルックがよちよち歩きの子どもだったころに、サタワル島で暮らす彼の祖父は孫息子を潮だまりに入れ、海の満ち引きを感じさせるようになった。ソロモン・アワは赤ん坊のころに、両親とともに犬ぞりでキャンプからキャンプへとめぐる旅をはじめた。ビル・イドゥムドゥマ・ハーニーはブッシュで育ち、星々を眺め、その動きが語る物語を学びながら子ども時代の夜を過ごした。どの例を見ても、観察の実践、つまり注意の教育がごく幼いころにはじまっている。これは、知覚を環境にあわせて調整し、物語や世代をまたいだ知識を記憶するプロセスだ。このプロセスを、ピエール・ブルデューなら「ハビトゥス」と呼んだかもしれない。「ハビトゥス」とは、習慣の伝達をつうじて人間の行動を定めるものであり、「生活の物的環境と家族の教育により刷り込まれる傾向からなるシステム全体」を意味する。

　現在では、現代的な生活条件と技術により、生存に必要なスキルと知識が変化している。そして、学ばれなくなり、実践されなくなったスキルや知識は、いずれ失われる。「実践されないスキルは、例外なく失われます」。デューク大学の神経学者で口承伝統の専門家でもあるデイヴィッド・ルービンはわたしにそう話した。「人間はかつて、荷車を組み立てていました。その技は消えてしまった。いまでは誰も自動車を修理できません。わたしも車を持っていますが、もはやオイルのチェックもできません。ものごとは変わっていくものです。わたしたちがバラッドを歌わなくなれば、それもいずれ失われるでしょう。しかし、だからと言って、わたしたちがそれをする能力を失ったというわけではありません」

　昔ながらの文化では、ナビゲーションの習得は人生のごく早い時期にはじまることが多い。とはいえ、習得をはじめるのに遅すぎるということはない。そして、そのプロセスをはじめるのはとても簡単だ。遠くの場所への旅や金は必要ない。外へ出て、注意を環境に向けるだけでいい。それくらい簡単なことだ。下を向いて歩くか、上を向いて歩くかでも、違いがあるかもしれない。自分がすでに生活している場所をじっくり観察する。それを実践するだけでも手はじめになる。

わたしはナビゲーションについて取材した人たちに、ナビゲーションのスキルを身につける方法や記憶力を良くする方法のアドバイスを求めたり、彼らの著作に答えを探したりした。そのなかでいちどならず驚いたのは、答えのあまりの単純さだった。「絵を描くことを覚えるといい」とルービンは言った。「世界をどう表象すればいいのか、わたしたちはあまりよく知りません。実際に環境に注意を払い、経験にもとづく観察をして、それをひとつのシステムに整理する——そうすればいいのだと思います」。ナチュラル・ナビゲーションの専門家であるイギリス人のトリスタン・グーリーは、自分の持つ推理力を自然界に向けろとアドバイスしている。ハロルド・ギャティは、散歩に行くことを勧めている。できればひとりで行くほうがいい。「外の世界のことだけを考える。内なる問題を解決するため、心を静めるため、あるいは白昼夢を見るために散歩をする人は、ナチュラル・ナビゲーションについて何も学べない」とギャティは書いている。「そのうちに、小さな丘、石、木、藪を頭のなかでいともたやすく、正しい順番で思い出せるようになる。そしてそれが、ひとつながりの鎖のように、観察者の記憶と結びつくようになる」

マギル大学のヴェロニク・ボーボーの研究では、週に2回の空間記憶練習を、難易度を徐々に上げていきながら——室内にある物の位置の記憶からはじめて、博物館のナビゲーションへ進む、など——2か月間つづけるだけで、海馬の灰白質が増加することが明らかになった。さらにボーボーは、「ベボライフ」と呼ばれるプログラムを開発している。このプログラムは、いわば海馬の理学療法のようなものだ。「わたしたちが教えているのは、環境をよく見るということです」とボーボーは言う。認知能力の健康に関心を持つ人たちにボーボーが勧めているのは、いつもと違う道や近道を通るなどの新しい行動を生活に採り入れ、日々のルーチンに変化をもたらして、心的地図を作成する訓練だ。ジョン・スティルゴーは教え子や読者に、まず周囲を見まわせとアドバイスしている。「少しばかり辺鄙なところを歩きながら、思い浮かんだものの名前をつねに問う。橋の下を覗く。暗闇のなかを歩く。色について質問をする。かつての若者たちのようなやり方ではなく、現代の航空機の乗客として空を飛ぶのはどういうことなのか、その意味を絶えず考える。昼食をとるときには、その食品が農場から、たいていは飛行機で飛び越える土地にある農場から来ていることを思い出す。そして、故郷のことを、故郷が何を意味するのかを考える」

ジェームズ・ギブソンは、人間は自分の注意力を教育しなおすことができると信じていた。わたしたちは自分のことを、世界から切り離された頭のなかの存在としてとらえている。だが、ギブソンによれば、わたしたちは世界をじかに見ることができるし、なにものにも媒介されていないその知覚を他者と共有することさえできるという。哲学者のアルバート・ボーグマンは、生活の重要部分に忍び込む技術的変化を認識し、「焦点となるものごと《フォーカル・シング》」を重視することを勧めている。焦点となるものごととその実践には、努力、忍耐、関心、技術、訓練、誠実さ、決意が求められる。つまり、心身ともに引き込まれるということだ。それは、焦点となるものごとが圧倒的な存在感を持ち、わたしたちの注意を引きつけるからだ。焦点となるものごとは、家庭や食事でもいいし、木工や工芸、狩りでもいい。その実践としては、たとえば木材の調達、料理、建築、製作、追跡などが考えられる。

この本を執筆する過程で、わたしはナビゲーションをひとつの「焦点となるものごと」にして、自分のすることに注意を向け、周囲に目を留め、記憶にしまい込んできた。手首に小さなコンパスをつけ、はじめての場所でも知っている場所でもそれを使う習慣を身につけた。自分の観察する建物、波、風、木々から方角の情報を推測できるようにするためだ。やがて、方角を言いあてるのにコンパスはそれほど必要ではなくなった。目についた小さな、一見すると重要ではなさそうなことを書きとめ、観察の技を鍛えるために、どこへ行くにも小さな日記帳を持っていくようになった。そして、1日に少なくとも1回は、何かに注目するように努めた。とはいえ、足を止めてあたりを見まわす時間をとれないまま、丸一週間が過ぎてしまうようなこともたびたびあった。「ホアキンの学校へ行く途中に、ゾウの皮膚のような樹皮をした背の高い木がある。葉やつぼみが顔を出しはじめたばかり。葉は薄い黄緑色で、つぼみは吹き流しかぽんぽんのように垂れ下がっている。トネリコバノカエデの木だと思う」とわたしはある日の日記に書いている。ブルックリンの自宅の向かいにある広さ2平方キロメートルほどの公園の、それまであまりなじみのなかった場所へわけ入り、その公園をもっとよく、以前なら考えもしなかった親密なスケールで知ろうとした。アメリカスズカケノキの木立やノコギリソウの茂みを立ち止まって眺めたことは、それまでいちども なかった。

わたしが気づいたのは、自宅の近所でさえ、ナチュラリストで教育者のアンナ・ボッツフォード・コムストックが言うところの「知識の境界から、まだ発見されていないものの領域へ」移動できることだった。コムストックは1911年の著書『自然研究ハンドブック（*The Handbook of Nature Study*）』のなかで、次のように書いている。「自然の研究は、単純で誠実な観察からなる。それは糸でつながれたビーズのように、最終的には理解によってつながれ、論理的で調和した全体としてまとめられる」。900ページに及ぶこの本は、公立学校の教師や子を持つ親たち、そしてとりわけ子どもたちに向けて書かれたものだ。神経の緊張を強いられ、自由の小さくなった時代に生きる子どもたちは、正確な観察の力や、自然が惜しみなく与えてくれる実用的で有益な知識を失う危機にさらされているとコムストックは感じていた。子どもたちが自然の研究をつうじて、「真実に対する知覚と敬意、そしてそれを表現する力」を育むことを、コムストックは望んでいた。

放浪と故郷

現代という時代はわたしたちの動き方や動く理由に激しい嵐を巻き起こし、強烈な変化をもたらしてきた。それを良い発展と見るか悪い展開と見るかは、いつ、どこで、どうやってA地点からB地点へ行くかという決断に関して、どの程度の自主性、安全、自由を享受できるかに左右されるかもしれない。世界のどこへでも行き、ときには思いつきで旅をできるようになった人もいれば、みずからの意志に反して激変を余儀なくされた人たちもいる。弱い立場の人々をかき乱すそうした混乱は、将来も悪化の一途をたどることが約束されているようだ。国際移住機関の報告によれば、国際移民の数は2015年に史上最高に達したという。現在では、およそ2億4400万人が生まれた国とは異なる国に居住している。そして、みずからの意志に反して移住する強制移動という現象は、アフリカ・中東・南アジアの難民、亡命希望者、国内避難者の増加により、ここ数年だけで45パーセントも増加した。紛争や暴力により、故郷を離れて国内の別の場所へ移住せざるをえなくなった人だけでも、3800万人にのぼる。気候変動がそうした避難や移住に拍車をかけることはまちがいない。最も控えめな推定でさえ、気候難民は2050年までに数千万人に達すると予想されている。

そうした大変動とまさに時を同じくして——むしろ、それに応えて、と言うべきかもしれない——社会はこれまでになく厳しく人々の移動を規制し、パスポート管理や物理的な壁により特定の場所を封鎖する傾向を見せている。政治学者のロン・ハスナーとジェイソン・ウィッテンバーグによれば、厳重な防備体制が敷かれた国境の数は、第二次世界大戦以降、大幅に増加しているという。1950年代には、そうした国境は2か所のみだったが、その後の数十年で国境の壁は着実に拡大してきた。『エコノミスト』紙によれば、ベルリンの壁崩壊以降、40の国が60を超える隣国を隔てる壁を築いたという。第二次大戦後にできた51か所のそうした境界のうち、半数は2000年から2014年のあいだに築かれた。その多くは、豊かな国が貧しい国から来る人々の流入を防ぐためのものだ。移動の自由は、人権として明示的に指定するべきなのか？「甚だしい格差がある現状では、現在の国境管理形態の不当さはいっそう大きくなる。いわば、恣意的かつ反人道的な性質を持つ地球規模のカースト制度のようなものだ」と政治学者のガイ・エイチソンは書いている。

この大変動の結果として生じるのが、コミュニティの分断、そして人と場所、人と人とをつないでいる根の断絶だ。フランスの哲学者シモーヌ・ヴェイユは『根をもつこと』(冨原眞弓訳、岩波書店)のなかで、「根をもつこと、それはおそらく人間の魂の最も重要な欲求であると同時に、最も無視されている欲求である」と書いている。人が生きるための条件とは、ひとりひとりの人間が複数の根を持ち、「自分が自然なかたちで関わる複数の環境を介して、道徳的・知的・霊的な生の全体性なるものをうけとる」ことなのだ。それなのに、人間は周囲の世界を知ることをやめてしまった。そう考えていたヴェイユは、次のように記している。「小学校に通う現代の農民の子のほうがピュタゴラスよりよほど物知りだと、一般には思われている。たんにその子が、地球は太陽のまわりを回っていると、すなおに復唱するからという理由で。だが現実には、その子はもはや星を見上げもしない」。教師であり、工場労働者であり、レジスタンス活動家であり、神秘主義者でもあったヴェイユは、第二次大戦のさなか、無数の難民が暴力や大量虐殺から逃れていた時期に、この文章を書いた。そして、そうした根の断絶、つまり「根こぎ」は、人間社会がさらされている危険きわまりない病であり、人々が魂の無気力状態に陥り、他者の根を断って根こぎを蔓延させる行為につながると警告した。

ヴェイユは「根をもつこと」を、血統や生まれた場所とは別の、興味深い形で定義している。それによれば、根をもつこととは、「過去のある種の富や未来へのある種の予感」を抱いて存続する集団の生活に参加することだという。家族や隣人、コミュニティと共有する物理的空間に目を向けなくなり、現実から離れて別の現実へ入り込むようになったら、人間の根なし感は大きくなるのだろうか？　仮想世界は情報や娯楽、そしてコミュニティの感覚をわたしたちに与えてくれるかもしれない。だが、それでわたしたちの道徳、知性、精神といった面でのニーズをすべて満たせるとは、わたしには思えない。仮想世界は大勢の意見が一致している、もしくは大勢が共有している未来に向けた期待を脅かし、しかもその脅威が次第に大きくなっているような気がするのだ。

興味深いことに、ナチ党員でもあった哲学者のマルティン・ハイデッガーも、シモーヌ・ヴェイユが指摘した社会的な病の多くを同じように警告していた。とりわけ強調したのが、現代社会が故郷にいるという感覚を人々から奪っていることだ。そのためハイデッガーは、ノスタルジア（郷愁）と故郷に焦がれる気持ちを現代病のひとつと見なしていた。故郷という概念は、強力で複雑だ。哲学者のヴィンセント・ヴァイシナスは「わたしたちを支配し、わたしたちの生活のありようを方向づけて導く、圧倒的でほかにかえられないもの」と説明している。わたしたちはこの故郷という概念に、それぞれの体験と感情を吹き込む。故郷を持つこと、あるいは持たないこと。故郷への深い愛着。故郷を失う、あるいは故郷から追い出される痛み。そうした体験や感情が、生涯をつうじてわたしたちを突き動かす。人間以外の動物でさえ、移動スケールの大小にかかわらず、外へ向かったあとに特定の場所へ戻ってくる移動パターンにしたがって生涯を送る。でも人間は、あとにしてきた場所の記憶をとどめ、独特の切ない憧憬の念を抱く。わたしたちはそれを「ノスタルジア」と呼ぶ。この言葉の語源となったギリシャ語の〈ノストス〉と〈ノアルゴス〉は、それぞれ「帰還」と「苦痛」を意味している。

17世紀にこの言葉を考案したヨハネス・ホーファーは、「故郷のことが頭から離れず、気鬱、不眠、食欲不振、欲求の低下、衰弱、不安、動悸、窒息感、無感動、発熱」といった症状を呈する病を表現するためにこの言葉を使った。当初、ノスタルジアの症例のほとんどは、ホーファーが勤務していたスイスで診断されたものだった。だが、ノスタルジアは特定の人種や国に特有のものではない。それは普遍的な苦痛だ。この病が「発見」されてからの100年で、ホームシックにより死亡したとされるスコットランドの兵士は数千人にのぼった。やがて、オーストリアやイングランドの兵士、外国出身の使用人、アフリカや西インド諸島出身の奴隷でも、ノスタルジアの症例が医師により記録されるようになった。1897年には、心理学者のグランヴィル・ホールがノスタルジアの引き金となる可能性があるものとして、「コオロギの鳴き声、キリギリスの歌、風のざわめき、雨音、よく知っている歌の断片、特定の場所や人が故郷の特定の場所や人に似ているとふと感じること」を挙げた。この病の原因は、動物の精霊が住みついている脳内の特定領域にあるとホーファーは見ていた。脳内の動物がほかのところへ移ると、その人は故郷のことしか考えられなくなり、治療しなければ死にいたる可能性もあるというのがホーファーの考えだった。19世紀初頭には、一部の医師のあいだで、ノスタルジアは帰巣本能の阻害により生じると考えられるようになった。あるいは、探索を求める性質が、人間やほかの動物の「母親を中心とする傾向」と衝突した結果だと考える者もいた。ホールはそれをふたつの本能の衝突と表現した。故郷を恋しがらせ、わたしたちを故郷へ向かわせる「オイコトロピック」な性質と、人を外へと駆り立てる旅の欲求、すなわち「オイコフュージック」な衝動との衝突だ。

子ども時代のわたしは、国の片側から反対側へと、ひっきりなしに移動していた。16歳で両親のもとを離れてからも、20代後半になるまで移動をやめることはなかった。そのため、作家ロビン・デヴィッドソンの言う新種のノマド（遊動民）の一員であることが多かった。デヴィッドソンの定義によれば、新種のノマドとは、身体だけでなく、存在としても放浪する人々を意味する。「今世紀は、人類史上最大の人口変動の舞台となった」。デヴィッドソンはインド北西部の遊牧民ラバリ族に関する著書『砂漠の地（*Desert Places*）』にそう書いている。「だが、伝統的な移動生活の終焉もまのあたりにしている。移動生活という言葉は、人間のはじまりから――人類が持つ最古の存在の記憶からわたしたちとともにあった現実を表すものだった。そしていま、新種のノマドが存在している。あらゆる場所を故郷と感じる人々ではなく、どこであっても故郷と感じられない人々だ。わたしもそのひとりだった」

同じように、わたしも自分に戻るべき故郷があると感じたことはいちどもなかった。だが、故郷という概念を、コップの言う「観察者と環境との、人間と場所との生きた生態学的関係」という観点からよくよく考えてみると、わたしにも基準となるものがたしかにあることに気づいた。それは、子どものころのわたしがほんの一時だけ、けれど深く愛した、あの取り散らかった小さな養鶏場だった。

紫色のライラックがほころびはじめたばかりのある日、わたしはパートナーと3歳の息子とともに車に乗り込み、北へ、過去へと向かった。わたしにはひとつの確信があった。あのころ通っていた小学校についたら、誰かに道を尋ねたり地図を見たりしなくても、町のなかを歩きまわれるだけでなく、あの養鶏場までの道もきっと見つけられる。巣へ戻るハトに負けない正確さで、30年前の記憶に頼ってそこへたどり着けるはずだ。小学校に到着したわたしたちは、板で閉鎖された赤レンガの建物の草ぼうぼうになった庭を歩いた。かつてわたしたちがその下でキックボールをしていたカエデの木は、いまでは切り株になっていたが、それでもその大きさには驚かされた。わたしは近くの林に隠された秘密の場所やお気に入りだった遊び場所を見つけた。それから車の運転席に座り、いちどもまちがえることなく数キロの道を走った。

わたしたち一家が暮らしていたトレーラーはとうの昔になくなっていたが、それ以外はどこを見ても、わたしの家族がかつてそこで生活していたことを物語る証拠が残っていた。育ちすぎた藪を押しわけると、母が自家菜園に埋めていた電柱が見つかった。ライラックの茂みの奥には、わたしのプライベートな世界のセンターピースになっていた平らな石があった。ごつごつとしたリンゴの木の枝は、花をいっぱいにつけている。鶏舎は以前と同じように傾いて立っていた。違うのは、いまは材木がつめ込まれていることだけだ。わたしが登ったカバノキは幹が太くなっているように見えたし、雨や雪の日にバスをつかまえようと懸命に走った土のドライブウェイは、哀れをもよおすほど短かった。それでも、すべてがわたしの覚えている姿とそっくりで、目隠しをしても歩きまわれそうだった。草が刈られたばかりの野原を散策してから、わたしは自分がかつて泳いだ小川を息子に見せた。川の水はいまも澄んでいて、流れは力強く、その通り道は時を経ても変わっていなかった。ここに寝転がったまま、もう二度と動きたくない。そんな衝動に、わたしは抗った。

過去への再訪は甘く、悲しい。戻ってきても、さかのぼることはできない。時間はそんなふうにはできていない。でも、それはたいしたことではないのかもしれない。この場所は人生最初の恍惚とした喜びの記憶をわたしに与え、粘土のようにわたしを形づくった。子どもたちのために同じような自由と帰属の環境を改めてつくり出すことが、わたしの責任なのではないだろうか。わたしの子どもたちがトポフィリアを知り、それが彼らの歩む人生の道を導いてくれるように。彼らが大地の変わらぬ地形を見わたし、美しい大空を見あげ、自分の故郷を見わけてくれることを、わたしは願った。

＊注・参考文献は www.intershift.jp/wayfinding.html よりダウンロードいただけます

謝辞

伝統的ナビゲーションをめぐる本書の執筆と調査の全期間にわたり、みずからの体験、視点、遺産をわたしと共有してくれた人たちの恩に感謝する。彼らはかぎりない親切さでみずからの知恵を差し出してくれた。そして、多くの人が原稿の主要部分を読み、歴史上の出来事や個人の物語の正確さを検証してくれた。その寛大な心と彼らが費やした時間には、感謝してもしきれない。

北極圏のパートについては、ソロモン・アワ、ジョン・マクドナルド、ザカリアス・クヌク、ダニエル・トーキー、ショーン・ノウブル＝ノウドルク、マティ・マクネア、ケン・マクラーリー、ミナ・イシュルタク、イアン・モーロ、ヌナブト・アークティック・カレッジ図書館のすばらしいスタッフ、ジェイソン・カーペンター、ウィル・ハイドマンに特に感謝する。イカルイトでわたしを自宅に泊めてくれたリック・アームストロングとポール・カロランに大きな感謝を。オーストラリアのパートについては、レイ・ノリス、マーガレット・キャサリン、偉大なるビル・ハーニーに感謝する。キャサリンで美しい家に滞在させてくれたサイモン・キルティとフィービー・キルティにもお礼を言いたい。フィジーで温かいもてなしと知識をくれたアルソン・ケレン、ピーター・ナトール、そしてコロバのすべての村民に、尽きることのない感謝を。〈カバ〉とラグビーでもてなしてくれたタギ・オロサラとその素敵な家族にも感謝する。ハワイのパートについては、カラ・バイバイヤン、ティミ・ギリオム、ナアレフ・アンソニー、そしてポリネシア航海協会のセレナ・チン、ソンヤ・スウェンソン・ロジャースに感謝する。

　調査の全体をつうじて、フランチェスカ・マーラン、フレッド・マイヤーズ、クラウディオ・アポルタ、トーマス・ウィドロック、ジョセフ・ゲンズ、ヴィセンテ・ディアス、デイヴィッド・ルービン、キム・ショー＝ウィリアムズ、デイル・カーウィン、ビル・ギャメッジ、ティム・インゴルド、ハリー・ヘフトをはじめ、多くの人類学者やその分野の学識者が、長年の研究と学問の成果を提供してくれた。同様に、神経科学分野の学者や研究者が、人間の精神と海馬の驚異をたどる旅を導いてくれた。ケイト・ジェフリー、ヒューゴ・スピアーズ、ヴェロニク・ボーボー、リン・ネーデル、ノラ・ニューカム、アレッシオ・トラヴァグリア、アーサー・グレンバーグに感謝する。ハワード・アイヘンバウムとの対話からは感動と刺激をもらった。悲しいことに、アイヘンバウムは２０１７年に死去した。彼が健在だったなら、ヒトの脳をめぐるどんなすばらしい研究やアイデアが新たに生まれていただろうかと思わずにはいられない。数年ごしで対話を交わし、ハーバード大学での講義に出席させてくれたジョン・ヒュースに、特別な感謝を。英国王立ナビゲーション学会の動物ナビゲーション会議の出席者と運営者に、会議の見学を許可してくれたことを感謝する。ピーター・ホーアとジョゼフ・カーシュヴィンクには、とりわけ大きな感謝を。動物の移動に関するすばらしい知見を示してくれたヒュー・ディングルにもお礼を言いたい。ケイト・コンプトンには、「迷子のテスラ」を生み出し、ボットについて丁寧な説明をしてくれたことを感謝する。

　本書の調査と執筆と同時期に、マサチューセッツ工科大学（ＭＩＴ）でナイト・サイエンス・

ジャーナリズム・フェローとして1年間を過ごした。活気ある支援と励ましを与えてくれた同プログラムのすばらしいスタッフたちには、とてもお世話になった。デボラ・ブルム、ベッティーナ・アーキュイオリ、デイヴィッド・コーコラン、トム・ツェラー・ジュニア、ジェーン・ロバーツに大きな感謝を。また、仲間のフェローたちもインスピレーションを与えてくれた。マーク・ウルヴァートン、イヴァン・カリーリョ、ロバート・マクルーア、ファビオ・トゥローネ、ミーラ・サブラマニアン、ローレン・ホエーリー、ビアンカ・トネス、クロエ・ヘケッツウェイラー、ロザリア・オムンゴに感謝する。MITでは、ヘイデン図書館とロッチ図書館のすばらしいスタッフたち、パトリック・ウィンストン、マット・ウィルソン、ウォルフガング・ヴィクター・ヘイデン・ヤーロット、ヘザー・アン・パクソンの協力を得たことに感謝する。ハーバード大学のジェームズ・デルバーゴに心からの感謝を。彼の指導と学識は、ケンブリッジで過ごした1年のハイライトだった。驚きに満ちた講義をしてくれたナオミ・オレスケスとジョン・スティルゴーにも感謝する。イェール大学のポール・コックルマンとブライアン・シルダーは、思慮深いレビューと批判的視点を提供し、本書の原稿をより良いものにしてくれた。彼らに心からの感謝を捧げる。彼らのレビューを実現してくれたドロン・ウェバーとアルフレッド・P・スローン財団の科学・技術・経済啓蒙プログラムの支援にも感謝する。

わたしはいつも、ミシェル・テスラーが担当エージェントになった幸運をかみしめている。絶えることのないあなたの熱意と導きに感謝を。担当編集者のエリザベス・ディセガードにも、その友情と並ぶもののない才能に感謝している。このプロジェクトを信じ、困難が訪れるたびに前向きに励ましてくれて、ありがとう。プロセス全体をつうじて、セント・マーチンズ・プレスのアラン・ブラッドショーとローラ・アパーソンに寛大かつ忍耐づよく支えてもらえたことは、わたしにとって大きな幸運だった。温かい言葉で元気づけてくれたエマ・パイパー＝バーケットに特別な感謝を。トム・ピーターには、その友情と、ロンドンで自転車に乗ってわたしと一緒に道に迷ってくれたことにお礼を言いたい。おかげで、本書の論旨をリアルタイムで実証することができた。切羽つまった執筆中にロングアイランドの素敵な家を貸してくれたクリスティ・ルッツとパイ・ウォーラーにも感謝を。肝心なときに手を差しのべ、ジェームズ・スコットの鶏卵パックを届けてくれたエリオット・プラッセ＝フリーマンにも感謝する。

わたしを応援してくれた家族、クリス・ミラー、マーク・ミラー、シアラン・オコナー、ジェーン・オコナー・ジョージ、マーガレット・パーカー、そして愛情あふれるすばらしい両親、ロリー・オコナーとキャサリン・ミラーに感謝する。どんなときも支えてくれる祖父母のボブ・ミラーとジャネット・ミラーには、言葉にならないほど感謝している――あなたたちを心から愛しています。

そして最後に、このすべてを可能にしてくれたブライアン・パーカーに深い感謝を捧げる。果てしない落ち着きとユーモアを持つあなたは、人生で望みうる最高の旅の相棒です。

いまやＧＰＳのおかげで道に迷うことも少なくなった。とはいえ、こうした利便性と引き換えにわたしたちは大切なものを失いつつあるのではないか？　本書はそんな問いかけからはじまる。

ナビゲーションは、「海馬」という脳の領域が主に担っている。海馬にある場所細胞・頭方位細胞・格子細胞などが、脳のなかに認知地図をつくり出しているのだ。興味深いのは、海馬は記憶の構築にもたずさわっていることだ。探索行動と記憶は、海馬によって繋がっている。幼少期のエピソード記憶（個人が経験した出来事の記憶）が大人になると失われるのも、海馬が未発達なためであり、また探索する時間の長かった子どもほど高い空間記憶能力・流動性知能を持つという研究もある。

わたしたちの祖先による狩猟採集生活では、ウェイファインディングは生死に関わる技能だった。獲物を捕らえるためには、その行動を予測し、痕跡を読み、追跡し、道を記憶する……などの能力が求められる。獲物という他者視点になり、作業仮説を立て、絶えず予測・修正して問題を解決していく。こうした思考は、「人類最古の科学」とも言える。そんなウェイファインディングに関わる思考や、その情報を記憶し伝えることなどのために、言語や物語が生まれ発達する。ヒトの海馬はサルなどよりはるかに大きいが、それはこのような複雑な認知地図のためかもしれない。なぜヒトの脳の容量が数十万年前に頂点に達して止まったのかも、狩猟採集時代にすでに高度な思考が発達していたとすれば納得がいく。

もともと人類はＧＰＳはおろか地図さえない世界で、複雑なナビゲーションを駆使してきた。本書は伝統的なナビゲーション技術をいまなお用いている世界各地の先住民を訪ね、その見事な技を明らかにする。オセアニアの船乗りたちが、カヌーに寝転び腹で波の微妙な動きを感じ取って長距離航海をして